David Shenk

DAS VERGESSEN

Alzheimer: Porträt einer Epidemie

EUROPA
VERLAG

David Shenk

DAS VERGESSEN

Alzheimer: Porträt einer Epidemie

Europa Verlag

Leipzig · Hamburg · Wien

Die Deutsche Bibliothek – CIP-Einheitsaufnahme
Ein Titeldatensatz für diese Publikation ist bei
Der Deutschen Bibliothek erhältlich.

Originalausgabe:
The Forgetting: Alzheimer's: Portrait of an Epidemic
erschienen 2001 bei Doubleday

Erstausgabe

Umschlaggestaltung: Frauke Weise, Hamburg
Innenlayout und Satz: Paxmann/Teutsch Buchprojekte
Druck und Bindung: Druckerei Theiss, St. Stefan im Lavanttal, Österreich
ISBN 3-203-82002-1

Informationen über unser Programm erhalten Sie beim
Europa Verlag, Neuer Wall 10, 20354 Hamburg
oder unter www.europaverlag.de

Lear: Kennt mich hier jemand? – Nein, das ist nicht Lear! – Geht Lear so, spricht er so? Wo sind seine Augen? Sein Kopf muß entweder schwach sein, oder seine Denkkraft ist träg. – Ha! Bin ich wach? So ist es nicht.
Wer kann mir sagen, wer ich bin?
Narr: Lears Schatten.

William Shakespeare, König Lear

PROLOG

Als ich jünger war", spottete Mark Twain gegen Ende seines Lebens, „konnte ich mich an alles erinnern, gleichgültig, ob es passiert war oder nicht; aber meine Fähigkeiten schwinden jetzt, und bald wird es mir so gehen, daß ich mich an nichts anderes erinnere als an das, was nie passiert ist."

Im Alter von zweiundsiebzig Jahren funktionierten Twains Gedächtnis und Geist noch. Aber seiner Bemerkung lag die traurige Erinnerung an den Niedergang eines anderen gefeierten Autors zugrunde. Im Dezember 1877 folgte Twain der Einladung von William Dean Howells, Herausgeber des *Atlantic Monthly*, nach Boston, um sich über eine Gruppe dünkelhafter Intellektueller lustig zu machen. Unter Twains Opfern an diesem Abend befand sich der Vater des amerikanischen Transzendentalismus, Ralph Waldo Emerson.

Es war schon weit nach Mitternacht, als Twain endlich im Hotel Brunswick das Wort ergriff, um sein Seemannsgarn zu spinnen. Er erzählte den ehrwürdigen Gästen die Geschichte eines einsamen Minenarbeiters, der von drei Landstreichern belästigt wurde, die behaupteten, berühmte amerikanische Schriftsteller zu sein. Die literarischen Vagabunden stürmten die Hütte des Arbeiters, aßen seine Bohnen mit Speck, schlürften seinen Whiskey und stahlen sein einziges Paar Stiefel. Sie spielten Karten und stritten sich lauthals. Einer der Penner nannte sich Emerson.

Twains Erzählung lebte davon, daß er Emerson in harmloser Weise veralberte, indem er dessen elaborierte Ausdrucksweise verdrehte. Die Geschichte erreichte ihren Höhepunkt, als die drei Landstreicher Karten spielten und der eine, der sich Emerson nannte, einige verzerrte Fragmente seines Gedichtes

„Brahma“ ausspuckte. Es war eine mystische Hymne auf die Unsterblichkeit. Im Original lauteten ihre Strophen:

Wenn der rote Mörder denkt, er morde,
Oder wenn der Tod glaubt, er töte,
Kennen sie die geheimen Wege nicht,
Die ich gehe, vorübergehe und noch einmal umkehre.

Die, die nicht mit mir rechnen, sind schlecht beraten:
Wenn sie mich fliehen, bin ich die Flügel:
Ich bin der Zweifler und der Zweifel,
Und ich bin die Hymne, die Brahma singt.

Twain verdrehte die Verse zu einem Pokerlied:

Ich bin der Zweifler und der Zweifel –
Die, die nicht mit mir rechnen, sind schlecht beraten;
Sie kennen meine geheimen Wege nicht,
Ich passe und gebe neue Karten.

Twain war ein Meister der erfundenen Geschichten und in der ganzen Welt bekannt als sehr lustiger Mensch. Aber an diesem besonderen Abend zündeten seine Witze nicht. Er erntete Stille und verwunderte Blicke, ganz besonders von Emerson selbst. Am Ende des Abends, wie Twain sich später erinnerte, „drückte eine tonnenschwere Stille auf jeden Quadratzentimeter“. Er war bedrückt. Kurz darauf entschuldigte er sich schriftlich bei Emerson.

Erst danach erfuhr Twain den Hintergrund, warum seine Vorstellung an dem Abend nicht auf Begeisterung gestoßen war: Emerson war nur physisch präsent gewesen, nicht geistig. Sein eisiges Schweigen und ausdrucksloses Gesicht, so erfuhr Twain, waren weder ein Zeichen eines Beleidigtseins noch von

Langeweile gewesen. Wie Emersons Tochter ihm als Antwort schrieb, hatte er ganz einfach kein Wort von dem verstanden, was Twain sagte.

Mit vierundsiebzig Jahren war dies nicht mehr der Ralph Waldo Emerson, der *Selbstbestimmung* und *Natur* geschrieben hatte, von dem der Ausspruch stammte: „Bestehe darauf, du selbst zu sein, imitiere niemals“; der Henry David Thoreau lehrte; der Emerson, von dem James Russell Lowell gesagt hatte: „Wenn man ihn kennenlernt, scheint die Vertreibung aus dem Paradies eine Falschmeldung gewesen zu sein.“

Hier war nun ein ganz anderer Mensch, ein matter Abglanz seiner selbst, der gefangen war in den mittleren Stadien einer langsamen, voranschreitenden Gedächtnisstörung, die seine Konzentration und sein Kurzzeitgedächtnis hinwegraffte. Seine Wahrnehmung war eingeschränkt, so daß er nicht länger begriff, was er las, oder verstehen konnte, was gesprochen wurde. „Für meinen Vater“, schrieb seine Tochter Ellen an Twain über den Abend, „ist es, als sei er nie geschehen; er hörte kaum etwas, er verstand es kaum, und er vergißt alles leicht und vollständig.“

Einer der größten Denker der westlichen Zivilisation verging langsam in einem immer noch kräftigen Körper. Und es gab keine Hoffnung, etwas dagegen unternehmen zu können.

Taos, New Mexico: März 1999

Sie kamen aus Melbourne, Mannheim, St. Louis, London und Kalamazoo, aus Lexington, Stockholm, Dallas, Glasgow, Toronto und Kuopio. Aus Tokio, Zürich und Palo Alto.

Einige mußten auf ihrem Flug nur einmal umsteigen, andere zwei- oder dreimal, um danach mit einem Kleinbus drei Stunden lang die kurvenreiche Straße aus der Ebene von Albuquerque hoch in die Wüstenebene von Los Alamos zu fahren, an den Sandia Bergen, der Jemez-Vulkankette, an Camel Rock, Goldstädten und OK-Spielhallen vorbei, hoch zu den Ausläufern der Sangre-de-Cristo-Berge.

Mehr als zweihundert Molekularbiologen versammelten sich in dem kleinen, aber quirligen Taos, zwischen Lehmhäusern und Maisfladen mit grünem Chilipfeffer, um über Daten und Hypothesen zu diskutieren. Diese hochgelegene, versteckte Wüste schien ein seltsamer Ort zu sein, um eine gefährliche Krankheit zu bekämpfen. Aber die Spezialisten der alle zwei Jahre stattfindenden Konferenz „Molekulare Mechanismen der Alzheimerkrankheit" brauchten Distanz von ihrer Alltagsroutine.

Sie trafen sich für viereinhalb Tage in einem alten Ballsaal, Bataan Hall, der in ein Bürgerzentrum umgewandelt worden war. Dieser Raum war einst Sammelpunkt für Soldaten, bevor sie in den Zweiten Weltkrieg entsandt wurden. Später benannte man ihn zu Ehren eben jener Soldaten, die bei dem berüchtigten Bataan Todesmarsch unter Qualen ums Leben gekommen waren. Mehr als fünfhundert Gefangene starben jeden Tag auf diesem Treck, ungefähr dieselbe Anzahl stirbt jetzt täglich in den USA an Alzheimer.

Am ersten Abend erhob sich pünktlich um zwanzig Uhr Stanley Prusiner, ein Biologe von der University of California in San Francisco, dem 1997 der Nobelpreis für Medizin verliehen worden war. Er begann seine Eröffnungsrede mit einem Achselzucken: „Ich kann mit Monica nicht mithalten. Aber ich glaube, wir wissen alle, daß wir nichts Neues erfahren würden."

Genau in jenem Moment begann nämlich das vom ganzen Land ersehnte Fernsehinterview von Barbara Walters mit Monica Lewinsky auf dem amerikanischen Sender ABC, was das Gefühl der Abgeschiedenheit noch verstärkte: Die Angestellten des Hotels waren nach Hause geeilt, um die Werbesendung für das Millionen-Dollar-Buch über die schäbige Affäre mit dem Präsidenten am Bildschirm mitzuverfolgen.

Hier gab es keine Fernseher. Die Wissenschaftler in diesem großen, fensterlosen Raum waren mit etwas anderem beschäftigt: Alzheimer war kurz davor, sich wie eine Epidemie auszubreiten. Was man seit Tausenden von Jahren als Senilität kannte, hatte sich in den letzten Jahrzehnten als großes Gesundheitsproblem entwickelt. Fünf Millionen Amerikaner und vielleicht fünfzehn Millionen Menschen weltweit litten jetzt schon an dieser unheilbaren Krankheit, und bald schon würden diese Zahlen geschönt wirken. Im Jahr 2011 werden die ersten Menschen aus der Generation der Baby-Boomer fünfundsechzig werden. Ihnen werden Millionen folgen. Schon im Jahr 2050 würden bei der Fortschreibung der heutigen Zahlen allein in den USA ungefähr fünfzehn Millionen Menschen an Alzheimer leiden, die Kosten sich auf etwa siebenhundert Milliarden US-Dollar belaufen.

Andere Industrieländer sahen sich mit denselben Trends konfrontiert. In Japan würde einer von drei Menschen im Jahr 2050 zur älteren Generation gehören. In Kanada würde die Anzahl der älteren Mitbürger um fünfzig Prozent steigen, während die Population der Werktätigen nur um zwei Prozent stiege. „Wir müssen dieses Problem lösen, sonst überwältigt es uns", sagte Zaven Khachaturian, der ehemalige Direktor des Alzheimer Forschungsbüros am National Institute of Health, dem amerikanischen Institut für Gesundheit. Alzheimer hatte sich schon zu einer kostspieligen und traurigen Größe in der Gesellschaft entwickelt. Unternähme man nichts, um diese Krankheit aufzuhalten, würde sie bald zu einem wesentlichen Merkmal der Zivilisation werden, zu einem Eckstein menschlicher Erfahrung.

Sie waren hier, um der Lösung des Problems näherzukommen.

Teil I

ANFANGSSTADIUM

Letztens war ich ganz verwirrt auf der Straße. Es dauerte nur einen kurzen Moment. Ich mußte jemanden fragen, wo ich war, und mir wurde das Ausmaß der Krankheit bewußt. Ich erkannte, daß dies eine geschlossene Struktur war, aus der ein Fenster herausfällt, und plötzlich, bevor du es weißt, bricht die ganze Fassade zusammen.
Das ist das Schlimmste, was einem denkenden Menschen passieren kann. Du kannst spüren, wie du, wie dein ganzes Innen und Außen zusammenbricht.

M., NEW YORK, NEW YORK

Kapitel 1

ICH HABE MICH VERLOREN

Ein gesundes, entwickeltes menschliches Gehirn hat ungefähr die Größe und die Form zweier Fäuste, die geballt und an den Fingergelenken aneinandergelegt werden. Es wiegt 1,36 Kilogramm und besteht hauptsächlich aus ungefähr hunder Milliarden Nervenzellen, Neuronen genannt, die miteinander durch ungefähr hundert Billionen unterschiedliche Wege verbunden sind. Es ist bei weitem das komplizierteste bekannte System in der Natur oder in der Zivilisation. Es ist das Kontrollzentrum für die Koordination von Atmung, Schlucken, Druck, Schmerz, Angst, Erregung, Sinneswahrnehmung, Muskelbewegung, abstraktem Denken, Identität, Stimmungen und einer variierenden Suite von Erinnerungen in einer Symphonie, die zum Teil vorbestimmt ist, zum Teil beim Spielen entsteht. Das Gehirn ist in der Tat so unwahrscheinlich komplex, daß man – fängt man an, darüber intensiver nachzudenken – sich nur wundern kann, daß es meistens überhaupt so gut funktioniert.

Häufig denken wir gar nicht daran. Wir nehmen diese fast lautlose, unglaublich kraftvolle elektrochemische Maschine als selbstverständlich hin. Wir füttern sie, versuchen, sie nicht allzu stark an Wänden oder Windschutzscheiben zu stoßen, und lassen sie Wunder für uns vollbringen. Nur wenn sie anfängt, in irgendeiner Weise zu versagen, dann sind wir überrascht, niedergeschmettert und voller Ehrfurcht.

Am 25. November 1901 wurde eine einundfünfzigjährige Frau von ihrem Mann in ein psychiatrisches Krankenhaus in Frankfurt gebracht. Er konnte ihre Macken und Fehler, die sie in den letzten Monaten überkommen hatten, nicht länger ignorieren oder verstecken. Es lag keine persönliche oder familiäre Geschichte von Geisteskrankheit vor. Zuerst gab es unerklärliche Wutausbrüche und dann eine seltsame Reihe von Problemen mit ihrem Gedächtnis. Es fiel ihr zunehmend schwer, Gegenstände in ihrem Haus zu wiederzufinden, und sie fing an, überraschende Fehler bei der Küchenarbeit zu machen. Als sie in die Städtische Irrenanstalt kam, das Frankfurter Hospital für Geisteskranke und Epileptiker, war ihr Zustand ebenso schlecht wie interessant. Der behandelnde Arzt, Doktor Alois Alzheimer, schrieb in die neue Krankenakte in Sütterlinschrift:

> Sie sitzt mit einem hilflosen Ausdruck auf dem Bett.
> „Wie heißen Sie?"
> *Auguste.*
> „Nachname?"
> *Auguste.*
> „Wie heißt ihr Ehemann?"
> *Auguste, glaube ich.*
> „Wie lange sind Sie schon hier?"
> (Sie bemüht sich scheinbar, sich zu erinnern.)
> *Drei Wochen.*

Sie war den zweiten Tag im Krankenhaus. Dr. Alzheimer, ein siebenunddreißigjähriger Neuropathologe und praktizierender Arzt aus dem kleinen fränkischen Dorf Markbreit am Main, beobachtete bei seiner neuen Patientin eine bemerkenswerte Häufung von Symptomen: schwere Orientierungslosigkeit, verminderte Fähigkeit zu verstehen, Aphasie (Sprachstörungen), Paranoia und Halluzinationen. Ihr Kurzzeitgedächtnis war derart unfähig, daß, wenn er ihren vollständigen Namen sagte, *Frau Auguste D.,* und sie bat, ihn aufzuschreiben, die

Patientin nur bis „Frau" kam, bevor sie den Doktor bat, den Namen zu wiederholen. Er nannte ihren Namen noch einmal. Sie schrieb „Augu" und hielt wieder inne. Als Alzheimer ihr ein drittes Mal vorsagte, war sie in der Lage, ihren gesamten Vornamen und ihre Initiale „D" zu schreiben, bevor sie endlich aufgab und dem Arzt sagte: „Ich habe mich verloren."

Ihr Zustand besserte sich nicht. Es wurde deutlich, daß es nichts und niemanden in diesem oder in einem anderen Krankenhaus gab, der oder das Frau D. helfen konnte, außer ihr Schutz zu geben und zu versuchen, sie bis zum Ende ihrer Tage so sauber und gesund wie möglich zu halten. In den nächsten viereinhalb Tagen war sie zunehmend desorientiert, widersprach sich und litt unter Wahnvorstellungen. Häufig war sie aggressiv.

„Ihre Gesten zeugten von einer völligen Hilflosigkeit", kommentierte Alzheimer später in einem veröffentlichten Bericht. „Sie war desorientiert, was Zeit und Ort angeht. Von Zeit zu Zeit sagte sie, sie verstehe gar nichts, daß sie verwirrt sei und sich vollkommen verloren fühle. Manchmal nehme sie an, die Visite sei ein offizieller Besuch, und entschuldigte sich dafür, ihre Arbeit nicht beendet zu haben. Das nächste Mal schrie sie aus Angst, der Doktor wolle sie manipulieren [oder] ihre Ehre als Frau beschädigen. Zeitweise war sie vollständig im Delirium, schleppte ihre Bettdecke und das Bettlaken hin und her, rief nach ihrem Mann und ihrer Tochter und schien Stimmen zu hören. Häufig schrie sie stundenlang mit einer schrecklichen Stimme."

Im November 1904, dreieinhalb Jahre später, war Auguste D. bettlägerig, inkontinent und weitestgehend bewegungsunfähig. Gelegentlich beschäftigte sie sich mit ihrer Bettwäsche. Notizen vom Oktober 1905 zufolge war sie in einer Embryonalstellung, mit zum Kinn gezogenen Knien, eingerollt. Sie murmelte, konnte jedoch nicht sprechen und brauchte Hilfe beim Essen.

Was für eine seltsame Krankheit war es, die die sonst gesunde Frau mittleren Alters so veränderte, als würde man ihr langsam – sehr langsam, verglichen mit anderen Krankheitsbildern – eine Schicht nach der anderen abziehen: ihre Fähigkeit, sich zu erinnern, ihre Gedanken zu kommunizieren und schließlich die sie umgebende Welt zu verstehen? Was Alzheimer, einen erfahrenen Diagnostiker, am meisten wunderte, war die Tatsache, daß diese Krankheit sich nicht säuberlich in die ihm bekannten psychiatrischen Schubladen einsortieren ließ.

Die Symptome von Auguste D. waren weder typisch für den Fall eines akuten Deliriums noch waren es die Folgen eines Schlaganfalls. Beide wären plötzlicher aufgetreten. Ebensowenig handelte es sich um eine allgemeine Parese – Stimmungsschwankungen, gesteigerte Reflexe, Halluzinationen –, die in den späten Stadien von Syphilis einsetzen kann. Sie war eindeutig weder Opfer von Dementia praecox (oder dem, was wir heute Schizophrenie nennen), der Parkinson-Krankheit, der Friedreich-Ataxie oder der Huntington-Krankheit, dem Korsakow-Syndrom noch einer der anderen wohlbekannten neurologischen Störungen der damaligen Zeit, die Alzheimer normalerweise auf seiner Station behandelte.

Eine der fundamentalen Strategien medizinischer Diagnostik war schon immer das Ausschlußprinzip, d.h. die Methode, systematisch all das auszuschließen, was nicht in Frage kommt, und dann zu sehen, welche Möglichkeiten übrigbleiben. Aber Alzheimer blieb nichts übrig.

Der Zustand der einundfünfzigjährigen Auguste D. erinnerte stark an ein bekanntes Leiden älterer Menschen: Gedächtnis und Geist lassen stark nach, was in über fünftausend Jahren für Ärzte und Philosophen als eine normale Konsequenz des Alterns gegolten hatte.

In der Geschichte gibt es zahllose schillernde, zutreffende Anekdoten von Alten, die sich vor ihrem Tod seltsam benehmen, weil sie die Verbindung zwischen ihren Erinnerungen und der sie umgebenden Umwelt nicht mehr knüpfen. Sie treffen voreilige Entscheidungen und benehmen sich mit der Heftigkeit und der Verantwortungslosigkeit von Kindern.

Platon bestand darauf, daß jene, die unter „dem Einfluß extremen Alters" litten, von Schuld befreit werden sollten, wären sie angeklagt, die Straftaten des Frevels, der Treulosigkeit oder des Verrats begangen zu haben. Cicero beklagte die Narretei „leichtsinniger" alter Männer. Homer, Aristoteles, Maimonides, Chaucer, Thackeray, Boswell, Pope und Swift – sie alle schrieben über die qualvolle Schwäche des Geistes, die diejenigen fortgeschrittenen Alters befiel. „Hohes Alter", schrieb Roger Bacon, „ist das Heim der Vergeßlichkeit."

Bekannt als *morosis* auf griechisch, *oblivio* und *dementia* auf latein, *dotage* auf mittelenglisch, *démence* auf französisch und *fatuity* auf englisch im achtzehnten Jahrhundert, nannte der französische Psychiater Jean Étienne Esquirol das Krankheitsbild schließlich *senile dementia.* In einer Schilderung, die heute jeder Arzt oder Pfleger wiedererkennen würde, schrieb Esquirol: „Senile Demenz entwickelt sich langsam. Sie beginnt mit der Schwächung des Gedächtnisses, besonders mit der Erinnerung von jüngeren Eindrücken."

Aber in diesen Fällen handelte es sich um *senile* Demenz. Mit was hatte Alois Alzheimer es hier aber zu tun? Er wollte es wissen. Warum schien eine Einundfünfzigjährige senil zu werden? Wie konnte Auguste D. unter den Wirkungen von extrem hohem Alter leiden?

Wir bestehen aus unseren Erinnerungen. Alles, was wir wissen, was wir wahrnehmen, jede Bewegung, die wir machen, ist von ihnen gezeichnet. „Die Wahrheit ist", schrieb Friedrich Nietzsche, „daß in dem Prozeß, durch den das menschliche Wesen durch Denken, Reflektieren, Vergleichen, Abgrenzen und Kombinieren ..., innerhalb der dunstigen Wolke, die ihn umgibt, ein heller gleißender Lichtstrahl auftritt und der Mensch geschaffen wird. Nur dann, indem er diese Macht nutzt, schöpft er für sein Leben aus der Vergangenheit, und aus dem, was passiert ist, macht er eine Geschichte, so wird eine Person erst zu einer Person."

Der österreichische Psychiater Viktor Frankl wies auf diesen Punkt in seinen Memoiren *Der Mensch vor der Frage nach dem Sinn* hin, die er als Gefangener in einem Konzentrationslager verfaßte. Frankl erinnerte sich daran, wie er an einem besonders furchtbaren Tag in Dachau versucht hatte, seine Mitgefangenen etwas aufzubauen: „Ich sprach nicht nur von der Zukunft und dem Schleier, der sie verbarg. Ich erwähnte auch die Vergangenheit, alle ihre Freuden und wie ihr Licht sogar in die gegenwärtige Dunkelheit strahlte. [Ich zitierte] einen Poeten … der geschrieben hatte: ‚Was du erlebst, kann keine Macht der Welt dir rauben.' Nicht nur unsere Erfahrungen, sondern alles, was wir getan haben, egal welche großartigen Gedanken wir gehabt haben mochten und wie sehr wir gelitten hatten, all dies ist nicht verloren, auch wenn es vergangen ist; wir haben es erschaffen. Das Vergangene ist eine Art Sein, und vielleicht ist es die sicherste Art."

Auch Emerson war fasziniert vom Gedächtnis – wie es funktioniert, warum es versagt, die Art und Weise, wie es das menschliche Bewußtsein beeinflußt. Das Gedächtnis, so sagte er, ungefähr zehn Jahre bevor seine eigenen gesundheitlichen Probleme auftraten, ist „der Zement, der Asphalt, die Matrix, in der die anderen Fähigkeiten eingebettet sind … und ohne welches das ganze Leben und jeder Gedanke zusammenhangslos aneinandergereiht wären". Er entwickelte ein hochkompliziertes Erinnerungssystem aus Notizbüchern. Er füllte Tausende von Seiten mit Fakten und Beobachtungen zu verschiedenen Themen, machte Querverweise und erstellte Indizes. Dabei war Emerson für sein präzises Gedächtnis bekannt. Er konnte Miltons „Lycidas“ und die meisten Werke von Wordsworth auswendig rezitieren und hatte es sich zur Gewohnheit gemacht, auf Spaziergängen seinen Kindern Gedichte aufzusagen. Seine Tagebuchaufzeichnungen belegen seine Begeisterung für die überragenden Gedächtnisleistungen anderer. Er machte sich eine Liste:

1. Friedrich der Große kannte jede Flasche in seinem Keller.
2. Magliabecchi schrieb sein Buch aus dem Gedächtnis.
3. Seneca konnte zweitausend Worte nach einmaligem Hören aufsagen.
4. L. Scipio kannte den Namen jedes einzelnen Mannes in Rom.
5. Richter Parsons kannte alle seine Prozeßakten für das folgende Jahr.
6. Themistokles kannte alle Namen der Athener.

„Wir messen einen Menschen daran, wieviel er erinnert“, schrieb Emerson.

Ronald Reagan wurde wegen seines Erinnerungsvermögens nie besonders bewundert. Aber am Ende der achtziger Jahre und Anfang der Neunziger wurde sein Gedächtnis langsam immer schwächer. 1992, drei Jahre nachdem er das Weiße Haus verlassen hatte, war seine Vergeßlichkeit nicht mehr zu ignorieren. Er war einundachtzig. Sowohl seine Mutter als auch sein älterer Bruder litten unter Senilität, und auch er hatte in den späten Jahren seiner Präsidentschaft eine leichte Form von Vergeßlichkeit gezeigt. Wie viele Menschen, die unter dieser Krankheit leiden, mag Reagan schon länger eine Ahnung von dem gehabt haben, was ihm bevorstand. Er kannte eine Reihe entwaffnender Scherze über alte Menschen, deren Gedächtnis nachläßt. Solch einen Witz gab er auf einem

Fest zu Ehren Senators Russell Long zum besten, das 1985 stattfand.

Ein älteres Ehepaar macht sich abends fertig, um ins Bett zu gehen, erzählte Reagan den anwesenden Gästen.

Die Frau sagt zu ihrem Mann: „Ich habe gerade solchen Hunger auf Eiscreme, aber wir haben nichts im Haus."

„Ich hol' dir was", bietet ihr Mann an.

„Du bist lieb", sagt sie. „Vanille mit Schokosauce. Schreib es dir auf, sonst vergißt du es."

„Ich vergesse es schon nicht", sagt er.

„Mit Schlagsahne oben drauf."

„Vanille mit Schokoladensauce und Sahne oben drauf", wiederholt er.

„Und einer Kirsche."

„Und einer Kirsche oben drauf."

„Bitte schreib es dir auf", sagt sie. „Ich weiß, daß du es sonst vergißt."

„Ich werde es nicht vergessen", beharrt er. „Vanille mit Schokosauce, Schlagsahne und einer Kirsche."

Der Mann steht auf und kommt nach einer Weile mit einer Papiertüte wieder. Seine Frau, die schon im Bett liegt, öffnet die Tüte und zieht ein Schinkensandwich heraus.

„Ich habe dir doch gesagt, du sollst es aufschreiben", sagt sie. „Jetzt hast du den Senf vergessen."

Reagan war zunehmend von seinen Gedächtnislücken irritiert. Bei einer Routineuntersuchung in seiner zweiten Amtsperiode witzelte er mit seinem Arzt: „Es gibt drei Dinge, die ich heute mit Ihnen besprechen möchte. Das erste ist, daß ich augenscheinlich ein kleines Problem mit meinem Gedächtnis habe. An die anderen beiden Sachen kann ich mich nicht mehr erinnern."

Hatte Reagan Alzheimer, als er noch im Amt war? Ja und nein. Ohne Frage gab es erste Anzeichen, die auf die Krankheit hindeuteten, die sich über viele Jahre entwickelt. Aber genauso klar ist es, daß er nicht so stark erkrankt war, daß auch nur eine vorsichtige Diagnose möglich gewesen wäre. Reagans geistige Fähigkeiten waren noch völlig im Bereich des Normalen. Sogar wenn seine Ärzte gezielt nach Alzheimer gesucht hätten, währen sie wahrscheinlich nicht in der Lage gewesen, die Krankheit in diesem frühen Stadium zu diagnostizieren. Daß sich das Gedächtnis in geringem Maß verschlechtert, ist bei älteren Menschen normal, so daß es heutzutage als natürliche (wenn auch lästige) Folge des Alterns gilt. Zwischen einem Drittel und der Hälfte aller Menschen machen die Erfahrung, daß ihr Gedächtnis im Alter nachläßt. Sie brauchen länger, um beispielsweise eine Wegbeschreibung nachvollziehen zu können, oder haben Schwierigkeiten, sich an Namen oder Zahlen zu erinnern.

Alzheimer überkommt einen betroffenen Menschen nur schrittweise, und für eine Weile kann man es nicht von einer leichten Gedächtnisschwäche unterscheiden. Aber irgendwann erreicht das Vergessen ein Stadium, das deutlich darüber hinausgeht, nur die Brille oder den Schlüssel verlegt zu haben. Es sind kurze Momente, in denen die Person fast völlig verwirrt ist, obwohl er oder sie normalerweise gesund und bei klarem Bewußtstein ist.

Plötzlich ist der Heimweg von der Arbeit, ist eine Kreuzung, die man schon tausendmal gesehen hat, völlig fremd. Oder Sie fragen Ihre Frau, wann Ihr Sohn aus dem Urlaub zurückkommt, und sie antwortet Ihnen: „Was meinst du damit? Wir haben beide gestern mit ihm gesprochen." Oder Sie zahlen die Rechnung im Restaurant nach einem netten Abend, und Sie sind nicht in der Lage, zu überschlagen, wieviel Trinkgeld der Ober bekommt.

Die ersten Ausfälle werden mit Nervosität, damit, schlecht geschlafen zu haben, oder einer schweren Erkältung beschönigt. Aber wie erklärt man sich diese Vorfälle der Desorientierung und Verwirrung, wenn sie immer häufiger auftreten? Was mit einzelnen Begebenheiten beginnt, passiert immer öfter, und bald läßt es sich nicht mehr ignorieren. Allerdings handelt es sich nicht mehr um einzelne Ausfälle – zusammen betrachtet sind es Hinweise auf einen degenerativen Zustand. Ihr Gehirn wird attackiert. Monate und Jahre vergehen. Allmählich geraten Sie aus dem Gleichgewicht. Sie können das Zifferblatt einer Uhr nicht mehr erkennen. Ihnen fallen nicht mehr die Worte ein, um sich über Ihr Essen zu beschweren. Plötzlich ist Ihr attraktiver junger Ehemann verschwunden, und ein seltsamer alter Mann ist an seine Stelle gerückt. Warum zieht jemand Sie aus und schüttet warmes Wasser über Ihren Körper? Wie lange liegen Sie schon in diesem fremden Bett?

Die Anzeichen für Reagans Krankheit waren 1992 nicht länger zu übersehen. Gegen Ende einer ärztlichen Untersuchung im September, wie die *New York Times* später berichten würde, sah Reagan mit einem seltsam ausdruckslosen Gesicht zu seinem Doktor auf und fragte: „Was soll ich jetzt machen?" Zu diesem Zeitpunkt war dem Arzt klar, daß es schlecht um den ehemaligen Präsidenten stand.

Sechzehn Monate später, im Februar 1994, flog Reagan von seinem Alterssitz in Bel Air, Kalifornien, zurück nach Washington, D.C. Wie sich herausstellen sollte, war dies sein letzter Besuch dort. Der Anlaß war sein dreiundachtzigster Geburtstag, den er mit einem Dinner feierte. Neben Margaret Thatcher gehörten zweitausendfünfhundert weitere Freunde und Anhänger zu den Gästen. Bevor die Gala begann, hatte Reagan Schwierigkeiten, einen früheren Geheimdienstagenten wiederzuerkennen, den er aus dem Weißen Haus gut kannte. Das kam für seine Frau Nancy und einige enge Freunde nicht völlig überraschend, aber sie machten sich Sorgen, ob Reagan seine Rede an diesem Abend würde halten können.

Die Show lief ab wie geplant. Nachdem Thatcher die Eröffnungsrede gehalten hatte, schlenderte Reagan an das Rednerpult. Er fing an zu sprechen, verhaspelte sich und schwieg. Sein Arzt, John Hutton, befürchtete, daß es für den ehemaligen Präsidenten demütigend werden würde. „Ich hielt den Atem an und fragte mich, wie er wohl wieder anfangen würde", erinnerte sich Hutton später, „aber plötzlich ging es wieder los, seine Stimme ertönte, er macht an den richtigen Stellen Pausen, und er war wieder ganz der alte." Zurück im Hotel verwandelte sich Reagan wieder in sein beunruhigendes neues Ich, wandte sich an Nancy und sagte: „Also, ich muß mich einen Augenblick ausruhen. Ich bin nicht ganz sicher, wo ich bin." Obwohl noch Monate bis zur endgültigen Diagnose und der öffentlichen Bekanntmachung vergingen, hatte Reagan bereits den traurigen Weg eingeschlagen, auf dem schon seine Mutter, sein Bruder und Auguste D. gewandelt waren.

Die Ärzte, die 1994 bei Reagan die Diagnose Alzheimer stellten, wußten recht präzise, was mit seinem Gehirn geschah. Teile seines Cortex, der dünnen Schicht grauer Materie, die die Außenseite des Gehirns umhüllt, wurden zunehmend von zwei unterschiedlichen Formen von Zellschutt verschleiert: klumpigen, braunen, kugelförmigen *Plaques*, die zwischen den Neuronen hin und her trieben, und langen schwarzen *Tangles*, fadenartigen Fasern, die die Neuronen aus dem Zellinneren heraus erstickten. Wenn diese Plaques und Tangles sich vermehrten, verloren die Neuronen ihre Fähigkeit, einander Nachrichten zu übermitteln. Der Glukosespiegel, die einzige Energiequelle für das Gehirn, fiel zusehens, was zur Folge hatte, daß die Zellfunktionen geschwächt wurden. Neurotransmitter, die chemischen Stoffe, die dafür sorgen, daß Neuronen untereinander Informationen austauschen können, wurden nach und nach blockiert. Als Tangles in einigen Hirnregionen begannen, sich zu verdichten, glich der Versuch, Informationen zwischen Neuronen zu verschicken, der Bemühung, einen Fußball durch einen Maschendrahtzaun zu schießen. Schließlich würden irgendwann so viele Neuronen absterben, daß das Gehirn zu schrumpfen begänne. Da das Hirn hochgradig spezialisiert ist, bedeutete die Strangulierung jedes einzelnen Neuronenklumpen durch Tangles, daß eine spezifische Funktion gestört wurde – beispielsweise die Fähigkeit, jüngere Ereignisse in länger währende Erinnerungen umzuwandeln, oder das Vermögen, sich an spezielle Worte zu erinnern, sowie das, einfache mathematische Aufgaben zu lösen. Oder schließlich jene, zu sprechen oder einen geliebten Menschen wiederzuerkennen. Oder zu gehen, zu schlucken oder zu atmen.

Wir verdanken die Kenntnis von Plaques und Tangles Auguste D. und Alois Alzheimer. Nach viereinhalb Jahren im Krankenhaus verstarb Auguste D. am 8. April 1906. In ihrem Krankenblatt wurde als Todesursache „Septikämie aufgrund von Dekubitus" angegeben – akute Blutvergiftung, die durch infektiöses Wundliegen entsteht. Während ihrer letzten Tage litt sie unter Lungen- und Nierenentzündungen, zuviel Hirnflüssigkeit und hohem Fieber. Am Tag, an dem sie starb, wußten die Ärzte nicht viel mehr als an jenem, an dem sie eingeliefert wurde. Alles, was sie über Auguste D. sagen konnten, war, daß sie eine psychische Störung entwickelt hatte, ohne unter epileptischen Anfällen zu leiden, und daß sich diese Störung bis zu ihrem Tod verschlimmert hatte. Alois Alzheimer reichte das nicht, er wollte mehr erfahren. Er wollte sich ihr Gehirn ansehen.

Was Alzheimer von den meisten Ärzten seiner Zeit unterschied, war, daß er sich sowohl für die klinische Arbeit als auch für die wissenschaftliche Forschung im Labor interessierte. Er war bekannt für seine Unermüdlichkeit, seine engagierte Lehre und seine Eigenart, Dinge zu vergessen. Er rauchte leidenschaftlich gern Zigarren, auch im Labor. Es wird berichtet, er habe eine halb gerauchte Zigarre auf den Tisch gelegt, bevor er sich über das Mikroskop beugte, um einem Studenten zu helfen. Einige Minuten später, wenn er zum Mikroskop des nächsten Studenten schlurfte, habe er sich die nächste Zigarre angezündet und die andere vergessen. Jeden Abend, zwanzig Mikroskope später, so erinnerten sich Studenten, seien zwanzig Zigarrenstummel auf den Tischen verschmort. Aber die Frau aus Frankfurt, die sich verloren hatte, vergaß Alzheimer nicht. Obwohl er mittlerweile an der Königlichen Psychiatrischen Klinik in München für den renommierten Psychiater Emil Kraepelin arbeitete, bat er die Frankfurter Klinik um das Zentrale Nervensystem von Frau D., als er von ihrem Tod erfuhr. Ihr Hirn, Hirnstamm und Rückenmark wurden vorsichtig aus der komplizierten Knochenhülle entfernt, dieser flexiblen, aber stabilen Umhüllung, die es uns allen erlaubt, uns zu bücken, zu drehen und gegen Dinge zu stoßen, ohne uns allzu große Sorgen machen zu müssen. Der extrahierte Inhalt wurde dann sorgsam in formalingetränkte Tücher gewickelt, in eine Holzkiste verpackt und mit dem Zug dreihundertdreißig Kilometer nach München geschafft.

Man stelle sich dieses leblose Gehirn in einem normalen Personenzug vor: ein Klumpen gelatineartiges, zerfurchtes Fleisch, so groß wie eine Kokosnuß; ein hochkompliziertes Netzwerk von miteinander verbundenen und anpassungsfähigen Mechanismen, die in mehr als einer Milliarde Jahren natürlicher Auslese perfektioniert worden sind. Es wird zweifach angetrieben: sowohl durch ein chemisches als auch durch ein elektronisches System – eine Maschine, die ebenso empfindlich wie komplex ist. Zugunsten maximaler Funktionalität wurde ihre Haltbarkeit geopfert. Das menschliche Gehirn macht zwei Prozent des Körpergewichtes aus, benötigt jedoch zwanzig Prozent der insgesamt vom Körper verbrauchten Energie. Enorm kraftvoll, aber gleichzeitig so empfindlich wie ein zerbrechlicher Kartoffelchip, ist das Gehirn in der Lage, ein ganzes Universum an Wissen und Verständnis, gar Weisheit, zu sammeln und zu behalten. Aber für seine Leistungsfähigkeit zahlt es den Preis der Endlichkeit – sobald keine Glukose mehr durch das Hirn zirkuliert, kann es sich noch nicht einmal eine Telefonnummer merken. Ein Personenzug, ein vergleichsweise einfaches Hilfsmittel, kann, die richtige Pflege vorausgesetzt, ewig halten. Die Lebensdauer eines Gehirns, das den Zug und ähnliche technische Geräte ersann, ist jedoch nicht unendlich. Es ist von Beginn an zeitlich begrenzt.

Jedoch konnte Alzheimer, soweit es ihm möglich war, im Bauplan des Gehirns von Frau D. nichts über ihre Krankheit finden. Es mußte eine Lücke im Gehirn geben, einen molekularen Fehler, einen *Krankheitsprozeß*, so nahm er an, und es war wichtig, sich genau anzuschauen, wie dieser Prozeß aussah. Zumal dies zum ersten Mal in der Geschichte des Menschen wirklich möglich war, dank einer ganzen Reihe von neuen Erfindungen. Ernst Leitz und Carl Zeiss hatten gerade die verzerrungsfreien Mikroskope entwickelt und damit einen Standard gesetzt, der noch heute Gültigkeit hat. Franz Nissl hatte die Einfärbung von Gewebe revolutioniert, die es ermöglichte, Zellbausteine unter dem Mikroskop zu erkennen. Dies galt als „neue Ära“ für das Studium der Gehirnzellen und -gewebe. (Die „Nissl-Methode“ wird immer noch verwendet. Nissl, ein enger Mitarbeiter und Freund von Alois Alzheimer, wurde aufgrund seiner Anweisung zur Legende, wie die zeitliche Reihenfolge bei einer Gehirnuntersuchung einzuhalten sei. „Entfernen Sie das Gehirn“, riet er. „Legen Sie es auf den Untersuchungstisch. Spucken Sie auf den Boden. Wenn der Speichel getrocknet ist, legen Sie das Gehirn in den Alkohol.“)

Dr. Alzheimers Assistenten bereiteten über zweihundertfünfzig Präparate aus dünnen Schnitten der äußeren Schicht (der Hirnhaut) von Frau D.s Hirn für die mikroskopische Untersuchung vor: von den großen Hirngefäßen, von den vorderen, parietalen und okzipitalen Regionen der Großhirnrinde (wo das Bewußtsein sitzt), vom Kleinhirn (das Gleichgewicht, Koordinationsfähigkeit und das Gehen steuert), vom Hirnstamm (Atmung und andere lebenswichtige Funktionen) und vom Rükkenmark. Alles wurde in einem chemischen Cocktail aus neunzig Prozent Alkohol und zehn Prozent Formalin konserviert und gemäß eines halben Dutzends Rezepte von Alzheimers Kollegen präpariert.

Nachdem er das Gewebe konserviert, gefroren, aufgeschnitten, präpariert und zwischen zwei Objektträger gepreßt hatte, legte Alzheimer seine Zigarre beiseite, nahm seinen Kneifer ab, beugte sich über sein brandneues Zeiss-Mikroskop und blinzelte hinein: Da, mit einer hundertfachen und stärkeren Vergrößerung, sah er endlich die Krankheit.

Es sah aus wie Masern oder Windpocken auf dem Gehirn. Der Cortex war mit krustigen braunen Klumpen – Plaques – übersät. Die Anzahl war riesig. Sie unterschieden sich in ihrer Größe, Form und Struktur und sahen aus wie ein Wirrwar aus Körnchen und kurzen, verbogenen Fäden, als handele es sich um Magneten, an denen mikroskopisch kleiner Müll klebte. Die Plaques lagerten sich an den Neuronen ab, in einem Raum, der normalerweise von stützendem Gewebe, sogenannten Gliazellen, angefüllt ist. Sie waren so deutlich sichtbar, daß Alzheimer sie ohne Einfärbung erkennen konnte, aber am besten waren sie bei einer Mischung aus Magenta, Indigo und Pikrinsäure zu sehen. Alzheimer hatte Tausende von Gehirnproben betrachtet, aber diese Klumpen waren „seltsam“. Er hatte keine Ahnung, was das sein könnte. Eine andere Färbung, die nur vier Jahre zuvor erfunden worden war, enthüllte die andere seltsame

Invasion, die über Auguste D.s Gehirn hergefallen war. In der zweiten und dritten Cortexschicht waren fast ein Drittel der Neuronen von innen her ausgelöscht. Sie waren mit etwas überschwemmt, was Alzheimer „einen verknäuelten Haufen Fibrillen" nannte: gefährliche, fadenartige Stücke, die eng miteinander verschlungen waren. Diese Schlingen, Tangles, waren Alzheimer genauso ungeläufig wie die Plaques, aber wenigstens kamen ihm ihre Bestandteile bekannt vor. Sie schienen aus Fibrillen zu bestehen, aus denen normalerweise Neuronen zusammengesetzt sind. Es war, als hätten die milde gestimmten oder „Jekyll"-Fibrillen eine Art Steroidtoxin geschluckt und sich in „Hyde"-Fibrillen verwandelt. Sie waren riesig geworden und hatten alles zerstört, dessen sie habhaft werden konnten. Vielen der befallenen Neuronen fehlten der komplette Zellkern sowie der Großteil ihres restlichen Zellinhalts. Ein guter Teil der Neuronen in der oberen Cortexschicht waren verschwunden. Sie waren einfach weg. Alzheimers Assistent Gaetano Perusini schrieb über diese Tangles aus Neurofibrillen in Frau D.s Hirn:

> *Es ist unmöglich, all die möglichen Deformationen zu beschreiben: Da sind sämtliche verschiedene und verdrehte Formationen, die man sich vorstellen kann. Zum Teil scheinen große Fibrillen nur am Rande der Zelle zu liegen. Doch bei einer Vergrößerung findet man Haufen unverknüpfter Fibrillen. Ändert man die Vergrößerung wiederum, bekommt man den Eindruck, daß die einzelnen dunklen Fibrillen sich in eine unendliche Anzahl dünnerer Fibrillen auflösen … in Form von Schnurhaufen oder Halbmonden oder Körben.*

Nachdem sie eine Camera Lucida mit dem oberen Ende des Mikroskops verbunden hatten, zeichneten Alzheimer und Perusini jeweils Bilder der Tangles.

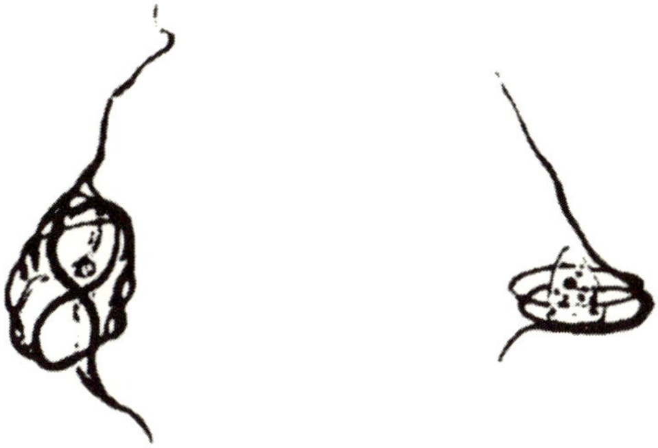

In den bedrohlich wirkenden Zeichnungen wurde die gespenstische Bedeutung ihrer Entdeckung deutlich: Sie waren der Beweis, daß Auguste D. sich nicht selbst verloren hatte, sondern daß ihr vielmehr ihr „Selbst" genommen worden war. Zelle für Zelle war sie von ungebetenen, bösartigen Eindringlingen erdosselt worden.

Um was genau handelte es sich, und wo kam es her?

Als meine Kinder mir sagten, sie machten sich über mein Gedächtnis Sorgen, sagte ich ihnen: „Naja, ich hatte ja noch nie ein photographisches Gedächtnis, und ich mache mir jetzt über viel mehr Dinge Gedanken, wißt ihr?" Heutzutage muß man sich viel mehr merken, wo das Leben so komplex geworden ist. Wie soll ich mich an alles erinnern? Denkt ihr, ich hätte das absolute Gedächtnis?" Ich hatte immer das letzte Wort. Eigentlich habe ich es geleugnet, ich wollte es nicht wahrhaben, daß ich ein Problem haben könnte. Aber ich wußte auch, daß sie nicht völlig übertrieben hatten.

D., New York, New York

Kapitel 2

BEUNRUHIGT

Queens, New York: August 1998

Es war Mittagszeit in Freund House, in dem Örtchen Flushing. Eine kleine Gruppe älterer Juden saß gemütlich an einem runden Tisch. Es wurde nicht viel geredet, sie öffneten still ihre braunen Papiertüten, in die sie ihr Mittagessen eingepackt hatten, und ihre Getränkedosen. Jemand hatte eine große Flasche Ginger Ale und Plastikbecher mitgebracht und bot sich an, allen einzuschenken.

Irving sah zu Greta hinüber und bemerkte, daß sie sehr still dasaß, ihre Hände lagen gefaltet auf dem knallroten Tischtuch.

„Hast du dir heute kein Mittagessen mitgebracht, Greta?"

„Ich glaube nicht. Normalerweise bringe ich mein Essen nie mit."

„Doch. Du bringst Müsli mit."

Irving wartete darauf, daß Greta sich ihren normalen Tagesablauf ins Gedächtnis rief, aber sie konnte sich nicht erinnern. Sie war eine elegante, schon etwas eingefallene Frau mit sehr kurzem Haar, dunklen Augenbrauen und einem sanften, faltigen Gesicht. Greta sah nicht im entferntesten aus wie jemand, mit dem es gesundheitlich bergab ging. Ihre Augen strahlten noch, und ihre Stimme war kräftig. Sie sprach, ohne zu zögern und in vollständigen, klaren Sätzen. Ihre Worte ließen nicht im mindesten ahnen, daß ihr Gehirn bereits zersetzt war. Beobachtete man sie jedoch genauer, konnte man sehen, daß etwas nicht stimmte. Zum Beispiel behauptete Greta in einem Gespräch, in dem es über Japan ging, sehr vehement, daß sie dort einige Male gewesen sei. Sie sprach über die Tempel von Kyoto, die ihr gefielen, und über das Essen, das sie nicht mochte. Dann, ungefähr nach einer Stunde, kam die Rede wieder auf Japan. Nun sagte sie allerdings sehr nüchtern: „Japan – nie da gewesen. Ließen mich nicht rein."

Dieser ‚Schluckauf' in der Logik, so wurde mir klar, ist typisch für jemanden, der die frühesten Stadien der Krankheit schon hinter sich gelassen hat. Sie war noch nicht sehr weit im Prozeß dieser Erkrankung, und ein Großteil ihres Gehirns funktionierte noch recht gut. Jedoch waren ihre Symptome nicht mehr auf den klassischen Verlust des Kurzzeitgedächtnisses beschränkt, der zu Beginn der Krankheit einsetzt. In ihre Rede schlichen sich nun gelegentlich komische Unstimmigkeiten ein.

Am Tisch stand auch Judy Joseph, die gemeinsam mit Irving Brickmann diese Gruppe leitete. Ein Jahr zuvor hatte sie Irving in dem New Yorker Büro der Alzheimergesellschaft kennengelernt. Beide waren dort, um zu sehen, was, wenn überhaupt, gegen dieses allgegenwärtige soziale Phänomen unternommen werden könne. Plötzlich, so schien es, war Alzheimer überall. Die Anzahl der Demenzpatienten überstieg die Kapazitäten der Spezialstationen in den Altersheimen. Kinder in mittlerem Alter zogen zurück zu ihren Eltern, um sie zu pflegen. Regelmäßig wurde die Polizei alarmiert, um umherirrende Verwandte zu suchen. Die Krankheit tauchte ständig in Zeitungsartikeln sowie in Gesprächen im Supermarkt auf. Am deutlichsten wurde es, als spezielle Artikel für Alzheimerpatienten angeboten wurden: Produkte wie ein automatischer Tablettenspender (Gedächtnis überflüssig!), kabellose Geräte, um umherirrende Menschen zu orten, und sogar ein Feuerlöscher für Herde, der für Leute entwickelt worden war, die vergaßen, ihren Herd auszumachen.

Plötzlich schienen alle jemanden zu kennen, der von Alzheimer betroffen war. Zum Teil lag es daran, daß die Öffentlichkeit senile Demenz aufmerksamer wahrnahm. Erst Mitte der siebziger Jahre fingen Ärzte an, festzustellen, daß Senilität kein unumgänglicher Prozeß der Gehirnalterung und des Verfalls, sondern eine erkennbare – und eines Tages möglicherweise behandelbare – Störung war. Langsam sickerte diese Erkenntnis auch bis in das Bewußtsein der Allgemeinheit durch: *Senilität ist eine Krankheit.* Seitdem hat es eine überwältigende Steigerung der Anzahl von Alzheimerfällen gegeben, der mit dem steilen Anstieg der Zahl älterer Menschen korrespondiert. Heutzutage leben die Menschen einfach länger. Ein längeres Leben bedeutet mehr Alzheimerfälle. Seit 1975 hat sich die geschätzte Zahl der Alzheimerfälle in den USA verzehnfacht, von fünfhunderttausend auf nahezu fünf Millionen. Weltweit betrug die Gesamtsumme der Fälle wahrscheinlich ungefähr das dreifache. Sollte es keinen medizinischen Durchbruch geben, wird sich der düstere Trend nicht nur fortsetzen, sondern sogar noch verschlimmern.

Der römische Dichter Vergil schrieb im ersten Jahrhundert nach Christi: „Die Zeit verdirbt alle Dinge, auch den Geist." Zum Teil lag er damit richtig. Die Wissenschaftler glauben nicht daran, daß Alzheimer eine unvermeidbare Folge des Alterns ist. Viele Menschen werden daran nie erkranken, gleichgültig, wie alt sie werden. Aber das Älterwerden ist bei weitem der größte Risikofaktor. Alzheimer tritt bei Menschen zwischen zwanzig und neununddreißig Jahren fast gar nicht und zwischen vierzig und neunundfünfzig sehr selten auf (nur circa ein Fall auf zweitausendfünfhundert Personen). Für Menschen, die das sechzigste Jahr vollendet haben, stehen die Chancen schon wesentlich schlechter.

Geschätzte

– 1 Prozent der 65Jährigen

– 2 Prozent der 68Jährigen

– 3 Prozent der 70Jährigen
– 6 Prozent der 73Jährigen
– 9 Prozent der 75Jährigen
– 13 Prozent der 77Jährigen

und so weiter haben Alzheimer oder eine verwandte Demenz. Das Risiko wächst mit dem Alter bis hin zu dem von fünfundachtzig Jahren und älter, in dem fast jeder Zweite von Demenz betroffen ist.

Als sich das zwanzigste Jahrhundert neigte, wurde plötzlich ein Vermächtnis deutlich – die dunkle, unbeabsichtigte Folge eines Jahrhunderts, das große Errungenschaften gefeiert hatte: in der Hygiene, in der Ernährung und in der Medizin. In den vergangenen hundert Jahren hat sich die Lebenserwartung in den Industrieländern fast verdoppelt, die Anzahl der älteren Menschen in der Gesamtpopulation mehr als verdreifacht. Als Folge dieser Entwicklung schossen Fälle seniler Demenz wie Pilze aus dem Boden. Hundert Jahre zuvor waren sie noch nicht einmal in den Statistiken aufgetaucht. Paradoxerweise wirkten sich die größten Fortschritte der Medizin im zwanzigsten Jahrhundert zu einem großen Gesundheitsproblem für die Allgemeinheit aus. Die Zahl der Patienten, die unter Alzheimer litten, *und die wußten, daß sie Alzheimer hatten,* explodierte, sehr zur Verwunderung von Sozialarbeitern wie Judy und Irving. Ein sehr großer Anteil derjenigen, die erst kürzlich diagnostiziert worden waren, befanden sich in einem frühen Stadium der Krankheit.

„Das ist auf diesem Gebiet etwas völlig Neues“, erläutert Irving. „Früher war den meisten Leuten gar nicht klar, daß es so etwas wie ein frühes Stadium von Alzheimer *gibt.* Ich hatte mit fortgeschritteneren Stadien gearbeitet, aber als mir klarwurde, daß es ein Stadium davor gibt, war ich überwältigt. Es ist schon schwer genug, sich an einen normalen Menschen zu gewöhnen, der zufällig unter Demenz leidet. Aber das hier ist eine ganz andere Geschichte.“

Judy und Irving erkannten wie viele andere, die sich in den USA mit Alzheimer beschäftigten, daß etwas geschehen mußte, um dieser neu auftretenden Zielgruppe zu helfen. Das Gehirn von Menschen, die unter den frühen Stadien von Demenz leiden, funktioniert gut genug, um zu verstehen, was noch auf sie zukommt. Mit der Hilfe der Alzheimergesellschaft gründeten sie eine Gruppe im Freund House, um Betroffenen zu helfen. „Unser Ziel ist es", sagt Irving, „diesen Menschen zu helfen, ihre Lebensqualität zu bewahren, und ihnen zu helfen, Bewältigungsstrategien für ihre Defizite zu entwickeln und sich allgemein besser zu fühlen." Während Wissenschaftler damit beschäftigt waren, die Krankheit zu bekämpfen, fiel den Opfern und ihren Familien eine andere Aufgabe zu: sich mit Alzheimer ein wenig auszusöhnen, zu versuchen, den Verlust des Gedächtnisses zu verkraften, damit umzugehen und ihm einen Sinn zu geben.

Alzheimer ist eine Krankheit, die einen „schleichenden Beginn" hat, wie es bei Medizinern heißt. Das bedeutet, daß es keinen bestimmbaren Zeitpunkt gibt, an dem sie ausbricht. Die Plaques und Tangles entwickeln sich so langsam – teilweise über Jahrzehnte – und so lautlos, so daß ihre Folgen kaum entdeckt werden, bis es zu spät ist und sie gravierende Schäden angerichtet haben. Die Selbsthilfegruppe sollte dazu beitragen, dieses neue Phänomen zu verstehen, das Terrain zu begreifen, in dem *gesund* und *dement* eng nebeneinanderliegen. Wo genau, um das spezifische behavioristische Vokabular zu gebrauchen, wird die Person von der Krankheit überschattet? Einzeln und in der Gemeinschaft versuchte die Gruppe aus dem Freund House, darauf eine Antwort zu finden und zu lernen, mit ihr umzugehen. „Meine Frau ist frustriert", erzählt Arnie den Gruppenmitgliedern, „und sie hat Grund, mit mir unzufrieden zu sein. Sie bittet mich, eine Dose in die Recycling-Tonne zu werfen, und ich tue es nicht. Sie sagt., ‚Ich

weiß, es liegt an deiner Krankheit, du bist sonst nicht so.'"
Sadie nickt zustimmend. „Meiner Mutter ging es auch so. Jetzt weiß ich, wie es war, als mein Vater sich um sie kümmerte. Wir sind immer so wütend auf ihn geworden, wenn er mit ihr in solch einem harschen Ton sprach."

Mit einer bestimmten Behinderung umzugehen ist eine Sache; der Versuch, sich mit einer sich stets verändernden, unsichtbaren Krankheit zu befassen, ist eine andere. Dies ist eine einmalige Herausforderung, die für Alzheimer typisch ist. In diesem frühen Stadium ist es die Tücke der Erkrankung, die die Patienten am meisten beunruhigt – man könnte fast sagen, sie sei schon ein Gebrechen an sich. In der Selbsthilfegruppe konnten diese neuen Patienten ihre Störung besser verstehen und selbstbewußter mit ihr umgehen. Sie konnten Probleme angehen, die für eine einzelne Person unglaublich schwierig scheinen und fast sicher zum Scheitern verurteilt sind.

Autofahren zum Beispiel. Kurz nach ihrer Gründung stellte sich der Gruppe die erste große Frage: Sollten sie in der Zeit, in der sie quasi noch „normal" waren, weiterhin massive Stahlkonstruktionen mit fünfzig bis einhundertzehn Stundenkilometern Straßen entlangsteuern, die mit Fahrrädern und Kleinkindern gesäumt sind? Studien zeigten übereinstimmend, daß Alzheimer im großen und ganzen eine erhebliche Gefahr im Straßenverkehr ist. Unbeteiligte waren von Alzheimerpatienten versehentlich getötet worden, weil diese die Situation falsch einschätzt hatten oder vorübergehend verwirrt waren. Aber der Gesetzgeber hatte bisher noch nicht auf diesen Sachverhalt reagiert. Auch wenn eine positive Diagnose vorlag, hatte weder ein Arzt noch ein Richter jemals einen Führerschein eingezogen. Die betroffenen Familien waren gezwungen, die Entscheidung allein zu treffen. Wann ist es noch angemessen, daß der Patient selbst fährt? Nach einiger Überlegung entschied die Gruppe, daß es schon zu gefährlich war. Gemeinsam verzichteten sie auf dieses Symbol der Autonomie und Kompetenz. In ihrer Situation war Unabhängigkeit keine Selbstverständlichkeit mehr.

Im Sommer des Jahres 1984 erkrankte E. B. White, der Essayist und Autor von *Wilbur und Charlotte,* an einer bestimmten Form der Demenz. Er war fünfundachtzig Jahre alt. Es begann recht zügig. Im August begann er, unter einer leichten Form der Orientierungslosigkeit zu leiden. „Wir haben uns nicht so sehr darum gekümmert", erinnert sich sein Stiefsohn, Roger Angell, „weil er ein Hypochonder der Spitzenklasse war." Jedoch schon einige Wochen später war White oft stark verwirrt. Im Mai des folgenden Jahres war er bettlägerig und litt unter starker Demenz. Deutliche Halluzinationen traten auf und gingen wieder vorüber. Einmal erzählte er seinen Besuchern: „Es gibt so viele Träume – welcher ist nur der richtige?" Er starb wenige Monate später, im Oktober 1985. Ein Nachruf in der *New York Times* berichtete, White habe Alzheimer gehabt, aber das stimmt nicht ganz. Bei White wurde diese Erkrankung nicht einmal inoffiziell festgestellt, außerdem deuteten seine Symptome auf ein anderes Leiden. Das schnelle Einsetzen der Verwirrung und der abrupte Wechsel von einem Stadium in das nächste waren klassische Hinweise auf eine Demenz, die auf mehreren Schlaganfällen basiert. Dies ist die zweithäufigste Ursache für senile Demenz (fünfzehn Prozent) nach Alzheimer (sechzig Prozent). Multiinfarktdemenz wird durch zahlreiche winzige Schlaganfälle ausgelöst. Ihre Opfer leiden unter vielen Symptomen, die auch bei Alzheimer auftreten, aber die Erkrankung ist nicht so rätselhaft. Die Ursache ist bekannt, durchaus heilbar und bis zu einem gewissen Grad präventiv zu behandeln. (Diät, Bewegung und Medikation können das Risiko eines Schlaganfalles extrem beeinflussen.) Der sprunghafte Beginn der Krankheit ist leichter zu verfolgen und zu verstehen, während die Symptome sich über die Zeit drastisch verstärken.

Alzheimer entwickelt sich nicht abrupt. Es beginnt so langsam, daß sein Einsetzen kaum wahrnehmbar ist. Schleichende Krankheiten lassen die Grenzen verschwimmen, so daß unsere grundsätzlichen Ansichten zu Erkrankungen unterminiert werden. Von einem Stadium entwickelt sich Alzheimer im Zeitlupentempo in das nächstschwerere. Das Leiden schreitet so minimal voran, daß es offiziell durch diese Eigenschaft definiert wird. Es ist das wichtigste medizinische Charakteristikum, der Schlüssel, mit dessen Hilfe Alzheimer von anderen Arten der Demenz unterschieden werden kann: Die anderen Erkrankungen basieren auf Schlaganfällen, einem Gehirntumor, mangelnder Aktivität der Schilddrüse, Vitaminmangel oder Ungleichgewicht der Elektrolyte, von Glukose oder Kalzium (all dies sind kurierbare und möglicherweise reversible Zustände).

Außerdem ist es fast unmöglich, Alzheimer zu diagnostizieren. Um eine endgültige, positive Diagnose zu erstellen, bedarf es des Nachweises sowohl von Plaques als auch von Tangles – um sie jedoch nachweisen zu können, ist es nötig, den Schädel des Patienten aufzubohren, ein winziges Stück Hirngewebe zu entnehmen und es unter einem Mikroskop zu untersuchen. Eingriffe durch Hirnbiopsien werden heutzutage als zu gefährlich eingestuft, solange der Patient nicht unmittelbar in Lebensgefahr ist. Daher müssen, und daran hätte Kafka seine Freude, Alzheimerpatienten im allgemeinen erst sterben, bevor die Krankheit mit absoluter Sicherheit diagnostiziert werden kann. Vor einer Autopsie kann die medizinische Diagnose nur lauten: „wahrscheinlich Alzheimer".

Ein Neuropsychologe kann heutzutage innerhalb dieses Paradoxons arbeiten – er kann eine Diagnose auf Alzheimer mit einer wahrscheinlichen Sicherheit von ungefähr neunzig Prozent stellen, indem er eine Reihe von Tests durchführt. Dieses Vorgehen beginnt fast immer mit einfachen Fragen:

Welches Datum haben wir heute?

Welchen Tag haben wir heute?

Welche Jahreszeit?

In welchem Bundesland befinden wir uns?

In welcher Stadt?

In welchem Viertel?

In was für einem Gebäude?

In welchem Stockwerk?

Ich nenne Ihnen drei Dinge, bitte wiederholen Sie: Straße, Banane, Hammer.

Bitte zählen Sie von einhundert in Siebener-Schritten rückwärts. [Nach fünf Antworten aufhören.]

Erinnern Sie sich noch an die drei Dinge, die ich Ihnen vorhin nannte?

[Deutet auf einen Gegenstand im Raum.] Was ist das?

[Deutet auf einen anderen Gegenstand.] Was ist das?

Bitte wiederholen Sie: „Kein wenn und oder aber."

Bitte nehmen Sie dieses Blatt Papier, falten Sie es in der Mitte und legen es auf den Boden.

[Ohne etwas zu sagen, zeigt der Arzt dem Patienten ein Blatt, auf dem „SCHLIESSEN SIE IHRE AUGEN" steht.]

Bitte schreiben Sie einen Satz auf. Es ist egal, was es ist, es soll nur ein vollständiger Satz sein.

Dies ist eine Zeichnung von zwei Fünfecken, die sich überschneiden. Bitte zeichnen Sie die Figur ab.

Dieser neurologische Hindernislauf nennt sich Mini Mental State Examination (MMSE). Sie wurde 1975 eingeführt und gehört seitdem zum diagnostischen Standardrepertoire. Die MMSE ist grob, aber generell sehr effektiv, wenn es darum geht, Probleme der Orientierung in Zeit und Raum, der Wahrnehmung von Objekten, von abstraktem Denken, Erinnerung, mündlichem und schriftlichem Verständnis und Konstruktion zu entdecken. Ein Mensch, dessen Gehirn normal funktioniert, wird sehr wahrscheinlich fast alle der dreißig möglichen Punkte erzielen. (Ich hatte nur neunundzwanzig Punkte, weil ich das falsche Datum nannte.) Leidet eine Person unter leichter oder mittlerer Demenz, liegt ihr Ergebnis im allgemeinen unter vierundzwanzig Punkten.

Die allerersten Symptome von Alzheimer basieren auf dem Verlust des Kurzzeitgedächtnisses: Begebenheiten oder Gespräche, die nur wenige Stunden oder am Tag zuvor stattgefunden haben, werden völlig vergessen. Der Patient kann sich im Raum nicht mehr vollständig orientieren, er hat Probleme mit Worten und Arithmetik, außerdem schätzt er Dinge falsch ein. Später, in den mittleren Stadien der Krankheit, sind ernsthaftere Lücken im Gedächtnis nur Teil einer ganzen Reihe von kognitiven Verlusten. Darauf folgen die späten Stadien, die sich durch den weiteren Verlust der Geistesfunktionen und eine Reihe von körperlichen Behinderungen auszeichnen, die schließlich zum Tod führen.

Ein so brillanter wie simpler Test ist der Uhrentest. Er ermöglicht es, all dies vorauszusagen, und hilft dem Arzt, eine drohende Demenz in neun von zehn Fällen festzustellen. Der Uhrentest besteht darin, daß der Arzt den Patienten bittet, ein Ziffernblatt zu malen und dann die Zeiger einer bestimmten Uhrzeit einzuzeichnen. Neurologen haben festgestellt, daß Patienten bereits in den frühen Stadien der Demenz dazu neigen, wesentlich mehr Fehler zu machen als geistig gesunde Menschen. Sie vergessen Ziffern oder zeichnen sie an die falsche Stelle. Es ist nicht klar, warum dies so ist, aber die Trefferquote dieses Tests spricht für sich.

Es gibt eine ganze Reihe von anderen Tests, die helfen, neurologische Defizite herauszustellen und zu klären. Der

Buschke-Selective-Reminding-Test mißt das kurzfristige verbale Erinnerungsvermögen der Testperson. Der Wisconsin-Card-Sorting-Test prüft ihre Fähigkeit, Sortiermuster herzuleiten. Im Trail-Making-Test werden psychomotorische Fähigkeiten erfaßt, indem gemessen wird, wie lange die Testperson braucht, um eine Linie zwischen durchnumerierten Kreisen zu ziehen. Porteus-Labyrinthe ermitteln das Vermögen, zu planen und abstrakte Probleme zu lösen.

Erzielt der Patient durchgängig schlechte Werte, werden im nächsten Schritt hochentwickelte Instrumente eingesetzt. Für einen Arzt ist dies recht bequem, denn Alzheimer beginnt im Gehirn immer an demselben Ort: einer gekrümmten, erbsenschotenähnlichen Struktur in den Schläfenhirnlappen, dem Hippocampus (die Schläfenhirnlappen befinden sich an beiden Seiten des Kopfes auf Höhe der Ohren). Neurologen können in den Hippocampus einen recht guten Einblick durch eine Magnetresonanztomographie (MRT) gewinnen. Das MRT-Gerät bombardiert den Körper mit Radiowellen und mißt deren Reflexion durch das Gewebe. Eine simple Messung des Hippocampus-Volumens zeigt häufig eine deutliche Verringerung seines Umfanges, sogar in den frühen Alzheimerstadien. Dies wird besonders im Kontrast zu anderen Gehirnstrukturen deutlich. Durch eine MRT allein kann die Erkrankung nicht diagnostiziert werden, aber sie trägt einen wichtigen Teil zu dem Puzzle bei.

Weitere moderne Technologien unterstützen die Diagnose: Eine Positronenemissionstomographie (PET) kann eine Abnahme des Sauerstoffflusses oder einen Glukosemetabolismus in derselben Region aufdecken. Eine Single-Photon-Emissionscomputertomographie (SPECT) kann eine Verringerung der Blutzirkulation abbilden. Eine moderate bis schwere Verlangsamung des Alpha-Rhythmus in einem Elektroenzephalogramm (EEG) ist häufig ein charakteristisches Merkmal für

Demenz. Aber solche Messungen sind normalerweise für eine vorläufige Diagnose nicht nötig. Bei überzeugenden Ergebnissen von Gedächtnis- und Aktivitätstest sowie einem Mangel an Gegenanzeigen wird eine wahrscheinliche Diagnose auf Alzheimer erstellt. Zu solchen Gegenanzeigen können beispielsweise Bewußtseinsstörungen, ein extrem schnelles Einsetzen von Symptomen, ein vorherrschender Tremor oder andere muskuläre Symptome, Schwierigkeiten mit Augenbewegungen oder vorübergehende Erblindung, Krämpfe, Depression, Psychosen, ein Hirntrauma, Alkoholismus oder Drogenmißbrauch in der Vergangenheit, irgendwelche Anzeichen von Diabetes, Syphilis oder AIDS gehören.

Alzheimer. Diese Diagnose kommt wie ein plötzlicher Autounfall mit überwältigender Stärke. Sie erscheint unwirklich und ungerecht. Nachdem er nach Luft geschnappt hat, mag ein Betroffener fragen, ob für sich oder laut: „Womit habe ich das verdient?" Die Antwort lautet ganz einfach: *Gar nicht.* „Ich erinnere mich, wie ich aus der Praxis kam und in die frische Abendluft in San Diego hinausging und mich sehr hilflos und gebrochen fühlte", erinnert sich Bill, ein vierundfünfzig Jahre alter Zeitschriftenredakteur, der Autorin Lisa Snyder gegenüber: „Ich fragte mich, ob das Leben noch einen Sinn hat."

Es kann eine Weile dauern, bis man es begreift. Erfahrene Ärzte achten darauf, dem Patienten oder seiner Familie am Tag, an dem sie die Diagnose mitteilen, keine weiteren wichtigen Informationen zu geben. Die kommen mit Hilfsangeboten und einem Terminvorschlag für ein weiteres Gespräch in einem Brief.

Zur Zeit gibt es keine Heilung für Alzheimer, ebensowenig existiert eine Behandlungsmethode. In der Vergangenheit war das einzig Gute an der Krankheit, daß über die Jahre hinweg viele, wenn nicht sogar die meisten Patienten nicht verstanden, was noch auf sie und ihre Familien zukam. Inzwischen hat sich das, zum Guten oder zum Schlechten, geändert. Immer mehr Betroffene erfahren zum frühstmöglichen Zeitpunkt, worunter sie leiden und was das für sie bedeutet. Was fangen sie mit ihrem Wissen an? Das ist keine leichte Frage. Nutzen sie die verbleibende Zeit, um ihre Angelegenheiten zu regeln oder sich emotional auf den langsamen Verfall vorzubereiten? Oder wird ihr Wissen ihre Frustration nur verstärken und sie zur physiologischen auch noch in eine psychologische Spirale der Ausweglosigkeit zwingen? Die Selbsthilfegruppe des Freund Houses für Patienten im Anfangsstadium war ein Experiment, solchen unbekannten Schwierigkeiten zu begegnen. Als sie 1997 von Judy und Irving gegründet wurde, waren die beiden nicht sicher, ob ihr Plan funktionieren würde. Würden Menschen, die unter Gedächtnisschwund, räumlicher Desorientierung und Verwirrung litten, in der Lage sein, sich einer Gruppe Fremder anzuvertrauen? Sie mußten nur die richtige Zusammensetzung für die Gruppe finden. „Wir mußten vielen Leuten absagen", berichtet Judy, „weil wir den Eindruck hatten, daß sie nicht in die Gruppe hineinpaßten. Sie waren nicht reflektiert genug. Sie waren nicht in dem Maße *beunruhigt.*" Die Gruppe war außerdem so angelegt, daß sie sich nur vorübergehend treffen sollte. Sobald die Teilnehmer nicht mehr die Fähigkeit hatten, ihren Teil zur Gruppe beizutragen, sollten sie langsam aus ihr entlassen werden. Für sie gab es eine nächste Gruppe für die mittleren Stadien, die ihren Raum auf demselben Gang hatte und die auch von Judy geleitet wurde. In jener Gruppe begleiteten freiwillige Helfer die Mitglieder jedesmal zur Toilette und zurück, weil die sich sonst verlaufen hätten. Die meisten, nicht alle, reagierten immer noch auf ihren Namen. Nach dem Mittagessen in der Kantine kamen alle in einem Kreis zusammen und sangen gemeinsam fröhliche Lieder, wie den Titelsong der amerikanischen Fernsehserie *Barney*:

I love you
You love me
We're a happy family

Ich liebe dich
Du liebst mich
Wir sind eine glückliche Familie

Mitglieder der Anfangsstadiums-Gruppe sahen die anderen gelegentlich, wenn sie auf dem Weg zum Kaffeeautomaten an dem Raum der Gruppe mit Patienten in fortgeschrittenen Stadien vorbeikamen. Sie hofften still und verzweifelt, nicht in der zweiten Gruppe zu enden. Wenn kein medizinisches Wunder geschah, gab es jedoch keinen Ausweg aus dieser Entwicklung. Die durchschnittliche Spanne zwischen der Diagnose von Alzheimer und dem Tod beträgt acht Jahre. In der Zeit, die den Patienten blieb, gab es jedoch Hunderte von kleinen Dingen, die sie aufmunterten. Die Mitglieder der Anfangsstadiums-Gruppe verließen sich schnell aufeinander und halfen sich untereinander. Auch wenn sie manchmal nicht wußten, wer der andere war, obwohl es erst eine Woche her war, daß sie sich gesehen hatten, freundeten sie sich an. Sie schwärmten gemeinsam für Filmstars und koschere Lebensmittelläden. Sie sprachen über ihre Reisen und zeigten sich die Photos von ihren Enkeln. Sie diskutierten sogar über Politik.

„Greta, was hältst du von Giuliani?" [Rudolph Giuliani, ehemaliger Bürgermeister von New York City, A. d. Ü.] fragte Judy eines Nachmittags. Greta verscheuchte eine imaginäre Fliege von ihrem Gesicht. „Ach, hör bloß auf mit dem, du weißt doch, daß ich ihn nicht leiden kann." „Wie sieht es aus mit Clinton? Was haltet ihr von Monica?" Die Meinungen gingen auseinander. Ted, dessen Hände aufgrund seiner Parkinson-Krankheit zitterten (es ist nicht ungewöhnlich, daß Menschen gleichzeitig unter Parkinson und Alzheimer leiden), schlug vor, Clinton solle zurücktreten, weil er die Amerikaner angelogen hatte. Greta, die ihr Leben lang *The Nation* abonniert hatte, war der Meinung, Clinton habe Frau Lewinsky möglicherweise geküßt, mehr aber nicht, und der Rest sei nur aufgebauscht. Sadie hielt das alles für eine republikanische Intrige. Doris wollte auch etwas zur Diskussion beitragen. Sie litt unter schwerer Aphasie, der Unfähigkeit, sich an Worte zu erinnern, und hatte es schwer, sich Gehör zu verschaffen.

„Gore ... Präsident ... Ich glaube ... guter Staatsmann ... Lügen ..." Ihre Gedanken schienen klar zu sein, und sie wußte genau, was sie sagen wollte. Aber sie kam nicht mehr an die Worte heran. Dies war besonders schlimm mit anzusehen, weil, wie jeder in der Gruppe mittlerweile wußte, ihr vierzigjähriger Sohn unter Zerebralparese litt und taub war. Die beiden standen sich sehr nahe, und als er erkrankte, war sie die einzige in der Familie, die Zeichensprache lernte. Jetzt löschte Doris' Aphasie auch diese zweite und lebenswichtigere Sprache aus. Sie konnte nicht mehr mit ihrem Sohn sprechen, was ihn endgültig sich selbst überließ.

Es war mittlerweile kurz nach ein Uhr und damit Zeit, sich zu verabschieden. Mitfahrgelegenheiten wurden arrangiert, und jemand ging los, um die Frau von William zu holen, die in der Gruppe für die mittleren Stadien half. Robert schien es nicht gut zu gehen. Nur kurz zuvor hatte er mir noch ganz klar von seiner Familie und aus seiner Vergangenheit erzählt. Es machte ihm keine Schwierigkeiten zu berichten, wie er als Junge aus Nazideutschland weggeschafft und zu Verwandten nach England und später nach New York geschickt worden war. Ich erfuhr alles über seine Kinder, was sie beruflich machten und wo sie mit ihren Familien lebten. Aber nun hatte er Schwierigkeiten damit, einen Zettel zu verstehen, den seine Frau ihm geschrieben hatte und auf dem stand, wie er nach Hause kommen sollte. Für ein unversehrtes Gehirn waren die Angaben ziemlich eindeutig: *Robert wird vom Fahrdienst um ein Uhr fünfzehn abgeholt und soll nach Hause in die … Straße gebracht werden.* Aber es fiel ihm sehr schwer, daraus schlau zu werden. In der letzten halben Stunde hatte er mir erzählt, wie er schließlich in der Bronx seßhaft geworden war und wie er dort seine spätere Frau, eine entfernte Cousine von ihm, kennengelernt hatte. Er beschrieb, wie eng es in seiner Wohnung in der Bronx gewesen sei und wer sonst noch dorthin gezogen war, als er dort lebte. Aber jetzt konnte er sich beim besten Willen nicht mehr daran erinnern, wo seine Jacke war. Sie hing über seiner Stuhllehne.

Sehr häufig gehe ich umher und suche etwas, was sehr wichtig ist, das weiß ich. Aber dann, nach einer Weile, vergesse ich wieder, was es war, nach dem ich gesucht habe … Sobald der Gedanke weg ist, ist alles fort. Mir bleibt nichts anderes übrig, als herumzugehen und zu versuchen, mich daran zu erinnern, was vorher noch so dringend war. Man muß lernen, sich mit dem zu begnügen, was einem einfällt.

C. S. H., Harrisonburg, Virginia

Kapitel 3

DER GOTT, DER VERGASS, UND DER MENSCH, DER NICHT VERGESSEN KONNTE

Es gäbe kein Glück, keine Fröhlichkeit, keine Hoffnung, keinen Stolz, keine Unmittelbarkeit ohne die Vergeßlichkeit. Der Mensch, dessen Verdrängungsapparat Schaden erlitten hat, so daß er nicht mehr funktioniert, kann verglichen werden mit jemandem … der unter Verdauungsstörungen leidet; er kann nichts mehr „verarbeiten".

FRIEDRICH NIETZSCHE

In den *Pyramidentexten*, die 2800 vor Christus entstanden sind, kann man lesen, daß *Ra* der Sonnengott war, der Erschaffer des Universums und aller anderen Götter. Aus seinem Speichel entstanden Luft und Feuchtigkeit. Aus seinen Tränen entsprangen die Menschheit und der Nil. Er war allmächtig und, selbstverständlich, unsterblich – dennoch war er nicht gegen das Wüten der Zeit immun. Ra, der höchste Gott, wurde alt und senil. Er begann, seinen Geist zu verlieren, und wurde für Umstürzler eine leichte Beute.

Die gesamte dokumentierte Geschichte hindurch feierten die Menschen die Macht der Erinnerung und beklagten ihre Schwächen. „Schlimmer als jeder körperliche Verlust", schrieb der römische Dichter Juvenal im ersten Jahrhundert nach

Christus, „ist der versagende Geist, der die Namen von Sklaven vergißt und das Gesicht eines alten Freundes nicht mehr erkennt, mit dem er die Abende zuvor gespeist hat, oder die Gesichter der Kinder, die er gezeugt und aufgezogen hat."

Es dauerte jedoch einige tausend Jahre, bis man herausfand, wie das Gedächtnis überhaupt funktionierte. Platon war einer der ersten, die über seinen Mechanismus nachdachten. Nach seinen Überlegungen war die Erinnerung buchstäblich ein Abdruck, der im Geist hinterlassen wurde. „Nehmen wir an", schrieb er, „daß jeder Mensch in seinem Geist einen Wachsblock hat – das Geschenk der Erinnerung, der Mutter der Musen –, der bei jedem Menschen unterschiedlich ist. Und darauf hinterlassen Gefühle und Eindrücke, an die er sich zu erinnern wünscht, ihre Spuren wie ein Siegel oder ein Stempel. An das, was ihm gelingt in sein Gedächtnis zu stempeln, erinnert er sich so lange, wie der Eindruck anhält; jedoch das, dessen Abdruck ausgelöscht wird oder unvollkommen ist, wird vergessen und ist unbekannt." Später wurde von Galen (129 bis ca. 199 n. Chr.), Nemesius (viertes Jahrhundert) und Augustinus (354 bis 430) die ventrikuläre Theorie der Kognition entwickelt. Dieser Annahme zufolge werden die drei Hauptfunktionen des Gehirns, Wahrnehmung, Bewegung und Erinnerung, von drei großen, runden Säcken kontrolliert, den Ventrikeln, die mit Flüssigkeit angefüllt sind. Der Lebensgeist, eine mysteriöse Substanz, die auch die menschliche Seele beinhaltet, beherbergt einen Wirbel von Erinnerungen. Auf diesem Modell beruhte die *zerebrale Lokalisierung*, die Theorie, daß die unterschiedlichen Funktionen des Gehirns jeweils von spezialisierten „Modulen" kontrolliert werden. Wie sich herausstellte, trifft dieses Modell im großen und ganzen zu (obgleich sich die Details deutlich von dem unterscheiden, was sich Galen ausgedacht hat). Im frühen zwanzigsten Jahrhundert fand man heraus, daß das Gehirn nicht wirklich ein

Organ ist, sondern eher eine Ansammlung von Organen, Dutzende Strukturen, die äußerst komplex miteinander interagieren.

Mitten im Zentrum des Gehirns steuert die Amygdala Angstreaktionen, während die Hypophyse Adrenalin und den Ausstoß von anderen Hormonen koordiniert. Visuelle Reize werden im Okzipitallappen im hinteren Teil des Hirns verarbeitet. Die Wahrnehmung der Körperoberfläche wird vom Brodmann-Areal 1 des Scheitellappens nahe der Schädeldecke vermittelt, während das direkt dahinter liegende Areal 2 zwischen der Größe und der Form von Körperregionen und der Position von Gelenken unterscheidet. Der präfrontale Cortex, der sich gleich hinter die Stirn befindet, ist zuständig für die Selbstbestimmung. Das Brocasche Areal in der Nähe der Augen ermöglicht das Sprechen. Das Wernicke-Areal über den Ohren läßt uns Sprache entschlüsseln.

Je mehr jedoch Forscher über die Lokalisierung der einzelnen Funktionen herausfanden, desto mehr fragten sie sich, wo die Zone liegt, die auf das Gedächtnis spezialisiert ist. Wo war sie? Wenn Sehen hinten im Gehirn lag, die Wahrnehmung der Körperoberfläche oben und so weiter, welche Regionen kontrollierten dann die Bildung von bleibenden Eindrücken und das Zurückholen dieser Eindrücke?

Ein Teil der Antwort wurde 1953 gegeben, als ein Neurochirurg, der in Harvard studiert hatte, namens William Beecher Scoville ein Experiment durchführte. Er operierte einen siebenundzwanzigjährigen Patienten, der unter dem Namenskürzel H. M. bekannt wurde. Er hatte seit seiner Kindheit an schweren epileptischen Anfällen gelitten, und in einem letzten verzweifelten Bemühen, ihm die Chance zu einem normalen Leben zu geben, entfernte ihm Scoville eine kleines Stückchen Gewebe. Dazu gehörte der Hippocampus aus dem inneren Bereich der beiden Schläfenlappen. Die Operation war ein großer Erfolg, da sie die Schwere der epileptischen Anfälle deutlich verringerte. Aber sie war auch eine Katastrophe, denn sie vernichtete die Fähigkeit von H. M., neue Erinnerungen abzuspeichern. Der Fall revolutionierte die Erforschung des Gedächtnisses, da er deutlich machte, daß der Hippocampus für die Umwandlung unmittelbarer Gedanken und Eindrücke in länger anhaltende Erinnerungen (die wiederum woanders gespeichert werden) essentiell ist. Für H. M. hielt die Zeit 1953 an. Den Rest seines langen Lebens war er nie mehr in der Lage, sich einen neuen Namen oder ein Gesicht zu merken, genausowenig wie sich an eine Tatsache oder einen Gedanken zu erinnern. Viele Ärzte und Wissenschaftler sowie Pfleger lernten ihn über die Jahre recht gut kennen, aber sie mußten sich täglich aufs neue mit ihrem Namen vorstellen, wenn sie sein Zimmer betraten. Was H. M. anging, so war er immer noch der Fünfundzwanzigjährige, der einen Arzt aufsuchte, um seine Epilepsie heilen zu lassen. Darüber hinaus hatte er fast alle Erinnerungen der letzten zwei Jahre vor der Operation verloren. H. M. war wahrscheinlich der wichtigste neurologische Fall der Geschichte und wurde Gegenstand einer immensen Anzahl von Untersuchungen und Studien. Doch er erinnerte sich an kein einziges Experiment, sobald er sich nicht mehr unmittelbar darauf konzentrierte. Er lebte ständig im Jetzt.

Medizinischen Wörterbüchern zufolge handelte es sich um einen perfekten Fall von anterograder Amnesie, der Unfähigkeit, neue Erinnerungen zu speichern. Personen in einem frühen Stadium von Alzheimer zeigen eine etwas leichtere Ausprägung desselben Phänomens. Die Erinnerung daran, daß man den Autoschlüssel im Bad liegengelassen hat, geht nicht verloren, weil sie niemals wirklich *gebildet* wurde. In einem gesunden Gehirn werden wahrgenommene Informationen in drei grundlegenden Phasen in Erinnerung umgewandelt:

Bevor die Information überhaupt das Bewußtsein erreicht, wird sie den Bruchteil einer Sekunde lang in einem unmittelbaren Lagersystem gehalten, das sensorisches Register genannt wird. Augenblicke später, sobald das Bewußtsein die Informationen wahrnimmt, wird es sehr kurzfristig in ein anderes System übergeleitet, das Kurzzeit- oder Arbeitsgedächtnis. Die Informationen werden dort für einige Sekunden deponiert, bevor sie sich wieder auflösen. Einige der Botschaften, die im Kurzzeitgedächtnis umherschwirren, werden von einem Mechanismus eingefangen, der sie sehr langsam in Langzeit-Erinnerungen umformt, die Jahre oder sogar ein Leben lang erhalten bleiben. Langzeit-Erinnerungen sind entweder *episodisch* oder *semantisch*. Episodische Erinnerungen sind sehr persönliche Informationen über Ereignisse aus erster Hand, die in der Reihenfolge ihres Auftretens erinnert werden. *Letztens, bevor ich zum Baseballspiel ging, zog ich meine neuen Turnschuhe an, die ich morgens gekauft hatte. Dann fuhren wir ins Stadium. Dann suchten wir einen Parkplatz. Dann gaben wir dem Mann unsere Eintrittskarten. Dann kauften wir Hot dogs. Dann gingen wir zu unseren Plätzen …*

Jetzt, Tage später, wenn ich einen Senffleck auf meinem Schuh entdecke, kann ich mein episodisches Gedächtnis bemühen, um herauszufinden, wann und wie das passierte. Wenn meine Füße schmerzen, hilft mir mein episodisches Gedächtnis, herauszufinden, ob der Schmerz erstmals vor oder nach dem Kauf der Schuhe auftrat.

Semantische Erinnerungen sind das, was wir wissen, im Gegensatz zu dem, was wir erinnern, getan zu haben. Dazu gehören Fakten über unsere Welt, die in Relation zueinander gespeichert sind und nichts damit zu tun haben, wann wir sie gelernt haben. Die Erinnerung, daß Präsident Lincoln von John Wilkes Booth ermordet wurde, ist semantisch. Es sind zwei getrennte Systeme – zwar zusammenhängend, aber doch getrennt existierend. Eine Alzheimerpatientin in einem frühen Stadium, die sich nicht mehr daran erinnert, wo sie ihren Wagenschlüssel hingelegt hat, hat nicht vergessen, wozu Schlüssel da sind oder welches Fabrikat sie fährt. Das kommt erst viel, viel später, wenn sie anfängt, semantische Erinnerungen zu verlieren.

Das Experiment mit H. M. lehrte die Forscher, daß der Hippocampus der Schlüssel zur Erstellung von Langzeit-Erinnerungen ist. Ohne dieses winzige Organ war H. M. völlig unfähig, neue, länger währende Erinnerungen zu formen. Alzheimerpatienten leiden unter genau demselben systemischen Verlust, nur dauert diese Entwicklung bei ihnen einige Jahre statt des einen Nachmittags, an dem die Operation an H. M. durchgeführt wurde. Für H. M. gab es nach 1953 keine neuen Erinnerungen. Punktum. Viele Jahre später war er nicht mehr in der Lage, sein eigenes Gesicht im Spiegel zu erkennen. Die reale Zeit war vorangeschritten, 1955 ... 1962 ... 1974, aber was ihn anging, war er immer noch fünfundzwanzig Jahre alt. Stellen Sie sich vor, Sie sind ein junger Mann, wach und intelligent, und Sie sehen in einem normalen Spiegel, daß ein Sechzigjähriger Ihre Mimik imitiert. Vielleicht haben sie jetzt eine Ahnung davon, was *Horror* ist. Glücklicherweise vergaß H. M. die Qualen, die er in diesen welterschütternden Momenten erlebte. Er vergaß alles immer sofort und vollständig, sobald seine Aufmerksamkeit von etwas abgelenkt wurde, das einen Augenblick später passierte. Etwas nicht erinnern zu können kann manchmal eine Gnade sein.

Die Entdeckung, daß der Hippocampus zur Festigung von Erinnerung beiträgt, war entscheidend. Wie viele Gedächtnis-Spezialisten haben seitdem versucht herauszufinden, wo diese Langzeit-Erinnerungen sitzen, wenn sie erst einmal entstanden sind? Werden Erinnerungen im vorderen Teil des Hirns, im präfrontalen Cortex, gehortet? Oben, im Scheitelhirn? Im Hirnstamm, an der Basis des Hirns? Wo?

Eine vorläufige Theorie wurde in den späten fünfziger Jahren entwickelt: Erinnerungen seien überall, in einzelnen Molekülen gespeichert, die über das ganze Hirn verteilt seien. Ein Artikel im *Journal of Neuropsychiatry,* der für helle Aufregung sorgte, stützte diese Annahme: „Gedächtnistransfer durch Kannibalismus bei Planaria". In diesem Artikel berichtete James McConnell von der University of Michigan begeistert davon, daß sich Würmer bestimmte Erinnerungen anderer Würmer aneignen könnten, indem sie sie einfach fraßen. McConnell konditionierte eine Gruppe von Flachwürmern, auf Licht zu reagieren, ohne daß ihr Instinkt gebraucht wurde. Dann tötete er diese Würmer, zerhackte sie und gab sie untrainierten Flachwürmern zu essen. McConnell behauptete, daß die untrainierten Würmer, nachdem sie ihre Artgenossen gefressen hatten, anfingen so zu reagieren, als seien sie konditioniert worden – irgendwie hatten sie die Erinnerung der trainierten Würmer angenommen. Es war die unerwartete Apotheose des alten Sprichwortes: „Du bist, was du ißt."

Aufgrund dieser Veröffentlichung wurden zahlreiche Forschungsstipendien gewährt, von denen einige erstaunliche Ergebnisse hervorbrachten. Drei Jahre nach McConnells ursprünglicher Studie berichteten vier kalifornische Wissenschaftler in der Zeitschrift *Science*, daß, wenn Zellen den Gehirnen von konditionierten Ratten entnommen und untrainierten Ratten in die Gedärme gespritzt würden, die letzteren das gelernte Verhalten der konditionierten Tiere annähmen. Diese Experimente zeigten offensichtlich, daß spezifische, konkrete und individuelle Erinnerungen als Informationen in einzelnen Molekülen eingebettet sind, in derselben Art und Weise, wie genetische Informationen Teile der DNS sind, und daß diese Erinnerungen sich von Hirn zu Hirn transferieren lassen. Später führte Georges Ungar von der Baylor University das bisher spektakulärste Experiment durch: Er konditionierte

Ratten darauf, sich vor Dunkelheit zu fürchten, und entnahm ihnen dann Hirnzellen. Diese wurden auf untrainierte Mäuse übertragen, die plötzlich die Angst übernahmen. Normalerweise fürchten weder Mäuse noch Ratten die Dunkelheit.

Ungar isolierte sogar Peptide, die fünfzehn Aminosäuren beinhalteten, von denen er sagte, sie enthielten die neu erschaffene Erinnerung. Er nannte das übertragbare Molekül für die Angst-vor-dem-Dunklen-Erinnerung *Scotophobin*.

Die Theorie, die aus diesen Experimenten entstand, basierte auf der Annahme, daß die Erinnerung ein distinktes Molekül sei, das Informationen trage und auf natürlichem Weg im Gehirn kreiert werde. Es könne isoliert und auf ein anderes Gehirn übertragen werden – sogar auf ein Hirn einer anderen Spezies. Die Implikationen waren unvorstellbar. Wäre diese Idee bestätigt und nicht mehrfach diskreditiert worden, kurz nachdem Ungars Forschungsergebnisse 1972 in *Nature* veröffentlicht worden waren, wäre unsere Welt heute sicherlich eine ganz andere: Gedächtnisaustausch. Bewußtseinstransfers. Neurochemische Gemütsaufheller, die Prozac wie Baby-Aspirin aussehen lassen würden. Das schnelle Entschlüsseln der geheimen Wissenschaft von Erinnerungsmolekülen hätte sehr wohl einen neuen Typus biochemischer Computer hervorgebracht. Dieser könnte aus eigenem Antrieb Erinnerungsmoleküle registrieren, auf sie reagieren und sie sogar kreieren. Laptops (oder Autos oder Stofftiere) könnten vor der Dunkelheit Angst haben oder geteilter Meinung über Jazz sein oder Kindesmißbrauch verurteilen. Erinnerungen und Gefühle könnten in Flaschen abgefüllt und leicht als Parfum verkauft werden.

Aber diese Welt ist nicht zustande gekommen und wird auch nicht entstehen. Die Experimente, die sich mit dem Transfer von Erinnerungen beschäftigten, wurden schließlich, obgleich sie unterhaltsam und sogar verführerisch waren – der Pionier der DNS-Forschung Francis Crick gehörte eine Zeitlang zu den angesehensten Wissenschaftlern –, als völlig fehlgeschlagen beendet. Die Idee, Erinnerungen zu transportieren, war von Anfang an absurd. Es war ein weiterer Schritt anzunehmen, daß die spezifische Angst eines Tieres durch den Verdauungstrakt eines anderen reisen, in seinen Blutkreislauf gelangen, und seinen Weg bis zum Gehirn fortsetzen und sich in seinem neuen Gasthirn etablieren könne. Und dann gab es noch das Problem der physischen Masse. Skeptiker berechneten, daß, wenn spezifische Erinnerungen in Molekülen enthalten seien, so, wie es Ungar vorschlug, die Gesamtzahl der über ein Leben angesammelten Moleküle ungefähr hundert Kilo wiegen müßte. Das Gehirn würde im wörtlichen Sinne unter der Last seiner Gedanken und Ideen zusammenbrechen.

Nach ungefähr einem Jahrzehnt gerieten die Idee und die sprießende Industrie der Erinnerungsmoleküle in Vergessenheit. Mittlerweile ist es eine ausgesprochen peinliche Episode, an die sich viele Neurologen und Forscher lieber nicht erinnern. Das Verständnis von Erinnerung, das in den letzten dreißig Jahren aus diesem Trümmerberg gescheiterter Theorien erwuchs, ist ein gänzlich anderes: Gedächtnis lässt sich nicht als Substanz, sondern als *System* begreifen. Erinnerungen liegen verstreut, in diesem Sinne hatten die Forscher der Erinnerungsmoleküle recht. Das Gedächtnis *sitzt* überall. Jedoch ist es in einer Weise verstreut, daß es nicht möglich ist, einen spezifischen Ort auszumachen und ihn mit einer bestimmten Erinnerung zu identifizieren. Wir wissen, daß die Erinnerung, wie das Bewußtsein an sich, kein Gegenstand ist, der isoliert oder extrahiert werden kann. Erinnerung ist ein lebendiger Prozeß, eine weitreichende und dynamische Interaktion zwischen neuronalen Synapsen, die Teil einer „vorübergehenden Konstellation von Aktivität“ sind, wie es Daniel Schacter aus Harvard treffend formuliert. Jede einzelne Erinnerung ist ein einmaliges Netzwerk aus Neuronen, die an verschiedenen Regionen des Hirns angesiedelt sind und miteinander koordiniert werden. Schacter erklärt es folgendermaßen:

> *Ein typisches Alltagserlebnis besteht aus zahlreichen visuellen Wahrnehmungen, Geräuschen, Aktionen und Worten. Verschiedene Regionen des Hirns analysieren die unterschiedlichen Aspekte eines Ereignisses. Daraus resultiert die stärkere Verbindung zwischen Neuronen in unterschiedlichen Regionen. Das neue Muster dieser Verbindungen bildet die Erinnerung an diese Erfahrung im Gehirn.*

Die Überzeugungskraft der Idee von Neuronenkonstellationen wird von der Erkenntnis gestützt, wie stark die einhundert Milliarden Neuronen im Gehirn miteinander verbunden sind. A. G. Cairns-Smith von der University of Glasgow hat beobachtet, daß keine Hirnzelle von irgendeiner anderen durch mehr als sechs oder sieben Zwischenglieder getrennt ist. Die molekulare Basis für diese synaptischen Konstellationen, die immer wieder aktiviert werden können (jedoch niemals in exakt derselben Zusammensetzung) ist ein biochemischer Prozeß, der Langzeit-Potentiation (LTP) genannt wird. Er intensiviert die Verbindung spezifischer Neuronen, nachdem eine signifikante Verknüpfung zwischen ihnen hergestellt worden ist. Denken Sie an einen Ameisenhaufen, in dem die Arbeitsameisen ständig neue Tunnel bauen. Sobald ein Tunnel fertiggestellt ist, wird der Transport sehr viel einfacher; eine leichte, natürliche Verbindung wurde zwischen zwei Punkten geschaffen. Bei der Bildung und dem Wiederholen von Erinnerung werden Wege zunächst geschaffen und später einfach benutzt. Jede wahrnehmbare Erfahrung sorgt dafür, daß bestimmte Neuronen ihre Signale zur selben Zeit „abfeuern". Daraus resultiert eine wachsende chemische Sensibilität dieser Verbindungen füreinander, so daß sie sich gegenseitig leichter wieder aktivieren können. Mittels dieser einzigartigen Konstellation von Synapsen wurde eine bleibende physikalische Spur der ursprünglichen Wahrnehmung gelegt. Neurologen nennen diese Erinnerungsspuren „Engramme".

Die Analogie zum Ameisenhaufen trifft auch auf einen anderen wichtigen Fall zu: Neurobiologen fanden heraus, daß die Bildung von Erinnerung langsam verläuft. Langzeit-Erinnerungen können viele Monate oder gar Jahre brauchen, bis sie sich vollständig herausgebildet haben.

Langzeit-Erinnerungen sind dauerhaft, aber nicht unantastbar. Sie können ein Leben lang vorhanden sein, werden jedoch vom ersten Moment an von anderen Erinnerungen und Erfahrungen beeinflußt. Unvermeidlich verändern sie ihren Charakter, solange sie altern und wieder und wieder abgerufen werden. Dies ist Teil der berühmten Formbarkeit des Gehirns, seiner Fähigkeit, sich den Lebensereignissen anzupassen. Diese Formbarkeit macht uns genauso zu Kreaturen unserer eigenen Erfahrung, wie wir Produkte der Evolution sind. Natürlich vermag sich nicht alles im Gehirn anzupassen. Vieles davon ist „fest verkabelt", ist genetisch vorprogrammiert, um spezielle Aufgaben zu erfüllen wie die, Licht und Geräusche zu verarbeiten, den Herzrhythmus und die Atmung zu regulieren und so weiter. Die Regionen für Feinmotorik, Intelligenz und Erinnerung hingegen ähneln eher weichem Ton, der zwar eine bestimmte Form annehmen, der jedoch weiterhin für neue Eindrücke empfänglich bleibt. Konstellationen im Gedächtnis sind daher nicht fixierte, unveränderbare Sammlungen von Erinnerungen, sondern stets variable Sammlungen von Gedächtnisfragmenten, die im Kontext eines speziellen bewußten Moments aufeinandertreffen. Jedes beliebiges Experiment freier Assoziation ist ein einleuchtendes Beispiel dafür. Ich zum Beispiel denke in diesem Moment bei dem Stichwort „Katze“ an → Brownfoot, die Katze meiner Jugend → an das Garagendach, von dem sie heruntersprang → die 1971er T-top Corvette, die mein Vater damals fuhr → den tragisch-komischen Monat, in dem meine Mutter den Wagen gleich zweimal zu Schrott fuhr → ein Unwohlsein, das mit der Scheidung meiner Eltern einige Jahre später zusammenhängt. Diese spontane Sammlung von Erinnerungen ist weder chronologisch noch vorhersehbar, nicht einmal von mir. Sollte mir morgen jemand das Wort „Katze“ sagen, könnte ich möglicherweise an die Katze denken, die meine Tochter gestern vor unserer Haustür gerufen hat, je nachdem, wie ich gerade gestimmt oder was ich gerade zuvor erlebt habe. Oder es könnte sein, daß mir wieder Brownfoot einfällt, ich mich von da aus aber an den Moment erinnere, als ich mit ihr Zahnarzt spielte, und dann denke ich vielleicht an meinen eigenen Zahnarzt und daran, daß ich dringend einen Termin zur Zahnreinigung brauche. Dieses Schuldgefühl ruft möglicherweise einen anderen entfernten Gedanken hervor, der ausschließlich mit dem Schuldgefühl zu tun hat. Und so weiter …

Insgesamt bestimmt dieses Universum von vernetzten Konstellationen den Kern dessen, was uns ausmacht. Der Ozean unseres Lebens, der voller Erinnerungswellen ist, die einander fortspülen, erschafft einen komplexen Charakter, der sich kontinuierlich anpaßt.

Der Regisseur Martin Scorsese ist ein interessantes Objekt für eine Erinnerungscharakterstudie. Was zum größten Teil daran liegt, daß er im Vergleich zu anderen sehr wenig zu vergessen scheint. Er kann sich nicht nur an jede Einstellung und an jedes Detail aus dem Abspann jedes einzelnen der Tausenden von Filmen erinnern, den er jemals gesehen hat. Darüber hinaus kennt er jede Kleinigkeit aus jedem Buch, Lied und persönlichen Erlebnis, mit denen er in seinen über fünfzig Lebensjahren zu tun hatte, wie Mark Singer vom *New Yorker* beobachtete. „Alles", so schreibt Singer, „scheint sofort abrufbar zu sein." Er beschreibt die Konstellation von Scorseses Erinnerungen in Aktion. Nachdem ein Kollege einen seiner Filmdialoge als „zu eindringlich" kritisiert hat, wird Scorsese sofort in eine Odyssee verwobener Erinnerungen versetzt:

> *Er erinnerte sich an die alte Calypsomelodie von Harry Belafontes „The Banana Boat Song" oder eher an eine Parodie davon, die Stan Freberg gesungen hatte und die einen Bezug zu „eindringlich" besaß. Und dies erinnerte ihn an ein anderes Freberg-Lied, eine Parodie der Fernsehserie Dragnet, die ihn wiederum an Pete Kelly's Blues erinnerte, einen Film, bei dem Jack Webb, der Star von Dragnet, Regie geführt hatte. Der Produzent von Pete Kelly's Blues, in dem Webb einen Bandleader in den zwanziger Jahren spielte, war ein Disney-Veteran, der es schaffte, bemerkenswert lebendige Farben zu zaubern, den Technicolor-Glanz, der die realen Farben überhöhte und an die Kinder-Spielfilme von Disney aus den vierziger Jahren erinnerte … Und, so rief sich Scorsese weiter ins Gedächtnis, Pete Kelly's Blues basierte auf einem Drehbuch von Richard L. Breen, dessen Name Webb seltsamerweise schon vor dem Titel nannte. Als der Film 1955 herauskam, das Jahr, in dem Scorsese dreizehn wurde, folgte er ihm von einem Kino ins nächste, wie er es immer tat. [Dann fielen ihm all die einzelnen Kinos ein, in die er normalerweise ging.] Er entsann sich eines bestimmten Samstagnachmittags, als im Orpheum eine Doppelvorstellung lief: Bomba the Jungle Boy und Great White Hunter …*

Die Pfade, die Engramme miteinander verbinden, können auf zeitlichen, intellektuellen oder ästhetischen Assoziationen beruhen. Es ist erstaunlich, welche unfreiwilligen Erinnerungssprünge man macht, wenn die Gedanken in Tagträumen oder abends, bevor man einschläft, umherschweifen. Häufig haben die Eindrücke keine logische oder logistische Verbindung, bestehen aber aus ähnlichen Elementen: einer bestimmten Struktur, einem Geruch oder einem emotionalen Aspekt. Darüber hinaus – und das ist vielleicht der einzige wirklich wichtige Punkt, um das Gedächtnis zu verstehen – *entstehen jedes Mal, wenn man sich an etwas erinnert, neue Pfade.*

Der Vorgang des Erinnerns an sich läßt neue Erinnerungen entstehen. Das bedeutet, daß Emerson absolut recht hatte, als er in sein Tagebuch notierte: „Sich zu erinnern ist meistens nur die Erinnerung von Erinnerungen und keine neue und primäre Erinnerung ... HDT [Henry David Thoreau] wies mich vor einiger Zeit darauf hin." Es sind mit anderen Worten nicht nur Überschneidungen in die Biologie des Gedächtnisses eingebaut. Sie sind vielmehr die Basis der Erinnerung – und der Identität. Neue Erinnerungspfade werden auf schon bestehende gelegt, und alte Erinnerungen können nur im Kontext aktueller Erfahrungen aufgerufen werden. Stellen Sie sich ein Bild vor, das im Laufe eines Lebens auf einer riesigen Leinwand entsteht. Jeder Pinselstrich, der mit vielen anderen gemacht wird, kann nur in Verbindung mit den Farben gesehen werden, die schon auf der Fläche existieren. Gleichzeitig verändert er sie auch. Aufgrund dessen kann keine Erfahrung, an die man sich erinnert, völlig losgelöst von allen anderen gesehen werden. Ob einem das recht ist oder nicht, immer nimmt die Vergangenheit die Informationen der Gegenwart auf und umgekehrt.

Versuchsreihen bestätigen die Formbarkeit alter Erinnerungen. Auf ihr basieren die Horrorgeschichten des *False Memory*

Sydromes, wenn Ereignisse falsch erinnert werden. Die Psychologin Elizabeth Loftus verbrachte den größten Teil ihrer beruflichen Laufbahn damit, zu dokumentieren, wie leicht falsche Erinnerungen hervorgerufen werden können – sei es aus Versehen oder mit Absicht. Häufig führen diese falschen Erinnerungen zu falschen Urteilen. Im Jahr 1979 wurde der zweiundzwanzigjährige Obergefreite der Marine Kevin Green wegen Totschlags verurteilt, weil er seine schwangere Frau brutal geschlagen und dadurch den Tod ihres Kindes hervorgerufen haben sollte. Nachdem seine Frau aus dem Koma erwacht war, hatte sie bezeugt, daß Green, ihr Ehemann, der Täter sei. Sechzehn Jahre später stellte sich ein Unbekannter, der wahre Täter, der Polizei und gestand die Tat sowie sechs weitere Morde. Wie sich herausstellte, war der Frau in der Rehabilitation nahegelegt worden, ob nicht ihr Mann der Täter sein könnte. Als es zur Verhandlung kam, hatte sie solch eine klare Erinnerung entwickelt, daß sie voller Überzeugung gegen ihren Ehemann aussagen konnte. „Die falsche Identifizierung durch Augenzeugen ... gilt als der häufigste Grund für die Verurteilung von Unschuldigen", stellt der Anwalt Barry Scheck fest. Er beschreibt folgende Situation als typisch: „Sie können bis zu fünf Zeugen haben, die erst einmal ganz vorsichtig anfangen: ‚Das *könnte* der Mann sein', und dann, wie Zement, der hart wird, verfestigen sich [die Erinnerungen] zu einem Grad, daß die Zeugen, wenn sie in den Gerichtssaal kommen, sagen: ‚Das *ist* der Mann.'"

Die Idee der einzelnen Erinnerungsmoleküle war auch deswegen so populär, weil sie nahelegte, alte Erinnerungen könne man wie Filme in einem Videorekorder noch einmal abspielen lassen – genau so, wie sie ursprünglich aufgenommen worden waren. Aber die Biologie der Konstellation von Erinnerung besagt, daß die reine Erinnerung nicht existiert. Erinnern heißt nicht, ein Ereignis noch einmal ablaufen zu lassen.

Aber warum? Warum sollten Jahrmillionen der Evolution eine Maschine produzieren, die ansonsten so hoch entwickelt ist, aber einen eingebauten Apparat besitzt, der Dinge verunklärt, der die Tendenz hat, regelmäßig etwas zu vergessen, zu unterdrücken und Informationen und Erfahrungen zu verzerren? Die Antwort lautet, daß die Verunklärung kein schwerwiegender Mangel ist, sondern ein großer Vorteil. Was die Verarbeitung angeht, kann das Gehirn in physischer Hinsicht unbegrenzt Informationen aufnehmen. Es ist extra so entwikkelt, daß es die meisten Details, die es registriert, wieder vergißt, so daß es uns möglich ist, generelle Eindrücke zu sammeln und daraufhin sinnvolle Entscheidungen zu treffen. Vergessen ist überhaupt kein Versagen, sondern ein aktiver metabolischer Prozeß, in dem einzelne Daten weggespült werden, um zu Erkenntnis und Bedeutung zu gelangen. Das wissen wir nicht nur aus der Gehirnchemie und den Schlußfolgerungen daraus, sondern auch daher, daß Psychologen in den letzten Jahren über einige Individuen gestolpert sind, die nicht schnell genug vergessen konnten – und dadurch eingeschränkt waren. In seinem Porträt im *New Yorker* fragt sich Mark Singer, ob Martin Scorsese zu diesen Menschen gehört – und somit die Last trägt, ein zu gutes Gedächtnis zu haben.

> *Ich fragte mich, ob es schmerzhaft ist, so viel zu erinnern? Scorseses Erinnerungsvermögen war nicht darauf beschränkt, Plots oder bemerkenswerte Szenen oder schauspielerische Leistungen aufzurufen. Seine grauen Zellen barsten vor Kamerawinkeln, strategischer Beleuchtung, Filmmusik, Klangeffekten, Geräuschen, Schnittrhythmik, Danksagungen, Informationen über Linsen und Filmvorräte sowie Aufnahmegeschwindigkeiten und Ausschnittverhältnissen … Was war mit all dem Durcheinander?*

Die Unfähigkeit, das Unnötige zu vergessen – ist das nicht eine Last, oder gehört das einfach zu dem Preis, den man zahlen muß, wenn man großartige Kunst erschaffen will?

Um besser zu verstehen, was es bedeutet, wenn man nicht vergessen kann, lohnt sich ein Blick auf die Fallstudie, die in der Psychologie *S.* heißt. S. war ein Reporter in seinen Zwanzigern, der in den zwanziger Jahren für eine Moskauer Zeitung arbeitete. Eines Tages bekam er Ärger mit seinem Redakteur, weil er sich in einer Besprechung keine Notizen machte. Mitten in der Standpauke, die ihm sein Chef hielt, schockte S. ihn, indem er sachlich alles wiederholte, was in der Sitzung gesagt worden war – Wort für Wort. Augenscheinlich machte S. das keinerlei Mühe, der, wie sich später herausstellte, wirklich jedes Detail an Geräuschen und Dingen erinnerte, mit denen er in seinem bisherigen Leben in Berührung gekommen war. Darüber hinaus nahm er sein perfektes Gedächtnis als absolut selbstverständlich hin. Für ihn war es normal, daß er nie etwas vergaß.

Der verwunderte Redakteur schickte S. zu dem renommierten russischen Psychologen A. R. Luria, um ihn untersuchen zu lassen. Luria testete S. an diesem Tag und weitere Jahrzehnte lang. In der ganzen Testreihe konnte Luria keine Grenze von S.' Kapazität, sich an Details zu erinnern, feststellen. Zum Beispiel konnte S. sich fehlerlos an eine Tabelle mit Zufallszahlen wie dieser hier erinnern, nachdem er sie sich nur einige Minuten angesehen hatte.

6	6	8	0
5	4	3	2
1	6	8	4
7	9	3	5
4	2	3	7

3	8	9	1
1	0	0	2
3	4	5	1
2	7	6	8
1	9	2	6
2	9	6	7
5	5	2	0
x	0	1	x

Und nicht nur konnte er diese Tabelle fehlerlos rückwärts, von unten nach oben und diagonal aufsagen, sondern auch nach Jahren, in denen er Tausende dieser Tabellen auswendig gelernt hatte, war S. in der Lage, mit Leichtigkeit eine bestimmte dieser Tabellen zu wiederholen. Dabei war es gleichgültig, ob er sie zum ersten Mal eine Stunde zuvor oder vor zwanzig Jahren gesehen hatte.

Dieser Mann, so schien es, erinnerte sich im wörtlichen Sinne an alles. Und doch verstand er nichts. S. war nicht fähig, dem, was er sah, einen Sinn zu geben. Wies man ihn nicht auf das offensichtliche Muster hin, erschien ihm die folgende Tabelle beispielsweise genauso bar jeder Ordnung und Sinn wie jede andere:

1	2	3	4
2	3	4	5
3	4	5	6
4	5	6	7

„Wenn ich die Buchstaben des Alphabets in einer ähnlichen Reihenfolge bekommen hätte, „ bemerkte S., nachdem man ihn zu der 1-2-3-4-Tabelle befragt hatte, „hätte ich ihre Anordnung nicht bemerkt." Er war ebenfalls nicht in der Lage, aus Poesie oder Prosa schlau zu werden, Gesetze zu verstehen oder sich auch nur an Gesichter zu erinnern. „Sie sind so austauschbar", beklagte er sich bei Luria. „Der Gesichtsausdruck eines Menschen hängt von seiner Stimmung und den Umständen ab, in denen man ihn antrifft. Die Gesichter verändern sich ständig, es sind die unterschiedlichen Nuancen im Gesichtsausdruck, die mich verwirren und die es mir so schwer machen, mich an Gesichter zu erinnern." Luria bemerkte außerdem, daß S. im allgemeinen unorganisiert und dümmlich wirkte und scheinbar keinen Sinn dafür hatte, seinem Leben ein Ziel oder eine bestimmte Richtung zu geben. Dieser Mensch hatte nicht nur die Begabung, sich an alles zu erinnern, sondern war auch dazu verflucht, kein Detail vergessen zu können und keine allgemeineren Eindrücke entwickeln zu können. Er nahm nur Informationen auf, doch war er der wichtigen Fähigkeit beraubt, Begebenheiten eine Bedeutung beizumessen. „Viele von uns bemühen sich, Wege zu finden, mit denen sich unser Gedächtnis verbessern läßt", schreibt Luria in einem längeren Bericht über seinen ungewöhnlichen Probanden. „In S.' Fall trifft jedoch genau das Gegenteil zu. Sein größtes und wichtigstes Problem war, vergessen zu lernen." Was läßt Details verschwimmen und ermöglicht es uns, Informationen nach Prioritäten zu ordnen sowie Muster zu erkennen und zu erinnern? Das Gehirn vergißt die Bäume und erinnert sich an den Wald, um den Eindruck mit einem Sinn zu versehen. Zu vergessen ist eine verborgene Tugend. Vergessen ist das, was uns schlau macht.

Eines der schlimmsten Dinge, die ich machen muß, ist, morgens meine Hose anzuziehen. Heute morgen dachte ich die ganze Zeit, daß etwas nicht stimmt, weil meine Hose sich komisch anfühlte. Ich hatte sie falsch angezogen. Manchmal muß ich sie ein halbes Dutzend Mal oder häufiger an- und dann wieder ausziehen ... Die Waschmaschine ingangzusetzen wird auch zu einem Problem. Manchmal brauche ich eine Stunde, um herauszufinden, wie ich sie anschalten soll.

B., San Diego, Kalifornien.

Kapitel 4

DER WETTLAUF

Taos
„Zehn Jahre, bis wir ein Medikament haben", flüsterte mir ein japanischer Wissenschaftler in unserer Hotellobby zu, als wir auf den Bus zur Taos Civic Plaza warteten. Das Flüstern war so vielsagend wie der Inhalt seiner Worte. Er konnte seinen Optimismus nicht unterdrücken, aber genausowenig konnte er es sich leisten, ihn öffentlich zur Schau zu stellen. Andere Alzheimerforscher waren der letzten Zeit ähnlicher Stimmung. Als Wissenschaftler waren sie von Natur aus zurückhaltend. Aber die Beschleunigung der Entdeckungen in der letzten Zeit ließen sie ein bißchen schwindelig werden. Kürzlich waren Hunderte von wichtigen Entdeckungen gemacht und die Zuwendungen für Forschungsvorhaben deutlich erhöht worden. Die Alzheimerforschung gehörte nun in die erste Liga, neben Herzkrankheiten, Krebs und Schlaganfall-Forschung. Das schien angemessen zu sein, denn die Krankheit entwickelte sich zu einer der häufigsten Todesursachen in den USA; die anderen drei lagen nicht weit dahinter.

Es gab sogar schon ein Medikament gegen Alzheimer auf dem Markt, Aricept, das 1997 eingeführt worden war. Es verstärkt die Versorgung des Gehirns mit dem Neurotransmitter Acetylcholin. Ein Grund für den Funktionsverlust in den frühen Alzheimerstadien ist der Mangel an Acetylcholin. Eine zusätzliche Versorgung mit dieser Substanz schien ungefähr der Hälfte der Patienten zu helfen, die sich in der frühen oder mittleren Phase der Krankheit befanden. Die fortschreitenden Symptome werden für ein Jahr oder länger verlangsamt oder gar aufgehalten.

Auf der einen Seite war dies ein riesiger Erfolg: eine Behandlung, die häufig zu einer greifbaren Verbesserung führte. Aber es war auch ein frustrierend winziger Schritt: Aricept verlangsamte das Fortschreiten der Erkrankung um *keinen einzigen Tag*. Es bekämpfte nur die Symptome. Wissenschaftler konnten Alzheimer noch nicht aufhalten – sie konnten die Krankheit zunächst nur für eine Weile verschleiern.

An ehrgeizigeren Entwicklungen wurde bereits gearbeitet. Ein Newsletter namens *Alzheimer's Weekly* wurde 1998 im Internet eingeführt. Die Neurologen aus den sechziger Jahren hätten diese Benennung als sarkastische Anspielung auf das mühsame Voranschreiten der Forschung verstanden: Seit mehr als einem halben Jahrhundert hatte es praktisch keine neuen Erkenntnisse über die Erkrankung gegeben.

Aber nach einem Anstoß in den siebziger Jahren und erneuten Bemühungen in den Achtzigern sprudelten in den Neunzigern genetische und molekulare Entdeckungen so schnell hervor, daß die Erforschung von Alzheimer sich in einem Tempo zu entwickeln schien wie Sporttabellen- und Aktienstände. Mittlerweile war eine wöchentliche Aktualisierung des Wissensstandes nicht nur nützlich, sondern essentiell. Auf anderen Websites erschienen Aktualisierungen sogar fast täglich:

Neues von der Forschungsfront

3. September 1998. H. J. Song et al. berichten, daß es ihnen gelungen sei, Wachstumskegel zu beeinflussen …

5. September 1998. Winzige Polymer Pellets versprechen, als Transporter fungieren zu können, um dem basalen Vorderhirn Nervenwachstumsfaktoren zu liefern …

6. September 1998. Ein neuartiges Bildgebungsverfahren für das Gehirn verspricht, Einsichten über die Funktionsweise des Dopaminsystems im Gehirn zu vermitteln …

10. September 1998. Untersuchungsergebnisse, die in *Nature Neuroscience* veröffentlicht wurden, weisen darauf hin, daß die Ansammlung von Kalzium in den Mitochondrien den neuronalen Tod auslöst …

10. September 1998. C. Y. Wang et al. berichten, sie hätten vier Gene identifiziert, die das Ziel von NF-kB-Aktivität seien …

11. September 1998. E. Nedivi et al. beschreiben CPG15, ein Molekül, das das Wachstum der Dendritenbäume von Projektionsneuronen fördert …

(aus dem Forum für Alzheimerforschung, www.alzforum.org)

Die Forschung war so extrem spezialisiert, daß einzelne Wissenschaftler sogar am Problem der Alzheimerkrankheit *per se* zu arbeiten schienen. Es war, als ob jeder von ihnen eine einzelne fünf Zentimeter große Kachel eines gigantischen Mosaiks freilegte. Einzeln genommen waren diese isolierten Experimente in ihrem Fokus so eingeschränkt, daß sie weit entfernt davon waren, die Krankheit insgesamt zu erfassen. Aber all die Detailuntersuchungen hatten ihre Berechtigung. Wenn die große Herausforderung für Alois Alzheimer darin bestand, eine Pathologie der Demenz normaler Zellen zu entwickeln, ist die Aufgabe heutiger Wissenschaftler, zu entdekken, wie der Prozeß insgesamt funktioniert. Die moderne Wissenschaft nutzt dafür exotische Methoden und Tests wie die Proteinmarkierung mit einer floureszierenden Verbindung,

Immunolesioning und die sogenannte Western-Blot-Analyse. Alzheimer betrachtete einen einfarbigen, fleckigen Schnappschuß im Mikroskop. Heutige Forscher versuchen, so etwas wie einen Kinofilm zusammenzustellen, indem sie Daten mit Hilfe von parallelen Prozessoren und Faseroptik bündeln und untereinander austauschen. Sobald sie den eigentlichen Prozeß der Krankheit, besonders die frühen molekularen Vorgänge, verstanden hätten, wäre es möglich, wirkliche Therapien entwickeln zu können.

Die Forschung ging in alle Richtungen und fand inzwischen auf der ganzen Welt statt. Tausende von Wissenschaftlern auf jedem Kontinent arbeiteten jetzt an dem Problem. Die Zeit lief. In etwas über einem Jahrzehnt würde der erwartete „Senioren-Boom" einsetzen, der die Anzahl der Alzheimerfälle um ein Vierfaches ansteigen lassen und Alzheimer somit zur am stärksten wachsenden Krankheit in den Industrienationen machen würde. Neben dem schieren Leid würden die Kosten dieser langsam fortschreitenden Krankheit, die das Gemeinwesen zu tragen hätte, immens sein. In den USA sind die Kosten für Arztbesuche, Labortests, Medikamente, Pflege im Krankenhaus sowie häusliche Krankenpflege wegen Alzheimererkrankungen schon auf jährlich 114,4 Milliarden US-Dollar geschätzt worden. Das ist mehr, als die Etats der US-Ministerien für Handel, Bildung, Energie, Recht, Arbeit und innere Angelegenheiten ausmachen.

„Wir müssen dieses Problem lösen, oder es wird uns überwältigen", sagte Zaven Khachaturian. „Die Zahlen werden sich alle zwanzig Jahre verdoppeln. Aber darüber hinaus wird die Zeitspanne, die die Krankheit dauert, immer länger. Das ist noch nicht einmal die schreckliche Seite. Die Leute, die jetzt unter der Erkrankung leiden, haben die Wirtschaftsdepression in den zwanziger Jahren überlebt. Einige hatten eine Universitätsausbildung, aber die meisten nicht. Diejenigen, die im nächsten Jahrhundert Alzheimer bekommen werden, sind Baby-Boomer, sie haben meistens eine bedeutend bessere Ausbildung und sind besser ernährt. Die Dauer ihrer Behinderung durch Alzheimer wird bedeutend länger sein, als das bei den derzeit Erkrankten der Fall ist. Dieser Faktor wird immer wichtiger.

Sehen sie, wenn man die Bedeutung der Krankheit für die Gesellschaft betrachtet, sind es nicht so sehr der Schmerz und das Leid, die wichtig sind. Natürlich, vom Standpunkt des Individuums sind das die wichtigen Aspekte. Aber aus gesellschaftlicher Sicht geht es darum, wie lange ich behindert bin und wie lange ich der Gesellschaft zur Last falle. Mit Krebs und Herzleiden ist der Zeitraum, in dem ich nicht unabhängig funktioniere, relativ kurz – drei bis fünf Jahre. Mit Alzheimer ist es extrem lange, ungefähr zwanzig Jahre. Dann sind Sie physisch noch da, haben keine Schmerzen, erscheinen normal, und dennoch haben Sie Alzheimer. Sie *können* nicht unabhängig sein."

Wenn Khachaturian recht hat und die Dauer der Krankheit sich mehr als verdoppelt, wird das Problem noch schlimmer, als Epidemiologen vorausgesagt haben. Egal wie es ausgeht, es ist unumstritten, daß Alzheimer eines der wichtigsten Charakteristika unserer Zukunft wird, sollte es nicht relativ bald besiegt werden. In den USA wird sich die Zahl der Pflegeheimplätze mindestens vervierfachen. (Ein Patient, der an Alzheimer leidet, bleibt normalerweise doppelt so lange in einem Pflegeheim wie ein Patient, der an einem anderen Leiden erkrankt ist.) Wir werden wesentlich mehr Personal im Gesundheitswesen, mehr Altenpfleger und Ärzte, Plätze für betreutes Wohnen, Tageseinrichtungen und Gruppen mit Hilfsangeboten brauchen. (Es gibt bereits jetzt einen großen Mangel an qualifiziertem Pflegepersonal – und in den USA eine schockierende jährliche Fluktuation von vierundneunzig Prozent aufgrund der schlechten

Bezahlung.) Urlaub zur Pflege von Familienangehörigen müßte ebenfalls neu definiert werden. Fortschrittliche Nationen werden wahrscheinlich ein System flexibler Arbeitszeiten einführen (längere Abwesenheit, flexible Tagesarbeitszeit und so weiter) einführen, um es Angestellten zu ermöglichen, ihre Eltern oder anderen Verwandten zu pflegen – ähnlich dem Erziehungsurlaub für junge Eltern, welches in den USA erst kürzlich eingeführt wurde – mit der Einschränkung, daß das *umgekehrte Elternverhältnis* wesentlich länger dauert als das normale. Einen Alzheimerpatienten zu pflegen ist außerdem anstrengender, als sich um ein normales Kind zu kümmern.

All das wird Geld kosten und bedeuten, daß Ressourcen aus anderen öffentlichen Feldern abgezogen werden. Öffentliche Angestellte werden vor schwierige Entscheidungen gestellt. Wird die Regierung der USA einem Alzheimerpatienten zum Beispiel weiterhin erlauben, sein gesamtes Vermögen auf seine Kinder zu überschreiben, um damit in den Genuß von Pflege zu kommen, die vom Staat finanziert wird? Werden Regierungen von den Bürgern verlangen, eine Versicherung gegen Demenz oder Altersschwäche abzuschließen? Und was ist mit der öffentlichen Sicherheit? Wie können wir mit ungefähr fünfzehn Millionen Menschen, die an einem tückischen (und meistens unsichtbaren) kognitiven Verfall leiden, gewährleisten, daß die Straßen und Autobahnen sicher sind, ohne allen Senioren automatisch den Führerschein zu entziehen? Es gibt also einen doppelten Wettlauf. Wissenschaftler arbeiten gegeneinander und gegen die Zeit. Der Preis für den Gewinner dieses Rennens, wenn es einen Gewinner gibt, wird Weltruhm, unvergleichbarer beruflicher Erfolg, immenser Reichtum und der Stolz sein, persönlich dafür verantwortlich zu sein, unermeßliches menschliches Leid in der Zukunft zu verhindern.

Das Ausmaß der Wirkung eines Mittels gegen Alzheimer sähe ungefähr so aus: In den fast fünfzig Jahren, seitdem Jonas Salk und Albert Sabin ihren Impfstoff gegen Polio einführten, wurden zwischen einer und zwei Millionen Leben bewahrt. Eine Behandlung gegen Alzheimer irgendwann im ersten Jahrzehnt des einundzwanzigsten Jahrhunderts würde im selben Zeitraum weltweit ungefähr einhundert Millionen Leben retten.

Die in der ganzen Welt verstreuten Wissenschaftler kommunizieren per E-Mail, Telefon und Fax und erreichen viel in ihren Laboren, die über alle Kontinente verteilt sind. Jedoch müssen sie sich hin und wieder treffen, sich in einem Raum versammeln, um zu sehen, wie weit sie gekommen sind, um einander zu ermutigen, zu kritisieren, anzuspornen.

1999 geschah das in Taos. Die Forscher kamen von überallher, es war ein Treffen der globalen neuromolekularen Intelligenzia, die auf Klappstühlen in der Bataan Hall saßen, um sich über ihre Erkenntnisse auszutauschen und deren Schwachstellen zu überprüfen. Es gab immer noch so viel, von dem sie nichts wußten: Warum leiden Frauen häufiger unter Alzheimer als Männer? Warum sind Cree- und Cherokee-Indianer weniger empfänglich für die Krankheit als die übrigen US-Amerikaner? Was zeichnet die Umwelt auf Hawaii aus, daß dort, im Gegensatz zu Japan, die Wahrscheinlichkeit doppelt so hoch ist, an Alzheimer zu erkranken? Warum entwickelt ein Drittel der Alzheimerpatienten Parkinson, die anderen zwei Drittel nicht? Warum scheinen einige Raucher weniger anfällig für Alzheimer zu sein als Nichtraucher? Nach mehr als neunzig Jahren war das Forschungsfeld mit halben Antworten auf diese und noch weit grundlegendere Fragen übersät: Hat Alzheimer eine Ursache oder mehrere? Ist es wirklich nur eine Krankheit oder eine Ansammlung von sehr ähnlichen Erkrankungen? Was stellt sich zuerst ein: Plaques oder Tangles? Warum haben sie ihren Ursprung immer im selben Teil des Hirns? Wie lange vermehren sie sich, bevor sie anfangen, die Leistung des

Gehirns zu beeinträchtigen? Warum haben einige Menschen ein Hirn voller Plaques und Tangles, zeigen aber keinerlei Symptome der Erkrankung? Gibt es Menschen, die von sich aus immun gegen Alzheimer sind?

Also trafen sich die Wissenschaftler in aller Bescheidenheit. Mit Rücksicht auf die quälende Natur der Erkrankung verbrachten Molekularbiologen und Genetiker dreißig Stunden damit, sich Theorien über Plaque- und Tangle-Formationen und Gegenstrategien anzuhören. Nach jedem Kurzvortrag bildet sich schnell Schlangen hinter dem Mikrophon, das für Fragen aus dem Publikum bereitstand. Die Zuhörer löcherten die Redner mit Fragen, suchten nach Lücken in deren Forschung und Analyse. Der Tonfall war abwechselnd respektvoll und mißtrauisch oder gelegentlich auch feindlich. Feindlich, weil es um Milliarden von Dollar ging und auch weil die Meinungen innerhalb der wissenschaftlichen Gemeinschaft darüber auseinandergingen, welche Forschung Vorrang haben sollte. Eine fast einhundert Jahre alte Frage war bisher immer noch nicht beantwortet worden: Was liegt näher an der Wurzel des Problems – Plaques oder Tangles? Alois Alzheimer dachte, es seien die Tangles. „Wir müssen daraus schließen", schrieb er 1911, „daß Plaque nicht die Ursache seniler Demenz sind, sondern nur eine Begleiterscheinung." Die meisten sagen heute jedoch, die Ursache seien Plaques. Auf einem Gebiet, auf dem es noch so viele offene Fragen und mögliche Ansätze gab, konzentrierte sich die Mehrheit der Forscher auf das Thema der Bildung von Plaques, während relativ wenige sich mit Tangles beschäftigten. Nur eine Handvoll Wissenschaftler widmete sich anderen wichtigen Themen wie Entzündungen, Viren und möglichen Umweltfaktoren.

Diese Disparität störte viele. „Als ich ein kleines Mädchen war, wollte ich in die Forschung gehen, weil ich dachte, sei sei eine sehr offene Gemeinschaft", erzählte mir Ruth Itzhaki, eine Biologin von der University of Manchester, eines Morgens in Taos. „Ich wurde eines Besseren belehrt. Tatsächlich ist es eine sehr zynische Gruppe, die in der Politik unterschwellig eine Rolle spielt und in der es Menschen gibt, die einfach nur der Herde folgen." Itzhaki war verbittert. Sie bemühte sich vergebens, für die Erforschung des Zusammenhangs zwischen dem Herpes-Simplex-Virus 1 (HSV1) und Alzheimer Gelder einzuwerben.

Könnte es sein, daß Alzheimer der Herpes des Gehirns ist? Es ist nicht die beliebteste Theorie, aber man kann es auch nicht ausschließen. Fast alle Menschen infizieren sich mit HSV1, bis sie erwachsen sind. Der Virus ist meistens latent, doch er kann durch Streß aktiviert werden und ruft dann Bläschen und andere Symptome hervor. Ob HSV1 Schaden anrichtet oder nicht, hängt weitgehend davon ab, wie das individuelle Immunsystem und die genetische Veranlagung beschaffen sind. In ihrem Vortrag berichtete Itzhaki, sie habe Spuren von HSV1 im Schläfenbereich und im vorderen Bereich des Cortex gefunden, ebenso im Hippocampus – drei Regionen, die mit Alzheimer in Verbindung gebracht werden. Sie stellte die Behauptung auf, daß der Virus mit einem bestimmten Gen interagiere, um den Krankheitsprozeß in Gang zu setzen. Wenn sich das bewahrheiten sollte, stünde weltweit ein immenses neues Projekt für Kinderimpfung an. Aber die Leute in Taos schienen daran nicht sehr interessiert zu sein. Ihr Vortrag rief nur wenig Reaktionen hervor, und man konzentrierte sich wieder auf die Plaques.

Eines Abends bekam ich einen Anruf von einem Freund. Er erzählte mir, wie anstrengend sein Tag im Büro war. Ihm waren einige Fehler unterlaufen. „Wenn du Alzheimer hast, muß ich die doppelte Dosis davon haben", sagte er. Ich merkte, wie ich anfing, vor Wut zu schäumen. „Vergißt oder verwechselst du einfache Wörter, so daß man nicht mehr versteht, was du sagen willst? Kochst du dir etwas und vergißt nicht nur, daß du es gekocht hast, sondern auch, es zu essen? Tust du die Pfanne in die Kühltruhe oder deine Brieftasche in die Zuckerdose, wo du sie später findest und dich fragst, was um alles in der Welt mit dir geschieht? Verläufst du dich in der Straße, in der du wohnst? Mähst du den Rasen drei- oder viermal am Tag? Wenn du deinen Kontostand kontrollierst, vergißt du dann völlig, was die Zahlen bedeuten und was mit ihnen weiter geschehen soll? Bist du zehnmal am Tag verwirrt und ängstlich, ohne daß es dafür einen Grund gibt? Und überhaupt, wirst du wütend, wenn jemand eine dumme Bemerkung macht, wie du es gerade getan hast?"

„Nein."

„Dann hast du kein Alzheimer", sagte ich und legte auf.

L. R., Lafayette, Louisiana

Kapitel 5

OHNE RÜCKSICHT AUF DAS ALTER

Eines späten Abends in den frühen fünfziger Jahren erfuhr Meta Neumann, eine Neuropathologin am St.-Elizabeth-Krankenhaus in Washington, D. C., daß ein älterer Kollege, der klinische Psychologe Dr. P., gestorben war. Es war ganz plötzlich geschehen. Noch am selben Morgen hatte Dr. P. eine turbulente Dienstbesprechung geleitet. Das Krankenhaus lag auf einem Gelände an der Anacostia im Südosten der Stadt und war zu dieser Zeit das erste Krankenhaus für Geistesstörungen in den USA. Es war ein Jahrhundert zuvor, 1855, als erste amerikanische Einrichtung, die sich auf mentale Krankheiten spezialisiert hatte, gegründet worden und damit Teil der Bemühungen, die die gesamte westliche Welt unternahm, um Geisteskranke zu rehabilitieren. Mitte des zwanzigsten Jahrhunderts waren in St. Elizabeth zwischen sieben- und achttausend Patienten untergebracht. Der Dichter Ezra Pound wurde dort von 1946 bis 1958 behandelt, weil er im Zweiten Weltkrieg nazifreundliche Radiobeiträge aus Italien gesendet hatte. Im Jahr 1981 wurde John Hinckley jr. eingeliefert, Ronald Reagans Attentäter. St. Elizabeth hatte außerdem das älteste pathologische Labor einer Institution für Geisteskrankheiten. Es umfaßte ein einmaliges Archiv von zweitausenddreihundert Gehirnen, die ehemaligen Patienten entnommen worden waren. Diese Gehirne wurden in Glasgefäßen mit Formaldehyd gelagert. Für mehr als ein Jahrzehnt war Neumann die Kuratorin der Gehirnbank, sie fügte regelmäßig neue Exemplare hinzu, um sie für die Forschung zu nutzen.

Jetzt war Dr. P.s Gehirn ein unerwarteter Neuzugang für die Sammlung. Am Morgen nach seinem plötzlichen Tod nahm Neumann eine Autopsie an seinem Gehirn vor. Sie war auf neurodegenerative Störungen spezialisiert, daher stellte sie ziemlich schnell fest, daß etwas Ungewöhnliches mit Dr. P.s Hirn geschehen war. Es war deutlich sklerotisch. Die Arterien in seinem Gehirn waren in hohem Maße mit fettigen Ablagerungen verstopft, so wie es Herzgefäße vor einem schweren Infarkt sind. An sich war die Hirnarteriosklerose nichts Ungewöhnliches. Man könnte Dr. P. sogar als einen klassischen Fall bezeichnen. Aber es war seltsam, daß er vor seinem Tod keinerlei Anzeichen von seniler Demenz gezeigt hatte. Zu diesem Zeitpunkt herrschte in der etablierten Medizin die Meinung vor, daß senile Demenz, Demenz also in höherem Alter, über die Jahre von Hirnarteriosklerose, der langsamen Ansammlung von Fett in den Hirnarterien, ausgelöst wurde. Die Schulmedizin lehrte bis Mitte des zwanzigsten Jahrhunderts als der Wahrheit letzten Schluß, daß es zwei verschiedene Arten von Demenz gebe. Sie konnten hinsichtlich des Alters, in dem sie einsetzten, voneinander unterschieden werden.

> *Alzheimer –*
> *Eine sehr seltene Krankheit, die Menschen in ihren vierzigern und fünfziger Jahren befällt, zeichnet sich durch Plaques und Tangles aus. Ursache unbekannt.*
>
> *Senile Demenz –*
> *Eine relativ häufige Erscheinung, die Ältere befällt (sechzig Jahre alt oder älter), verursacht durch zerebrale Arteriosklerose.*

Senile Demenz wurde nicht als Krankheit angesehen, sondern nur als unangenehmer Nebeneffekt des Älterwerdens.

Wenige Mediziner hatten diese Unterscheidung bisher hinterfragt; in Meta Neumanns Labor hielt sie an diesem einem Morgen im Jahr 1957 nicht mehr stand. Angesichts dessen, was sie im Gehirn von Dr. P. entdeckte, hätte er in seniler Umnachtung sterben müssen. Aber Neumann und ihr Mann Robert Cohn, ebenfalls Neuropathologe am St. Elizabeth (sie hatten sich während einer Autopsie kennengelernt), hatten mit Dr. P., kurz bevor er starb, gesprochen, und er war völlig klar gewesen. Wenn Dr. P. Fettablagerungen in seinem Hirn hatte und er nicht senil war, ist die logische Folge, daß Fettablagerungen nicht zwangsläufig Senilität verursachen müssen. Also, fragte sich Neumann, was ruft Senilität hervor? Es handelte sich um eine Frage, die sie unabhängig von anderen Medizinern untersuchen konnte. Mit ihrer hauseigenen Gehirnbank hatte sie all die Voraussetzungen, die sie brauchte, um eine große Anzahl von Fällen von seniler Demenz zu überprüfen und zu schauen, ob die Gehirne tatsächlich sklerotische Veränderungen zeigten. Sie und Cohn fingen an, tief in die Materie zu graben. Zweihundertzehn Hirne später konnten sie ihre Ahnung als bestätigt betrachten. Genau wie Neumann vermutet hatte, zeigten nur wenige der Demenzfälle Sklerose. Statt dessen waren sie von Plaques und Tangles übersät. Es waren Alzheimerhirne. Also war Alzheimer doch keine so seltene Krankheit. Es war bei weitem die Hauptursache für Demenz bei Menschen jeglichen Alters. „Das klinische Bild war das gleiche“, sagte Cohn, „ohne Rücksicht auf das Alter.“

Die Frage, was Alzheimer genau ist, blieb für viele Jahrzehnte ungeklärt. Seitdem Alois Alzheimer zum ersten Mal die Einzelheiten seiner langen, bemerkenswerten Beziehung mit Auguste D., als Patientin und als Laborpräparat, veröffentlicht hatte, gab es darauf noch immer keine Antwort. Daß der Fall von Frau D. für die Geschichte der Neurowissenschaft wichtig werden sollte, war nicht auf den ersten Blick zu erkennen. Alzheimer stellte seine Entdeckungen im November 1906 auf einer regionalen Konferenz von Psychiatern vor. Er stieß auf Gleichgültigkeit. Am Ende seines Vortrages bat der Leiter der Konferenz, Alfred Hoche, ein bekannter Psychiater aus Freiburg, um Fragen oder Kommentare. Niemand sagte ein Wort. Nach einer langen Pause bat Hoche nochmals um Fragen. Wieder – nichts. Demenz, Tod, Plaques, Tangles – niemanden im Raum schien das zu kümmern. Noch nicht einmal Hoche selbst konnte sich zu einem höflichen Kommentar durchringen. „Also dann, wertester Kollege Alzheimer, vielen Dank für Ihre Ausführungen", brachte Hoche schließlich hervor. „Offensichtlich gibt es keinen Diskussionsbedarf."

Aber im darauffolgenden Jahr veröffentlichte Alzheimer seinen Bericht der Autopsie „Eine eigentümliche Krankheit des Cortex" und traf auf einen enthusiastischen Leser: seinen Chef, Emil Kraepelin. Kraepelin war der ehrgeizigste Psychiater seiner Tage und eine Autorität auf seinem Gebiet. Mit seinem *Handbuch der Psychiatrie* publizierte er die erste psychiatrische Pathologie oder Klassifizierung von Krankheiten. In den frühen 1890er Jahren wurde es ein internationaler Bestseller, eine Pflichtlektüre. Kraepelin brachte alle paar Jahre Neuausgaben heraus, und seine Kollegen verfolgten die Aktualisierungen und Überarbeitungen mit großem Interesse. Als Auguste D. 1906 starb, war sein Einfluß unbestritten, und es machte Kraepelin nichts aus, ihn zu nutzen. Aber es gab auch ein Problem: Ein sehr umstrittener Punkt in seinem *Handbuch* war seine These, daß viele der Geistesstörungen eigentlich organische Erkrankungen seien, die sich durch bestimmte Pathologien auszeichneten. Es machte ihm Sorgen, daß er das nicht beweisen konnte – er hatte keinen Beleg für die Verbindung zwischen mentalen Störungen und der Veränderung des Hirngewebes. Da er keinen handfesten Beweis bieten konnte, der seine Behauptung stützte, bezweifelten viele seiner Zeitgenossen seine zentrale Annahme. Sie argumentierten, daß Hirnerkrankungen niemals so leicht zu klassifizieren seien, indem man die strukturellen Veränderungen des Hirns untersuchte. Auf einer Konferenz in München 1906 forderten drei berühmte Psychiater Kraepelin heraus. „Von einer nosologischen Spezifität kann keine Rede sein", beharrte der ausgezeichnete Berliner Neurologe Karl Bonhoeffer. Robert Gaupp, der neue Direktor des Universitätskrankenhauses für Psychiatrie und Psychotherapie in Tübingen, stimmte ihm zu, indem er unzweideutig feststellte: „Es können keine psychologischen Symptome durch anatomische Befunde erklärt werden." Alfred Hoche legte den Finger noch einmal auf die Wunde, indem er sich über Kraepelin lustig machte, seine Erkenntnisse seien Torheiten: „Nach Krankheitstypen zu suchen ist eine hoffnungslose Jagd nach einem Phantom!" Nur Kraepelins Protégé Alois Alzheimer kam ihm zu Hilfe. Er tat das nicht nur aus Loyalität, sondern er hatte auch die perfekte Munition: „Ich kann [diese] anatomische Annahme *verifizieren*", entgegnete Alzheimer den Kritikern ruhig. „Vor zwölf Tagen, am 8. April, verstarb eine Frankfurter Patientin, Auguste D. Ich ließ mir die Krankengeschichte und das Hirn nach München schicken und habe es unternommen zu dokumentieren, daß es in diesem Fall tatsächlich anatomische Beweise gibt."

Kraepelins berühmtester Rivale, der Wiener Neurologe Sigmund Freud, war nicht in München anwesend. Freuds neue Schule der Psychoanalyse basierte auf der Annahme, daß die meisten mentalen Probleme psychische Neurosen waren, nicht organische Erkrankungen des Gehirns. Kraepelin sah das Gehirn als ein Organ an, das aus Zellen bestand und von biologischen Prozessen abhing. Mentale Probleme wurden, wie er es nannte, durch „Autotoxine" verursacht. Für Freud war das Gehirn ein Reservoir von Gedanken und Gefühlen, die sich gegeneinander ausspielten und um die Vorherrschaft kämpften. Darüber hinaus bestand Freud darauf, daß geistige Gesundheit nicht einfach eine Frage von gesund oder krank sei, sondern eher ein Kontinuum darstelle. Er sah keine eindeutige Grenze zwischen emotional gesunden und psychisch kranken Menschen. Diese miteinander konkurrierenden Ansichten sollten später einmal gleichberechtigt nebeneinanderstehen. Im ersten Jahrzehnt des zwanzigsten Jahrhunderts waren jedoch Kraepelins organische Psychiatrie und Freuds Psychoanalyse zwei Sumo-Ringer auf einem kleinen Bambusfloß: zwei Ideologien, die verbissen um Herzen und Köpfe derselben Denker Zentraleuropas kämpften. Eine Koexistenz der Ideen wurde von keiner der beiden Seiten akzeptiert.

Kraepelin schrieb schon 1899 abschätzig über Freud. Er nannte dessen Ideen sarkastisch „sehr bemerkenswerte Vorstellungen" und verwarf das, was er und seine Kollegen als eine Obsession von Sex einschätzten. „Wenn ... unsere so sehr geplagte Seele ihr Gleichgewicht aufgrund von schon lang vergessenen, unangenehmen sexuellen Erfahrungen für immer verlieren könnte", bemerkte Kraepelin, „wäre das der Anfang des Endes der Menschheit." Für die organischen Psychiater, die auf Kraepelins Seite standen, waren Freuds Ideen kaum mehr als „Schweinerei" [im Orig. deutsch]. Walther Spielmeyer, einer von Kraepelins Kollegen, nannte Freuds Werk 1906 „mentale Masturbation".

Freud antwortete mit ähnlicher Schärfe. Als Otto Gross, einer von Kraepelins medizinischen Assistenten, ein Buch verfaßte, in dem er versuchte, beide Seiten der Debatte miteinander zu verbinden, kommentierte Freud: „Was mich am meisten an Gross' Buch interessiert, ist, daß es aus der Praxis des Super-Papstes stammt oder jedenfalls mit seiner Erlaubnis veröffentlicht wurde." Die bedeutende Debatte zwischen Physiologie und Psychologie fing in der Tat gerade erst an und sollte das gesamte zwanzigste Jahrhundert und länger dauern. Zwischenzeitlich trug Alois Alzheimer einen wichtigen Teil dazu bei. In seiner Doppelrolle als Arzt von Auguste D. und als Pathologe, der ihr Gehirn untersuchte, stellte Alzheimer eine direkte Verbindung zwischen ihrer Demenz und den Plaques und Tangles fest, die ihren Cortex verhüllten. Dies war kein unwiderlegbarer *Beweis* für eine organische Hirnerkrankung, aber es war der erste handfeste Hinweis. „Alzheimer … stellte eine ursächliche Beziehung zwischen neuropathologischen und psychopathologischen Veränderungen fest", so Psychiater und Historiker Matthias M. Weber, „… aus diesem Grund war Alois Alzheimer wahrscheinlich der wichtigste Kollege von Emil Kraepelin."

Nachdem Kraepelin Alzheimers Artikel gelesen hatte, war er sofort von den detaillierten Beschreibungen gefesselt und sorgte schnell dafür, daß die Entdeckung bekannt wurde. Auch wollte er Alzheimer vielleicht aus Dankbarkeit, daß er seinen organischen Ansatz verteidigt hatte, belohnen. Also benannte er die Erkrankung nach Alzheimer. In der Ausgabe seines Handbuchs von 1910 erwähnt Kraepelin häufig Alzheimer und sein Werk, bevor er mit einem überraschenden Verweis auf *Morbus Alzheimer* herausplatzt: „Die medizinische Interpretation dieser Alzheimerkrankheit ist noch unklar."

Die Alzheimerkrankheit war geboren.

Jede Krankheit braucht einen Namen. In unser sozialen Realität existiert eine Krankheit erst dann, wenn sie einen Namen hat.

Acquired Immunodeficiency Syndrome (AIDS) – Adams-Stokes-Krankheit – Akrozepahlosyndaktylie – Balkangrippe – Bean-Syndrom – Bell-Lähmung

– Beriberi – Bloom-Syndrom – Bronchitis – bronchopulmonale Dysplasie – Canavan-Syndrom – Candidiasis – Cherubismus – Cholangitis – Darmverschlingung – Depression – Dermatofibrom – Epilepsie – Erb-Lähmung – Esotropia – Evans-Syndrom – Frambösie – Felsengebirgsfleckfieber – Fettleibigkeit – Fibromyalgie – follikuläre Keratose – Furunkulose – Gelbfieber – Giardiasis – Gilbert Krankheit – Glykongenspeicherkrankheit – Gonorrhöe – Goodpasture-Syndrom – Grippe – Hämophilie A – Hämospermatismus – Hashimoto-Krankheit – Herpes – Hiob-Syndrom – Innenohrerkrankungen – Isaac-Syndrom – Karposi-Sarkom – Keuchhusten – Klinefelter-Syndrom – Klippel-Feil-Syndrom – Krätze – Lawrence-Moon-Biedl-Syndrom – Legasthenie – Lentigo – Leukämie – Lungenentzündung – Lyme-Krankheit – Malaria – maligne Hyperthermie – Masern – Moyamoya-Krankheit – Multiples Myelom – Multiple Sklerose – Nasenschleimhautentzündung – Noonan-Syndrom – Nystagmus – okulomotorische Nevernerkrankung – Osteoathritis – Pellagra – Pleuritis – Pocken – Poland-Syndrom – Proktitis – de-Quervain-Krankheit – Reizkolon – Reye-Syndrom – Rhabdoid-Tumor – Röteln – Romano-Ward-Syndrom – Scharlach – Sezary-Syndrom – Sprengel-Deformität – Supraglottitis – Syringomyelie – Takayasu-Krankheit – Tay-Sachs-Syndrom – Tinea – toxisches Schocksyndrom – Trichinose – Typhus – Ullrich-Scheie-Syndrom – Vaskulitis – von Willebrand-Jürgens-Syndrom – Wechselfieber – West-Syndrom – Wilms-Tumor – Windpocken – Xerostomie – Zoonose – Zygomykose

Der Name einer Erkrankung bedeutet die öffentliche Anerkennung eines Leidens, das viele Menschen betrifft. Der Name sagt: *DAS ist es, worunter du leidest. Du bist nicht allein. Es gibt andere Menschen, die dasselbe durchmachen.* Ein Name besagt außerdem: *Wir werden diese Sache bekämpfen.* „Die Entscheidung, eine Anzahl von Phänomenen eine Erkrankung zu nennen", schreibt der Medizin-Philosoph Tristram Engelhardt jr., „bedeutet, sich auf medizinische Intervention zu verlassen, die Rolle des Kranken festzuschreiben, sich den Aktivitäten des medizinischen Personals anzuvertrauen." Einer Krankheit einen Namen zu geben ist gleichbedeutend damit, die Erkrankung zu bekämpfen.

Schließlich ist der Name ein nötiges Etikett für ein sonst ungreifbares Phänomen. Eine Erkrankung ist keine *Sache*, sie ist ein *Prozeß*, sie ist weder die Ursache des Problems noch seine sichtbare Folge – weder der Virus, der das Gewebe infiziert, noch das beschädigte Gewebe an sich –, sondern die Interaktion zwischen beiden. Aufgrund der Flüchtigkeit der Erkrankung ist der Name häufig das einzig verfügbare Symbol. Sobald die Bezeichnungen der Krankheit akzeptiert sind, dominieren sie mit Leichtigkeit die soziale Realität. Die Konnotation eines Namens kann die Art und Weise, wie eine Erkrankung wahrgenommen und wie mit ihr umgegangen wird, entscheidend beeinflussen.

Jeder flüchtige Beobachter erkennt auf den ersten Blick, daß es in der Geschichte von Zufällen abhing und abhängt, mit welchen Namen Krankheiten betitelt werden. Einige Benennungen sind viertausend Jahre alt, sie muten vage mythologisch oder eisig klinisch an: „Influenza", also Grippe, bezog sich ursprünglich auf den großen Einfluß der Götter, „erworbenes Immunschwächesyndrom" (also AIDS) beschreibt die Erkrankung da wesentlich sachlicher. Eine Krankheit kann nach einem Hauptsymptom benannt werden (Pocken), einem

Nebeneffekt (Gelbfieber), einer bekannten oder vermuteten Ursache (Schistosomiasis oder Tuberkulose), oder sie kann sich auf eine soziale Folge beziehen (die englische Bezeichnung „plague“ für die Krankheit Pest).

Die sporadische Tradition, eine Erkrankung nach ihrem Entdecker zu benennen, scheint Mitte des neunzehnten Jahrhunderts begonnen zu haben, als der französische Neurologe Jean-Martin Charcot einer Krankheit den Namen *„la maladie de Parkinson“* nach dem 1817 veröffentlichten „Aufsatz über die Schüttellähmung“ des Londoner Arztes James Parkinson gab. Thomas Addison wurde die Ehre der „Addison-Krankheit“ zuteil, als er 1855 eine komplexe Störung beschrieb, die die Zerstörung der Adrenaldrüsen zur Folge hatte. Die Huntington-Krankheit wurde nach George Huntington benannt, der 1872 die erbliche Chorea untersuchte, die mit Muskelkrämpfen beginnt und in Demenz endet.

Kraepelin folgte dieser entstehenden Tradition, indem er die neue Krankheit nach ihrem Entdecker benannte. Es war aber auch gleichzeitig ein politisches Manöver, das dem Namensgeber offensichtlich zwei Vorteile brachte: Da er die Aufmerksamkeit auf diese neue Erkrankung lenkte, stellte er sicher, daß die Öffentlichkeit dem anstehenden Beweis für organische Hirnerkrankungen großes Interesse entgegenbrachte. Und indem er eine neue Krankheit dadurch etablierte, daß er sie nach einem Mitglied seines Stabes benannte, gewann sein eigenes Institut automatisch an Ruhm. Aber um was genau handelte es sich bei dieser Krankheit? Kraepelin schrieb:

> *Die medizinische Interpretation der Alzheimerkrankheit ist immer noch unklar. Während die anatomischen Befunde andeuten, es handele sich um eine extrem schwere Form der senilen Demenz, läßt die Tatsache, daß diese Erkrankung manchmal*

schon im Alter von ungefähr fünfzig Jahren einsetzt, diesen Schluß nicht zu. In diesen Fällen sollten wir mindestens von einem „senium praecox" [einer vorzeitigen Alterung] ausgehen, wenn nicht gar von einem einzigartigen Erkrankungsprozeß, der mehr oder weniger vom Alter unabhängig ist.

Die Worte hatten in medizinischen Zirkeln dieselbe Wirkung wie einer dieser riesigen unerklärlichen Kreise in einem Kornfeld – sie waren stark, sie hatten Ausstrahlung, aber was genau bedeuteten sie? Obgleich der Begriff „Alzheimerkrankheit" schnell auf der ganzen Welt benutzt wurde, was größtenteils auf dem hervorragenden Ruf von Kraepelin beruhte (wegen seines Einflusses auf die Klassifizierung von Geisteskrankheiten sollte er später als der „Linné der Psychiatrie" bekannt werden), verwirrte er viele. Auf der einen Seite schien er zu implizieren, daß die Alzheimerkrankheit sich nur auf eine seltene Form von sogenannter „präseniler Demenz" bezog, die nur eine winzige Anzahl von Menschen in ihren Vierzigern oder Fünfzigern befiel. Andererseits ordnete er seine Beschreibung der Krankheit in sein Buchkapitel „senile Demenz" ein, nicht das über präsenile Demenz. Auch schien seine Andeutung, daß es sich hierbei um „einen einzigartigen Erkrankungsprozeß, der mehr oder weniger vom Alter unabhängig ist" handele, zu beinhalten, daß die Krankheit jeden, egal wie alt er war, treffen könne.

Kraepelin stellte seine Idee verwirrend dar, was für einen Mann, dessen Lebenswerk in ordentlicher Klassifizierung bestand, sehr ungewöhnlich war. In einem Satz zusammengefaßt: Irgendwie schaffte er es, ein neues Leiden einzuführen und es gleichzeitig zu unterminieren.

Oberflächlich betrachtet war es eine Nachlässigkeit. Aber das konnte nicht sein. Kraepelin war der besondere Effekt seiner Worte wohl bewußt. Er war ebenso ein politischer Mensch, wie er Mediziner war, er leitete die profilierteste psychiatrische Klinik in Deutschland (und wahrscheinlich in ganz Europa). Er war auch nicht für mangelnde Sorgfalt bekannt. Gelehrte der Medizin, die auf über ein Jahrhundert seiner Forschung zurückblicken, sind immer noch von seiner Präzision und Intelligenz beeindruckt.

Er machte diese Aussage absichtlich, um Alois Alzheimers Neuentdeckung zwar anzuerkennen, aber gleichzeitig die Frage zu umgehen, in welcher Weise sie tausend Jahre altes Wissen über das Alter in Zweifel zog. Aus welchem Grund auch immer, Kraepelin wollte nicht der erste sein, der plötzlich behauptete, Senilität sei eine Krankheit, die bekämpft werden könne. „Indem man Alzheimer als eine separate Krankheit akzeptierte, verhinderte man, daß eine weitere, kompliziertere Frage auftauchte, nämlich die Frage, ob senile Demenz eine krankhafte Erscheinung ist, die vom Altern unterschieden werden kann", schlägt der niederländische Allgemeinmediziner und Historiker Rob Dillman vor.

Also begnügte sich Kraepelin mit einem „Vielleicht".

Er beließ es bei seiner schwammigen Aussage und legte nahe, Alzheimer sei eine Demenz des mittleren Alters – und „vielleicht" eine senile Demenz.

Immerhin war es der erste wichtige Hinweis, daß Senilität nicht grundsätzlich und unvermeidlich mit dem Altern verbunden war. In der gesamten Menschheitsgeschichte wurde senile Demenz stillschweigend als eine bedauernswerte Lebensphase akzeptiert. „Aber falls ich weiterleben sollte", schrieb der griechische Historiker Xenophon in seinen *Memorabilia* (viertes Jahrhundert vor Christus) „mag ich zufällig dazu gezwungen sein, den Pfand des alten Mannes zahlen – sandblind werden und taub und dumm, langsamer lernen, schneller vergessen, mich überholen lassen von denen, die hinter mir waren."

Bei Ecclesiasticus 3.12–13 (zweites Jahrhundert nach Christus) finden wir diesen Spruch:

„Oh, Sohn, hilf deinem Vater in seinem hohen Alter, und dauere ihn nicht, so lang er lebt; auch wenn ihm Verständnis fehlt, zeige Nachsicht."

Am bekanntesten ist Shakespeares Definition von Senilität als einer natürlichen Lebensphase. In *Wie es euch gefällt* erklärt Jaques:

> *... zu seiner Zeit spielt ein Mensch viele Rollen ...*
> *Die allerletzte Szene,*
> *Die diese seltsam ereignisreiche Geschichte beendet,*
> *Ist die zweite Kindheit und bloßes Vergessen ...*

Ralph Waldo Emerson wurde in seinen späten Lebensjahren bedauert, als er in den 1870er Jahren und bis zu seinem Tod 1882 stetig in das „sanfte Vergessen", wie sein Biograph es nannte, abglitt. Jedoch wurde sein Zustand mit einem unbeeindruckten Fatalismus akzeptiert. Dies ist nicht weiter verwunderlich, denn in seinem eigenen Notizbuch hatte Emerson vermerkt, daß er einen Satz seines Freundes Bronson Alcott über Senilität bewundere: „So wie das Kind, wenn es auf die Welt kommt, sein engelsgleiches Gedächtnis verliert, so verliert der Mann, wenn er alt wird, seine Erinnerung an die Welt."

Emersons umfangreiche Aufzeichnungen über sein Leben legen nahe, daß er wegen seines schwindenden Gedächtnisses nur einmal einen Arzt aufsuchte. Offenbar kam dabei nichts Bemerkenswertes heraus. Auch Edward Emerson, selbst Arzt, stellte am Zustand seines Vaters nichts medizinisch Auffälliges fest. Obgleich die Störung Emersons größtes Vermögen, seinen Geist, angriff, gab es keine Anregung aus öffentlicher oder privater Runde, seinen Gedächtnisverlust *zu behandeln*, *zu be-*

kämpfen oder in irgendeiner Weise mit der Krankheit umzugehen. Emerson antwortete sogar einem Freund, der sich nach seinem Befinden im Alter erkundigte: „Oh, recht gut; ich habe mein geistiges Vermögen eingebüßt, aber es geht mir wunderbar." Durch die Brille moderner Medizin ist es erstaunlich zu sehen, wie deutlich Emersons Senilität von seiner physischen Gesundheit abgetrennt war. Jetzt, weniger als drei Jahrzehnte nach Emersons schwerer Prüfung, legte Kraepelin nahe, daß *vielleicht* senile Demenz nicht nur am Altern oder beschleunigtem Altern lag. *Vielleicht* war es eine Krankheit; *vielleicht* hatten Ärzte jetzt die moralische Verpflichtung, etwas dagegen zu unternehmen.

Jahre vergingen, und man vergaß Kraepelins „vielleicht". Die Alzheimerkrankheit bekam in Medizinerkreisen den Status einer seltenen Störung, die Menschen mittleren Alters befiel. Es war an Meta Neumann und Robert Cohn, 1953 diese Haltung mit einem neuen und überzeugenden Beweis erneut zu hinterfragen. „Zwischen den verschiedenen Altersgruppen besteht kein Unterschied im klinischen oder pathologischen Bild", schrieben sie in ihrem Artikel, der im selben Jahr in *Archives of Neurology and Psychiatry* erschien. Die Daten waren %oufIerst genau und überzeugend, aber beides reichte nicht aus, um die Konvention zu ändern. Obgleich Beweise dafür vorlagen, waren die Menschen noch nicht bereit, Senilität als Krankheit anzuerkennen. „Sie glaubten es nicht", erinnerte Cohn sich an die Reaktion von Kollegen auf den Aufsatz, den sie veröffentlicht hatten. „Sie meinten, Meta rede Unsinn."

In den Augen der Psychiater blieb „Alzheimer" eine Beschreibung für eine sehr seltene präsenile Erkrankung. Senilität blieb ein natürlicher Vorgang des Alterns. Alzheimer verwirrte die Menschen weiterhin.

A. P.: An meiner Küchentür kleben kleine gelbe Notizzettel. Wenn ich dann aus dem Haus gehe, weiß ich, daß ich bestimmte Dinge zu erledigen habe. Ich kann nicht hinausgehen, ohne die Notizen an der Tür zu sehen.

M. W.: Ich mache etwas Ähnliches, nur daß ich einen großen Kalender in meiner Küche habe.

T. R.: Ich habe ein Notizbuch, in das ich jeden Tag hineinschreibe.

J. J.: Also, ich mache mir eine Liste in der Küche und dann noch eine im Schlafzimmer. Es sind die gleichen. Manchmal habe ich im Bad eine weitere Liste.

H. K. Daran habe ich nie gedacht. Das hört sich gut an, zwei Listen zu haben – eine am einen Ende des Hauses und die andere am anderen Ende – weil ich nämlich, wenn ich im Haus irgendwo hingehe, denke: „Was wollte ich noch hier?"

HOUSTON, TEXAS

Kapitel 6

EIN SEHR LIEBEVOLLER BRUDER

Plutarch zeichnete 75 vor Christi Geburt das ausschweifende Leben und den düsteren Untergang des großen römischen Kriegers und Diplomaten Lucius Licinius Lucullus auf, der unter Kaiser Sulla in Italien und Asien kämpfte und danach Afrika regierte. Nachdem er sich im Alter zurückgezogen hatte und während er sich ein extravagantes Leben gönnte, glitt er in völlige Demenz ab. Lucullus' Intellekt, sagte Plutarch, „ließ ihn allmählich im Stich ... sein Geist war so eingeschränkt und unruhig, daß sein Bruder, obgleich er noch am Leben war, seine Geschäfte weiterführte." Was das Leid betraf, schien Plutarch am stärksten von der Last beeindruckt gewesen zu sein, die Lucullus' Bruder Marcus trug. Es war Marcus, der Lucullus' langsamen Verfall begleiten sowie sein Vermögen verwalten mußte. Und als Lucullus im Alter von dreiundfünfzig Jahren starb, war es Marcus, der dem öffentlichen Druck standhielt, den Leichnam neben Sulla auf dem Marsfeld zu begraben. Marcus erfüllte Lucullus' letzten Wunsch und bestattete ihn auf dem Familiengrundstück. Kurze Zeit später wurde Marcus selbst am gleichen Ort begraben, zweifelsfrei ausgezehrt von seinen unermüdlichen Bemühungen, seinen leidenden Bruder zu unterstützen. Da er Marcus' Opfer bewunderte, schloß Plutarch seinen langen Aufsatz mit einer Segnung, die nicht dem berühmten Opfer der Krankheit galt, sondern dessen Fürsorger. „In jeder Hinsicht", so schrieb er, „war er ein sehr liebevoller Bruder."

Der Fluch von Alzheimer liegt darin, daß es mit jedem Hirn, das es infiziert, mehrere Opfer fordert. Da es das Hirn sehr langsam außer Gefecht setzt und bei dessen höheren Funktionen beginnt, sind enge Freunde und Angehörige dazu gezwungen, Zeugen des qualvollen Verschwindens zu sein und darüber hinaus verstärkt einzuspringen, um Fähigkeiten auszugleichen, die der Patient durch Alzheimer verloren hat. Wir sind alle von der Hilfe anderer abhängig, um ein reiches Leben zu führen. Eine Person, die unter Demenz leidet, wird immer stärker – und im Laufe der Zeit *völlig* – von der Hilfe anderer abhängig. Lucullus hatte seinen Bruder. Reagan hatte seine Frau und die Agenten des Secret Service. Greta, Arnie und Doris haben ihre Ärzte, Krankenschwestern, Ehegatten, Geschwister, Kinder und Freunde.

Diejenige Person, die sich um den Erkrankten kümmert, muß die Degeneration des geliebten Menschen ertragen – über Jahre hinweg. Dabei verschlimmert sich der Zustand des Patienten, eine Besserung ist nicht in Sicht. Jeden Monat muß der Pflegende lernen, neue Mängel mit anderen Methoden auszugleichen, muß unerfüllbare Wünsche und irritierende Beobachtungen in Einklang bringen, muß manchmal mit verwirrten, aber zur gleichen Zeit sehr persönlichen Beleidigungen fertig werden und trotzdem irgendwie immer lächeln. Dieser wortwörtlich undankbare Job erstreckt sich über vierundzwanzig Stunden am Tag, sieben Tage die Woche. Diese Ausbildung „on the job“ umfaßt Grundlagen der Neurologie, Grundwissen in der Pflege sowie Gedankenlesen. Die Betreuenden müssen in der Lage sein, eine große Bandbreite an alltäglichen Erkrankungen zu diagnostizieren – Zahnschmerzen, Übelkeit, Infektion der Harnwege und so weiter – und das unter extremen Bedingungen. Stellen Sie sich vor, ein Patient regt sich plötzlich über etwas auf, ist aber nicht in der Lage, sein Problem zu kommunizieren oder es selbst zu verstehen. Hat er Hunger? Ist er müde? Wundgelegen? Hat er starke Kopfschmerzen, oder hat er sich den Zeh gebrochen? Leidet er unter Rückenkrämpfen, oder ist sein Blinddarm entzündet? Kann er sagen, was ihm fehlt? Nein, das kann er nicht.

Der Streß, unter dem pflegende Menschen stehen, ist so extrem, daß er oft wiederum zu sehr ernsten Problemen führen kann. „Pflegerdemenz“ ist ein häufig gebrauchter Begriff, um die überwältigenden Symptome der Übermüdung und Vergeßlichkeit zu beschreiben, die oft mit der Rolle als Betreuer eines Alzheimerpatienten einhergehen – die ganze Nacht wach bleiben, tage- oder wochenlang keine Pause zu haben und so fort. Der Begriff ist natürlich nicht so ganz ernst gemeint und bezieht sich nicht auf eine biologische Demenz. Dennoch kann diese psychologische Verfassung, die durch Streß verursacht wird, äußerst ernst sein. Man schätzt, daß etwa die Hälfte der Betreuer von Alzheimerpatienten unter klinischen Depressionen leiden.

In den späten neunziger Jahren kamen ungefähr zehn bis fünfzehn Millionen Amerikaner in die Situation, einen Alzheimerpatienten zu pflegen. Häufig sind es Frauen, oft in ihren Vierzigern und frühen Fünfzigern, die erst kürzlich ihre Mutterrolle hinter sich gelassen haben, die sie fast zwanzig Jahre lang übernommen hatten. Die Kinder sind gerade aus dem Haus, fangen an zu studieren oder zu arbeiten; das Leben hätte neu beginnen sollen – und dann kommt der Anruf: Mama oder Papa haben sich in der letzten Zeit seltsam benommen.

Natürlich wird dieser zermürbende Job nicht bezahlt, und abhängig von der Krankenversicherung des Patienten und der Größe seines Vermögens, kann die Krankheit den Pfleger Zehntausende von Dollar im Jahr kosten. Weder staatliche noch private Krankenkassen decken die Kosten der Art von Langzeitversorgung ab, die die meisten Patienten benötigen. Die durchschnittlichen Kosten für die Pflege von Alzheimerpatienten betragen circa zwölftausendfünfhundert Dollar im Jahr. Die Kosten für ein Pflegeheim belaufen sich auf mehr als vierzigtausend Dollar jährlich.

Sind entfremdete Familienangehörige nicht bereit, die finanziellen Lasten von Alzheimer zu übernehmen, entstehen möglicherweise beachtliche rechtsgültige Kosten. Der sehr langsam voranschreitende Verfall eines Elternteils sorgt häufig dafür, daß eine Familie zerbricht, die vorher schon instabil war. In Shakespeares Interpretation von *König Lear*, die er 1605 bis 1606 verfaßte, nutzen Lears beiden älteren Töchter seine schwindende Geistesverfassung brutal aus, während die dritte Tochter, Cordelia, für ihre Loyalität und mangelnde Arglist büßen muß. In dem Stück geht es um das Zerbrechen einer Familie durch Mißverständnisse und Mißtrauen. Senilität in die Geschichte einzubauen war Shakespeares Einfall.

Es war eine geniale Entscheidung, den Plot so anzulegen. Vor Shakespeare gab es mindestens fünfzig Versionen von Lear (oder „Leir"), aber seine Interpretation war die erste, die den König in einen undurchdringlichen senilen Nebel versetzte. Während des ganzen Stückes halluziniert Lear, erkennt seine Freunde nicht und kann sich nicht daran erinnern, wer er ist. „Mein Geist beginnt sich zu verändern", bemerkt er in einer Szene, und in einer anderen: „Ich bin im Kopf beschnitten." Mit einigen Ausnahmen (vor allen Dingen der seiner geistigen Genesung im letzten Akt, die dem Plot geschuldet ist), stimmen seine Beschwerden exakt mit denen von Alzheimerpatienten überein:

> *Ich fürchte, bin ich nicht recht bei Sinnen.*
> *Mich dünkt, ich kenne Euch und kenne auch diesen Mann;*
> *Doch zweifele ich; da ich es nicht begreife,*
> *An welchem Ort ich bin. All mein Verstand*
> *Entsinnt sich dieser Kleider nicht; noch weiß ich,*
> *Wo ich letzte Nacht schlief…*
>
> KÖNIG LEAR, 4. AKT, 7. AUFTRITT

Shakespeares Entscheidung, Demenz in seinem Stück zu verwenden, mag von dem realen Fall von Bryan Annesley inspiriert worden sein, der ein wohlhabender Gesellschafter von Queen Elizabeth, Shakespeares Patronin, war. Zwei Jahre bevor Shakespeare *König Lear* schrieb, hatte 1603 Annesleys Senilität Aufsehen am englischen Hof erregt. Annesley war in den späten Stadien einer progressiven Demenz: „Verfallen in solch eine Mangelhaftigkeit und Mißstimmung von Geist und Gedächtnis“, berichtete ein Beobachter, „[und] insgesamt nicht in der Lage, sich zu beherrschen“. Seine jüngste Tochter (von dreien), Cordell, die noch unverheiratet war, blieb zu Hause, um ihn zu pflegen. Im Gegensatz zu ihr konzentrierte die älteste Tochter, Grace, ihre Aufmerksamkeit auf das umfangreiche Vermögen und bemühte sich darum, ihren Vater für verrückt erklären zu lassen, um das Erbe umgehend verwalten zu können. Nach dem damaligen Gesetz wurden einem Irren alle Bürger- und Menschenrechte abgesprochen, und er war den Launen des Verwalters des Familienbesitzes ausgeliefert. Cordells erfolgreiche Verteidigung der Rechte ihres Vaters – sie überzeugte den königlichen Minister Lord Cecil, die Familiengüter einem treuen Freund der Familie zu übertragen – sorgte sehr wahrscheinlich dafür, daß er ein bequemes und würdiges Lebensende hatte. Annesley starb im darauffolgenden Jahr, immer noch unter der Obhut Cordells.

Vier Jahrhunderte später kann man eine Cordell Annesley in jeder Stadt und in jedem Land finden. „Meine Schwägerin besuchte uns für ein paar Tage, als meine Schwiegermutter im Krankenhaus war“, erzählte Sally D. aus Logansport, Indiana. „Als ich vom Rasenmähen zurückkam, sah ich, daß sie den Geschirrschrank ausgeräumt hatte. Es fehlte eine ganze Menge. Ich nehme an, wir sollten das ganze Haus inventarisieren, damit wir, wenn es soweit ist, sehen können, was in der Zwischenzeit Beine bekommen hat. Es ist schade, daß so etwas nötig ist.“

Ein längeres Leben und damit die Verlängerung der Alzheimererkrankung kollidieren mit einer anderen modernen Erscheinung – dem Zerbrechen von Familien. Als gäbe es nicht schon genug Gründe, traurig zu sein, wurde die Krankheit häufig zu einem Keil, der Familien, die schon brüchig waren, gänzlich auseinandertrieb. „Wir kommen vom Regen in die Traufe", sagte Jean B. aus Lexington, Massachusetts. „Ich habe gerade einen Brief von den Anwälten meiner Schwester erhalten. Es geht um das Vermögen und darum, daß wir alles, was im Haus ist, inventarisieren müssen. Zuerst sagten sie, alles was da ist, gehöre Dad. Bequemerweise haben sie dabei die Tatsache übersehen, daß Ashley und ich einige Dinge mitgebracht und nach und nach angeschafft haben. Außerdem hatte ich angegeben, ich würde ‚bei Dad wohnen', was eine ganz andere Konnotation hat, als ‚meinen Vater zu pflegen' – als würde ich ihn anschnorren, weil ich in meinem eigenen Leben zu kurz komme."

Obwohl sie tausend Kilometer voneinander entfernt wohnten, gelang es Sally und Jean, einander zu finden und zu unterstützen. So wie hundert anderen Menschen, die auf der ganzen Welt verstreut Alzheimerpatienten pflegen und sich über das Alzheimerforum im Internet kennenlernten (http://alzheimer.wustl.edu/adrc2/alzheimerlist/). Dieses Forum der virtuellen Selbsthilfegruppe, die 1994 vom Alzheimer-Forschungszentrum der Washington University in St. Louis gegründet worden ist, hat mehr als tausend Pflegenden, Sozialarbeitern, Krankenhausangestellten und Wissenschaftlern geholfen, eine Interessengemeinschaft über E-Mail zu gründen. Die Diskussionen reichen von der Frage, ob und wann man einen schon dementen Menschen über seine Krankheit aufklären sollte, über die angemessene Dosis von Medikamenten bis zu dem Ratschlag, welches Raumspray den Geruch von menschlichen Fäkalien am besten beseitigt. Dafür, daß es sich um Pixel auf einem Computerbildschirm handelt, sind die Gespräche erstaunlich herzlich und persönlich.

> 13. August 2000
> Von: Carla Flaherty
> Betreff: Besuch bei Dad in Primrose
>
> Danke, Kathy, Geri, Michelle, Eveline und Connie, daß Ihr mir nach den traurigen Besuchen bei Dad geantwortet habt. Ihr seid alle, wie immer, eine große Hilfe und habt mir gute Anregungen gegeben, die mir den Besuch am Freitag viel leichter gemacht haben. Ja – zwei von Euch erwähnten es – was ich mir wirklich wünsche, ist, daß Dad für eine Minute zurückkommt und sagt: „Hey, das hast du gut gemacht, Mädchen. Ich weiß, daß du das alles nicht wolltest, ich auch nicht, aber du hast alles getan, was du tun konntest, und ich bin damit zufrieden." Mir darüber klarzuwerden, daß ich etwas Unmögliches wollte, machte es mir leichter. Also sage ich mir diese Dinge selbst. Und pflücke Birnen für Dad, und ich weiß, daß ich alles so gut gemacht *habe*, wie ich konnte.
> Glück & Hoffnung,
> Carla

Vielleicht ist das Internet das perfekte Medium für Pfleger von Alzheimerpatienten: Millionen von ihnen sind über den ganzen Erdball verstreut, sitzen in ihren Häusern fest, weil sie sich um ihre Familienmitglieder oder Freunde kümmern, und haben kaum Gelegenheit, einmal hinauszugehen. Dann taucht ohne große Vorwarnung ein Moment auf, in dem es nichts zu tun gibt, am frühen Nachmittag oder mitten in der Nacht. Schnell die Treppe in den Keller hinunter, wo in einem vollgestellten Arbeitszimmer ein Bildschirm und eine Tastatur stehen, die die Verbindung zu zahllosen anderen bedeuten, die ähnliche Sorgen haben. Um zwei Uhr dreißig nachts schrieb Diane aus San Diego eine Frage zur Schlaflosigkeit ihrer Mutter. Morgens um neun Uhr antwortete Jerry aus Spokane. Er erinnerte sich an seine eigenen Erfahrungen mit der „Zubettgehzeit", teilte ihr seine ganzen Taktiken und Mittel mit und versicherte ihr, die nächtliche Unruhe werde mit der Zeit vorübergehen. Nina aus Adrian, Michigan, suchte Rat, weil ihre Mutter sich strikt weigerte, die Krankenschwester ins Haus zu lassen. Geri aus Minneapolis schaltete sich ein: Sie hatte genau das gleiche mit ihrem Mann durchgemacht und erklärte ihr die rechtliche Zwickmühle: Hatte Ninas Mutter schon so sehr abgebaut, daß sie sich nicht mehr selbst versorgen konnte, war sie wahrscheinlich auch schon zu unzurechnungsfähig, Nina das Recht zu übertragen, wichtige Entscheidungen für sie zu treffen. Sollte das der Fall sein, müßte Nina bei Gericht beantragen, ihre Mutter für unmündig erklären zu lassen (das moderne Äquivalent des elisabethanischen „Irreseins").

Themenbezogene Gespräche wie dieses laufen vierundzwanzig Stunden am Tag, es ist ein nie endender Austausch von Mitgefühl, Kameradschaft und Ratschlägen. Nach einigen Jahren und über vierzehn Millionen Wörtern haben die Teilnehmer des Forums viele Themen abgedeckt: Überwachungsgeräte, Mini-Schlaganfälle, das Ausprobieren verschiedener Medikamente, Kaufrausch, Umherirren, Tagesstätten, gerichtliche Verfügungen, Phasen der Trauer, betreutes Wohnen, Sicherheitsschlösser, Inkontinenz, mangelndes Empfindungsvermögen des Körpers, Familienwiedervereinigungen, Depression der pflegenden Person, Traurigkeit, große Angst, Erleichterung, Betrug, sogar versuchter Mord. Über all diese schlimmen Details spannt sich wie ein Dach ein großer Schmerz, das Gefühl, daß alle diese Familienmitglieder einer Prüfung unterzogen werden und daß alle ihre Gefühle bis ins Letzte ausgeschöpft werden. Es handelt sich um Menschen, die dabei sind, einen lieben Menschen auf langsame, schreckliche Weise zu verlieren. Das macht wütend und müde, und doch scheinen viele eine Fülle des Lebens zu erfahren, die mich als distanzierten Beobachter faszinieren und um die ich sie auf eine perverse Art beneide. Niemand aus dieser Gruppe hat die Augen der Welt gegenüber verschlossen, ist in alten Gewohnheiten gefangen, absolviert die täglichen Aufgaben dumpf und schlafwandlerisch. Bei diesen Leuten brummt das Leben.

Durch ihre Gespräche lernte ich, daß die Medizin uns zwar viele Hilfsmittel gibt, um am Leben zu bleiben, daß sie uns aber nichts über die Kunst zu leben sagen kann – und über die Kunst zu sterben. Das Leben in seiner kostbaren Vergänglichkeit ist etwas, was wir nur nach unserem eigenen Verständnis definieren können. Bei Alzheimer liegt die Herausforderung für die Angehörigen darin, den Grenzen dessen, was medizinisch als *Krankheit* betrachtet wird, zu entkommen und im Verlust eine neue menschliche Qualität zu entdecken.

Eine Erkenntnis, die immer wieder in dem Internet-Forum auftaucht, ist zum Beispiel, daß es besser ist, den Patienten die „Wirklichkeit" nicht aufzuzwingen. „In den frühen Jahren ihrer Krankheit", erinnerte sich Rolfe S. aus Fairfield, Vermont, „versuchte ich, Phyllis dazu zu bringen, ihr Leben … ‚normal' … zu leben – wie ich lebte oder wie wir vor Alzheimer lebten. Natürlich funktionierte das nicht. Wenn ich sie berichtigte oder versuchte, sie ‚normal' zu machen, wurde sie wütend. Das machte wiederum mich wütend, und das Leben wurde zur Hölle. Sie war unglücklich. Ich war unglücklich.

Schließlich habe ich begriffen, daß es gleichgültig war, ob ich etwas sagte oder tat, um sie zu verbessern. Ich stellte fest, daß es einfacher war, wenn ich sie einfach tun ließ, was sie wollte (solange es niemanden gefährdete). Ich schimpfte sie nicht länger aus, sondern bedankte mich, wenn sie die Bratpfanne ins Badezimmer brachte. Danach veränderte sich unser Leben sehr zum Guten. Sie ist glücklich, aber sie verfällt weiter. Ich bin glücklich und habe mich an mein neues ‚Leben' gewöhnt. Es wird sich eines Tages wieder ändern, falls nicht, ist es auch gut. Genieße das Leben, so gut du kannst."

Wie es scheint, haben die Teilnehmer des Forums über die Jahre alles diskutiert. Aber gelegentlich gibt es immer noch Überraschungen. Ende Februar 1999 landete eine ungewöhnliche Nachricht von Morris Friedell im Forum, einem zurückhaltenden, bärtigen Soziologen im Tweedjackett aus Südkalifornien.

„Ich schrieb mich in diese Liste ein, weil bei meiner Mutter der Verdacht auf Alzheimer bestand", berichtete Morris. „Ein Neurologe und ein Neuropsychologe sagten mir, daß meine eigene Vergeßlichkeit wahrscheinlich einfach auf dem Alter und auf Pflegerdemenz beruhe. Unglücklicherweise stellte ein anderer Neurologe mit Hilfe von MRT (Magnetresonanztomographie) , PET (Positronenemissionstomographie) und EEG (Elektroenzephalogramm) fest, daß auch ich Alzheimer habe."

Ein Patient, der am Forum teilnimmt? Das war etwas Neues. Die Teilnehmer der Liste waren darin versiert, *über* Alzheimerpatienten zu sprechen, nicht *mit* ihnen.

Und es gab noch eine zweite Überraschung. Morris nahm nicht teil, um zu jammern. Er war kein hilfloser Lear, der umherdrischt, sondern er gehörte zur neuen Klasse derjenigen, deren Alzheimer so früh diagnostiziert wird, daß sie immer noch in der Lage sind, für sich selbst zu sprechen, eloquent ihre Erfahrungen zu beschreiben und sich für ihre Rechte einzusetzen. Darüber hinaus wollte Morris sogar über Rehabilitation sprechen. Es war nicht lange her, da hatte der neunundfünfzigjährige College-Professor noch geplant, in den Vorruhestand zu gehen. Er träumte davon, ohne die Verpflichtungen des Lehrbetriebs Bücher zu lesen und zu schreiben. Dann kamen die ersten Probleme mit dem Gedächtnis dazwischen. In seinem letzten Lehrjahr fingen die Schwierigkeiten an: Er erinnerte sich nicht mehr, was seine Studenten im Unterricht gesagt hatten. Später konnte er sich nicht mehr an ein Gespräch entsinnen, das er gerade mit seiner Mutter geführt hatte. Bei seinem Neuropsychologen war er nicht in der Lage, sich an den Film zu erinnern, den er am Abend zuvor gesehen hatte. Sie machten die üblichen Tests. Er hatte perfekte Werte bei der MMSE. Die Ergebnisse der Hirnuntersuchungen waren allerdings nicht so gut.

Die Diagnose traf Morris wie ein Schlag. In einem ganz und gar nicht „alten“ Alter war sein „mittleres Alter“ plötzlich sehr alt. Er befand sich jetzt auf einer langsamen, aber geradlinigen Entwicklungsbahn, an deren Ende Vergessen und Tod stehen.

In all dieser Aufregung fand auch die sowieso schon schwierige Beziehung mit seiner Freundin ein Ende. Er saß allein zu Hause mit seinen Büchern und seinen trüben Gedanken. An der University of California in Santa Barbara gab Morris einen Kurs über „Menschenwürde“. Er hatte selbst ein Buch darüber geschrieben. Es gehörte zu seinem Beruf, daß er Autoren wie Viktor Frankl, Martin Buber und Elie Wiesel interpretierte. Auf eine abergläubische Art meinte Morris, daß, wenn er über menschliches Leid lehrte, er selbst ein Freilos bekäme. „Mittlerweile glaube ich“, schrieb Morris nach seiner Diagnose, „daß ich dachte: Wenn ich dieses Zeug unterrichte, werde ich auf magische Weise von einem Lastwagen überfahren. Dann bräuchte ich mich niemals mit dramatischen Änderungen in meinem Leben und mit meiner eigenen Menschenwürde zu beschäftigen. Nun gut."

Seine Lehrtätigkeit schützte ihn nicht vor einer persönlichen Tragödie, aber sie bereitete ihn immerhin darauf vor. „Nach der MRT hatte ich einige Wochen lang mit einer klinischen Depression zu kämpfen. Glücklicherweise funktionierte bei mir der Rat, den Krebspatienten und Kriegsgefangene bekommen: Kontrolliere, was du kontrollieren kannst, kommuniziere – sprich über deine Gefühle, sieh dem Tod ins Gesicht, finde Lebensaufgaben, die für dich eine Bedeutung haben, geh ihnen nach, spüre kontraproduktive negative Gedanken auf und setze dich mit ihnen auseinander."

Frankls Buch *Der Mensch vor der Frage nach dem Sinn* nahm in Morris' Arbeit eine zentrale Stellung ein. Bevor Frankl von den Nazis gefangengenommen wurde, hatte er sehr ausführlich über die Fähigkeit des Menschen geschrieben, auch unter extremen Bedingungen seine Würde zu bewahren. Später war er im Konzentrationslager damit konfrontiert, seine eigenen Ideen umsetzen zu müssen. Jetzt, nachdem er sich jahrelang mit ihm beschäftigt hatte, spiegelte Morris das Leben Frankls. In den Baracken von Auschwitz überlebte Frankl Frost, Hunger und Läuse. Trotz allem gelang es ihm, seine Würde zu bewahren. Morris fragte sich, ob er dazu auch noch in der Lage sein würde, wenn er in den dunklen Keller des Vergessens hinabgestiegen war.

Allein die Tatsache, daß er sich darüber Gedanken machte, war für ihn ein guter Anfang. Was Morris aus der Depression holte, war sein intellektuelles Vermögen, zu schauen, wie er seine Menschlichkeit bewahren könnte, auch als die Krankheit unweigerlich voranschritt. „Ich … meditiere über den wesentlichen Kern der Verbindung zu Menschen, an dem ich mich festhalten kann", schrieb er auf seiner Internetseite. „Der Buddhismus unterscheidet drei wichtige zwischenmenschliche Emotionen, zu denen sogar schon kleine Kinder fähig sind, die aber großen spirituellen Wert haben. Eine davon ist Mitleid. Das ist das Kernstück menschlichen Gefühls. Elie Wiesel schrieb: ‚Du leidest, also bin ich.' Es ist wohltuend zu lesen, wie ein achtzehn oder vierundzwanzig Monate altes Kind auf Kummer eines anderen Menschen reagiert: ‚Es berührt einen am Kopf, holt Spielzeug, versucht, dich zu trösten, obwohl es noch nicht sprechen kann, es sucht einen Erwachsenen, der helfen könnte, und so weiter.' Wenn sich mein Zustand auf dieses kindliche Niveau verschlimmert, kann auch ich noch Mitleid empfinden und bewahre damit meine Menschlichkeit."

Morris gewann sein emotionales Gleichgewicht schnell zurück und fing an, für sich ein neues Leben zu finden. Er kehrte zurück zu seinen Büchern und mithilfe des Computers auch zurück in die Welt. So fand er einen neuen Kreis von Menschen, die ein unmittelbares Interesse an seiner Krankheit hatten. Tapfer ließ er seinen Gefühlen freien Lauf und teilte seine Gedanken mit. „Vergessen ist schmerzhaft", schrieb er, „aber manchmal birgt das Vergessen auch etwas Köstliches. Kürzlich verbrachte ich etwas Zeit mit dem dreijährigen Enkel eines Freundes. Er leidet unter dem Down-Syndrom. Ich konnte mich an seiner freundlichen, kleinen, wortlosen Welt in einer Weise erfreuen, wie ich es vorher nie getan hätte. Nicht nur war meine Aphasie plötzlich kein Problem mehr – es war, als wäre es ganz still auf der Straße, so daß ich die Musik besser genießen konnte."

Etwas Köstliches in dem Vergessen. Sollte es Morris gelingen, die sich weiter öffnende Kluft zwischen der optimistischen Welt der Wissenschaft und der verzweifelten Welt derjenigen, die litten, zu überbrücken? Er wußte sehr genau, daß Alzheimer als Krankheit unaufhaltbar und unheilbar ist. Er entschied sich dafür, ihr als menschlichem Zustand gegenüberzutreten. In seinem eigenen Vergessen wollte Morris einen Sinn und Hoffnung finden.

Teil II

MITTLERES STADIUM

Kapitel 7

ICH VERSUCHE MICH AN DEN NAMEN MEINER FRAU ZU ERINNERN

Am 12. November 1879, zwei Jahre nachdem er Mark Twains Geschichte von den drei berühmten Landstreichern nicht so ganz gehört, niemals ganz verstanden und dann völlig vergessen hatte, hielt Ralph Waldo Emerson, mittlerweile sechsundsiebzig Jahre alt, eine Lesung im Haus von C. C. Everett, einem Professor an der Harvard Divinity School. Obgleich Emersons Demenz gleichmäßig über das Jahrzehnt zugenommen und er seit Jahren keinen neuen Vortrag mehr geschrieben hatte, las er immer noch gelegentlich aus alten Werken.

An eben diesem Abend wählte der alternde Philosoph ausgerechnet aus einen zweiundzwanzig Jahre alten Essay mit dem Titel „Gedächtnis" aus. „Ohne Gedächtnis", las Emerson, „wären das ganze Leben und die Gedanken nur eine zusammenhanglose Abfolge. Wie die Schwerkraft verhindert, daß Materie in den Weltraum hinausfliegt, so verleiht die Erinnerung dem Wissen Stabilität. Es liegt an diesem Zusammenhalt, daß die Dinge nicht zu einem Trümmerhaufen zusammenfallen oder in einer Welle davonfließen …

Das Erinnerungsvermögen vollbringt für den Menschen mit der Kraft seiner göttlichen Arme das Unmögliche, es hält die Vergangenheit und die Gegenwart zusammen. Es sieht beide, existiert in beidem, dauert in dem Fluß fort und verleiht dem menschlichen Leben Kontinuität und Würde. Es bindet uns an unsere Familien, an unsere Freunde. Dadurch ist ein Zuhause möglich, nur dadurch hat eine neue Tatsache einen Wert."

Das war unwahrscheinlich zutreffend und dadurch eben besonders furchtbar, als Emerson diese sinnträchtigen Worte laut vorlas, während sein eigenes Gedächtnis nicht mehr funktionierte. Wie H. M., dem der Hippocampus entfernt worden war, konnte er keinerlei neue Erinnerungen mehr bilden. Sein Leben *war* von Augenblick zu Augenblick eine zusammenhanglose Abfolge. Für ihn gab es keine Kontinuität bis auf die, die ihm Freunde und Familie boten. Bei dieser Lesung war seine Tochter und Pflegerin Ellen dabei, die ihn unterstützte und begleitete. Ständig sah er sie an, um sicherzugehen, daß er keine Worte oder Sätze wiederholte. Das war mehr als eine bloße Vorsichtsmaßnahme. Ohne ihre Hilfe hätte er sich schon früher bei Lesungen öfter wiederholt, Sätze ausgelassen oder sogar ganze Seiten noch einmal gelesen, ohne es auch nur zu bemerken. Bei mindestens einer öffentlichen Lesung hatte er mitten im Text angehalten und am Pult gestanden, still in Gedanken versunken. „Entweder schreibt er nicht gut, oder er gibt seine Texte nicht gut wieder", lautete eine typische enttäuschte Kritik dieser Jahre, die in der *New Brunswick Daily Times* erschienen war. „... Seiner Sprache mangelt es an Fluß, und häufig spricht er leiser als die normale Gesprächslautstärke, auch stören seine Pausen."

Natürlich werden wir es nie mit Sicherheit wissen, ob Emerson mit der Krankheit, die wir jetzt „Alzheimer" nennen, geschlagen war. Niemand machte sich die Mühe, nach seinem Tod in seinem Hirn nach Spuren zu suchen. Und falls es geschehen wäre, wäre man nicht in der Lage gewesen, Plaques und Tangles auszumachen, weil die technischen Möglichkeiten damals noch nicht so ausgereift waren. Als Emerson erkrankte, war Alois Alzheimer noch ein kleiner, ungestümer

Junge in Franken. Franz Nissl hatte seine bedeutenden Gewebeflecken noch nicht entdeckt. Ebensowenig hatte Emil Kraepelin schon seine radikalen Ideen über Autotoxine und organische Hirnerkrankungen entwickelt.

Wir wissen allerdings aus den umfangreichen und detaillierten Berichten über sein Leben, daß Emerson unter einer langsam fortschreitenden Demenz litt, welche im Verlauf mit einer typischen Alzheimererkrankung übereinstimmte (obgleich langsamer als üblich fortschreitend). Seine Erkrankung beschlich ihn allmählich und führte zu einem langsamen, fast unmerklichen Verfall. Viele Jahre nachdem die Schwierigkeiten zum ersten Mal aufgetreten waren, war er noch in der Lage, sich normal zu benehmen und die Gedächtnisstörungen wie Hindernisse zu sehen, um die er herumarbeitete. Sie waren nicht unbedingt schwerwiegender als ein gebrochenes Bein, mit dem man sich mittels Krücken oder einem Rollstuhl weiterhin fortbewegen konnte. Aber wie sein Biograph Phillips Russell berichtet, befand sich Emerson, der nun in seinen frühen Siebzigern war, ab cirka 1875 in einem Zustand, den wir heute als eines der mittleren Stadien der Erkrankung bezeichnen. „Er lebte in einer inneren Ruhe, die noch nicht einmal durch die lautesten Geräusche gestört wurde. Umrisse und Kanten wurden von ihm nicht mehr wahrgenommen, und er befand sich in einem träumerischen Dunst, der alles, was ihm nicht sehr vertraut war oder was er nicht sofort erkannte, vor seinen Augen verbarg … Er las immer noch leidenschaftlich gern, aber die Worte verloren ihre eigentliche Bedeutung. Von Büchern, die er las, behielt er nur noch einen allgemeinen Eindruck. Die Namen waren nur noch Namen, keine Persönlichkeiten mehr. Wenn er manchmal eines seiner eigenen Bücher aus dem Regal nahm, hatte es für ihn den Reiz des Neuen, als wäre es das Werk eines unbekannten Autors. Eines Tages, als seine Tochter in sein Arbeitszimmer kam, las er gerade sehr konzentriert eines seiner eigenen Bücher. Sie konnte ihm seine Freude ansehen, als er sie bemerkte und ausrief: ‚Oh, das ist sehr gut!'“

Da die Erkrankung so langsam voranschritt, waren Emerson seine Defizite bewußt. Aufgrund all der kaum wahrnehmbaren, winzigen Verschlechterungen, die bei Alzheimer über Monate und Jahre fortschreiten, ist es sinnvoll, die Erkrankung als Störung zu sehen, die in zwei Stadien verläuft: Das *Bewußtseins-Stadium* und das *Post-Bewußtseins-Stadium*. Gleichgültig, ab wann oder ob der Betroffene die Diagnose kennt, ist ihm normalerweise jahrelang klar, daß etwas nicht ganz stimmt. Er weiß, daß er Dinge vergißt. Ab einem bestimmten Zeitpunkt, gewöhnlich nach einigen Jahren der Erkrankung, erinnert er sich nicht mehr daran, daß er etwas vergessen hat. Eine ganze Weile lang wußte Emerson dies noch mit Sicherheit. Sogar bevor andere überhaupt ein erstes Symptom bemerkten, schokkierte er seine Freunde und seine Familie 1866 mit dem Gedicht „Endstation“, in dem er auf sehr persönliche Weise seinen bevorstehenden körperlichen Verfall beschreibt.

Endstation

Es ist an der Zeit, alt zu sein,
Die Segel einzuholen –
Der Gott der Grenzen,
Der Meeren Ufer gibt,
Kam zu mir auf seinen verhängnisvollen Runden
Und sagte: „Nie mehr!
Nicht weiter sollen
Deine weit ausladenden, ehrgeizigen Äste und
deine Wurzeln wachsen.
Die Phantasie entfernt sich: kein Erfinden mehr,
Ziehe dein Himmelsgewölbe,

Auf die Ausmaße eines Zeltes zusammen.
Da ist nicht genug für dieses und jenes,
Entscheide dich für eines;
Geh sparsam mit dem versiegenden Fluß um,
Nichtsdestoweniger ehre Den Verschenkenden,
Laß ab vom Vielen und halte das Wenige.
Erkenne zur rechten Zeit weise die Fristen an,
Dämpfe den Fall mit umsichtigem Schritt;
Für eine Weile
Plane weiter und lächle,
Und – mangels neuer Keime –
Laß die Frucht reifen, solange sie noch nicht gefallen ist …

Wie der Vogel sich für den Sturm richtet,
So richte ich mich für den Sturm der Zeit,
Ich halte das Ruder, raffe das Segel,
Höre am Abend auf die Stimme, der ich schon am Morgen gehorchte:
„Demütig und ergeben verscheuche die Angst,
Geradewegs zu, fahre unversehrt:
Der Hafen, der die Kreuzfahrt gelohnt hat, ist nahe,
Und jede Welle ist bezaubert.“

„Da saß er nun“, erinnerte sich sein Sohn Edward später an diesen erdrückenden Moment, als sein Vater das Gedicht zum ersten Mal laut vorlas, „ohne ein sichtbares Zeichen, daß seine körperlichen Kräfte nachgelassen hätten. Sein Geist war noch jung, er ergab sich gelassen seinem Schicksal, obwohl er erkannte, daß ihn seine Leistungsfähigkeit verließ. Ich glaube, er lächelte, als er es vorlas. Ihm war es wohl als einzigem bewußt, daß seine produktive Zeit fast vorüber war.“

Als hätte er es geahnt, traten kurz nach dieser formalen Erklärung seines Verfalls sowohl Aphasie als auch Probleme mit dem Kurzzeitgedächtnis auf. Emerson stellte sich auf ein langsameres, behütetes Leben ein, da er nun schon nach den Namen von berühmten Autoren oder engen Freunden, nach Alltagsbegriffen wie „Regenschirm" oder „Stuhl", nach neuen Ideen, mit denen er seine Notizbücher und Vorträge füllen konnte, suchen mußte. Er reduzierte seine Lesungen und Reisen und arbeitete an einigen letzten Projekten. „Vater hat den ganzen Vormittag still auf einem Stuhl gesessen", schrieb Ellen ihrer Mutter im November 1872, „und erklärte, daß Müßiggang das Geschäft des Alters sei, daß er am liebsten ‚gar nick tut' [sic] und daß er in den letzten siebzig Jahres dieses Privileg nicht gekannt habe. … Aber außerdem rühmte er gestern in der Kathedrale Edward als einen Helden, er wüßte Daten und Fakten wie ein Antiquar, und er sagte, er sei froh, wenn er mit ihm zum Essen ausgehe, ‚damit er mich an den Namen meiner Frau erinnern kann, wenn ich danach suche'."

Angesichts der Position, die er in der Gesellschaft innehatte und wer seine Freunde und Kollegen waren, war Emersons Vergeßlichkeit oft nicht nur persönlich erschütternd, sondern hatte auch historische Bedeutung. Als Walt Whitman Emerson in den frühen siebziger Jahren des neunzehnten Jahrhunderts in seinem Haus besuchte, wandte sich Emerson diskret an Ellen und fragte: „Wie heißt dieser Dichter?" Viele Jahre später soll er beim Begräbnis von Henry Wadsworth Longfellow über den Mann, der fünfzig Jahre lang sein Freund gewesen war, gesagt haben: „Der Gentleman, der hier liegt, hatte eine wunderschöne Seele, aber ich habe seinen Namen vergessen."

Es ist sehr ironisch, daß gerade Emerson sein Gedächtnis verloren hatte, nicht nur, weil er so viel zum öffentlichen Diskurs über die Themen Intellekt, Identität, Vorstellungskraft und menschlicher Geist beigetragen hatte, sondern weil er die meiste Zeit seines Lebens damit zugebracht hatte, eines der ausgeklügeltesten Erinnerungssysteme zu entwickeln, das auf Büchern und Tagebüchern beruhte. Dieses Projekt hatte er intensiver verfolgt als jemals ein Autor zuvor. Seine „Weite-Welt"-Tagebücher, die er in seinem ersten Jahr am Harvard College begonnen hatte, als „einen Behälter für ... all die glücklosen, zerlumpten Ideen, die hernach hier auf diesen Seiten zusammengetragen und in ihnen eingesperrt werden mögen", begonnen hatte, füllten am Ende Hunderte von Seiten und waren in viele unterschiedliche Themenbereiche eingeteilt sowie peinlich genau mit Querverweisen versehen.

Der junge Emerson bezeichnete sein frisch begonnenes Tagebuch als „eine Tafel, um den Nutzen und die Pein eines schwachen Gedächtnisses festzuhalten". Es ist fast so, als habe sich Emerson sein Leben lang bewußt auf die Zeit vorbereitet, in der er sein Gedächtnis verlieren würde, indem er sich einen sorgfältig ausgearbeiteten Apparat konstruierte, auf den er später zurückgreifen konne. In späteren Jahren bezog er sich häufig auf seine wertvollen Notizbücher und Aufsätze. So gelang es ihm, in den fünfzehn Jahren, nachdem seine Krankheit eingesetzt hatte, seine Position als Person des öffentlichen Lebens zu bewahren. „Ich kann mich nicht an alle Namen erinnern, noch nicht einmal an das Lateinische Seminar", verkündete er bei der Einhundertjahrfeier seiner Universität. „Um absolute Stille zu vermeiden, habe ich Ihnen daher einige Erinnerungen mitgebracht, die ich aufgeschrieben habe."

Um sich zu erinnern, bedarf es der Erinnerung. Sobald seine Krankheit einmal begonnen hatte, war sein Lebenswerk, ein Archiv für ausgelagerte Erinnerung zu schaffen, definitiv beendet. Er verfaßte weniger fruchtbare Notizbucheintragungen, und seine sinnträchtigen Briefe wurden knapper. Emerson erkannte seine Krankheit an und erwähnte in seinen Aufzeichnungen und Briefen häufig, wie sehr sein „gebrochenes Alter … meine Zunge gebunden und meine Erinnerungen versteckt" habe. Seine späteren Briefe sind voller gravierenden Rechtschreibfehler („som" statt „some", „claimess" statt „claims", „tahat" statt „that"), es fehlen Worte, oder Worte werden wiederholt. Insgesamt war er das, was er von sich in der dritten Person sagte: „ein Mann, der seinen Geist verloren hat". Und dennoch ließ er kaum durchscheinen, daß es ihn beunruhigte. Daß er sich dafür entschied, weiterhin in der Öffentlichkeit aufzutreten, zeigt nur um so deutlicher, wie ungewöhnlich gelassen er war. „Wenn etwas bei diesen Lesungen schiefgeht, stört es mich nicht", sagte Emerson, „weil ich weiß, daß jeder weiß, daß ich erschöpft bin und meine beste Zeit vorüber ist. Meine Freunde kommen aus dem einen Grund, noch ein letztes Mal Zeit mit mir zu verbringen." Zu einem anderen Anlaß, als er sich auf eine Rede vorbereitete, sagte er Ellen: „Ein komischer Abend wird das werden – ein Redner, der keine Ahnung hat, worüber er spricht." In Anbetracht dessen, was Emerson verloren hatte und daß ihm das *gegenwärtig* war, war sein Humor bemerkenswert. Wie Edward bemerkt hatte, als er zum ersten Mal „Endstation" hörte, schien sich die weltberühmte Gemütsruhe Emersons nur verstärkt zu haben, seitdem seine Demenz eingesetzt hatte.

Das Gedächtnis" war nicht ein einzelnes Werk, sondern etwas, das Emerson seit seinen frühen Jahren verfolgte. Es war Teil dessen, was die „Hauptaufgabe" seines Lebens war, wie er seinem engen Freund und Testamentsvollstrecker James Elliot Cabot mitteilte, der auch seinen literarischen Nachlaß verwaltete. Emerson arbeitete an einer Reihe von Essays und Reden, die er „Naturgeschichte des Intellektes" nannte. Die ersten Ideen dazu stammten aus den Jahren um 1830, konsequent niedergeschrieben wurden sie zwischen 1847 und 1848 und überarbeitet um 1850. Im Frühjahr 1870 ergriff Emerson die Chance, das Projekt, an dem er sein Leben lang gearbeitet hatte, zu beenden und es als eine Vortragsreihe für die Harvard University zu konzipieren.

Emerson nahm sich immer viel Zeit, um die Vorträge zu perfektionieren, weil er sie für sehr wichtig hielt. Er legte die Essays auf eine Reihe von sechzehn Vorlesungen an und nahm sich den Winter und das Frühjahr über Zeit, sie in die richtige Reihenfolge zu bringen. Das übergeordnete Ziel lag darin, den Transzendentalismus mit traditioneller Philosophie und Wissenschaft in Einklang zu bringen und den Geist wissenschaftlicher Forschung in die Überlegungen über die Natur des Denkens, der Vorstellungskraft und der Kreativität zu bringen. „Ich möchte gern die Gesetze dieser wunderbaren Kraft kennenlernen", schrieb er, „damit ich sie bezähmen kann. Ich beobachte neugierig ihre Auf- und Untergänge, ihre Erleuchtungen und Finsternisse, ihre Hindernisse und Provokationen, damit ich lerne, mit ihr weise umzugehen, ihre Hilfe zu schätzen, ihren Reichtum zu erkennen, ihr Nahen zu spüren, ihre Weissagungen zu hören, zu beherzigen und ihnen zu folgen."

Jedoch wartete er zu lange. Auch nach achtzehn Monaten Arbeit – er überarbeitete und hielt die Reden noch einmal im folgenden Frühjahr – war er nicht zufrieden. Nach einem Leben, das er genialer Organisation gewidmet hatte, beklagte sich Emerson bei Thomas Carlyle, daß er sein Werk mittlerweile als „niederdrückend" empfand. Er habe sehr viel gutes Quellenmaterial und einige gute Ideen, sagte er, „aber in Eile bringe ich sie nicht an ihren richtigen Platz und verderbe sie". Sein Sohn Edward bemerkte unverblümt, daß es „zu spät für die befriedigende Erledigung seiner Aufgaben" war. Emerson wollte verzweifelt die Parameter des Intellektes definieren, aber sein eigener Intellekt war dazu nicht mehr in der Lage.

Nach der Mühe, die er sich in Harvard gemacht hatte, wurde Emerson von John Forbes zu einer luxuriösen Reise eingeladen, die ihn sieben Wochen lang in den Westen der USA führte. Forbes war der wohlhabende Vater von Emersons frischgebackenem Schwiegersohn. Eine Gesellschaft von zwölf Gästen zwängte sich in sein privates Pullmann-Zugabteil in Chicago und wurde von George Pullmann selbst verabschiedet. Wie James Bradley Thayer, ein Mitreisender, später in seinem detaillierten Reisetagebuch berichtete, freute sich Emerson sehr darüber, sich mit nichts anderem zu beschäftigen als mit Lesen, Entspannen, Reden, Essen und Zigarrenrauchen. Er entwickelte ein fröhliches Morgenritual, in dem er Pastete aß, bevor er richtig frühstückte, und versuchte, alle anderen Mitreisenden ebenfalls dazu zu überreden. Als es ihm eines Morgens nicht gelang, jemanden in seiner Nähe davon zu überzeugen, spießte Emerson ein Stück Pastete auf ein Messer, hielt es einem anderen Reisenden unter die Nase und fragte mit übertriebener Mimik und Stimme: „Aber Mr. …, wozu ist Pastete sonst gut?“

Die erste Station war Salt Lake City, wo Emerson dem Oberhaupt der Mormonen, Brigham Young, vorgestellt wurde, der ihn aber nicht sonderlich beeindruckte. Weiter ging es nach San Francisco, wo er die Seelöwen und den kalifornischen Wein bewunderte. Vor der San Francisco Unitarian Church hielt er eine Ansprache mit dem Titel „Unsterblichkeit“. Von dort aus reiste die Gruppe nach Yosemite. In den Mariposa-Wäldern war Emerson überwältigt von den majestätischen Mammutbäumen, die er „diese Gentleman-Bäume“ nannte. Vor allem war er von der Art, wie sie mit Grazie altern, und von ihrer Fähigkeit, wie sie Feuer und andere Unbill überstehen, beeindruckt. In dreihundert Lebensjahren, bemerkte er, „müssen die Bäume dieser und jener Gefahr gegenübergestanden haben. Aber sie besitzen eine große Widerstandskraft.“

Als sie ihre Tour durch das Yosemite-Naturschutzgebiet fortsetzte, kam die Gruppe zu dem beeindruckenden Vernal-Wasserfall. Dort begann jemand, aus Longfellows „Hesperus Wrack“ zu rezitieren:

Sie sank, wo die weißen und geschmeidigen Wellen
Weich aussahen, wie gesponnene Wolle …

Emerson freute sich sehr, die Verse seines Freundes zu hören, aber es war ihm nicht möglich, die Worte länger als einige Momente in seinem Gedächtnis zu behalten. „Mr. Emerson nickte erfreut und bat darum, sie zu wiederholen“, notierte Thayer, der offensichtlich nichts von Emersons drohendem Verfall wußte. „Und dann bat er darum, an sie erinnert zu werden, wenn wir zurück im Hotel wären. Ließ er sich so wenig von Longfellows Dichtung beeindrucken?“

In Yosemite stieß der junge Umweltschützer John Muir, ein Bewunderer Emersons, zu der Gruppe, die nun zu Pferd saß. Muir, der später den Kongreß davon überzeugen sollte, den Yosemite-Park 1890 zum Naturschutzgebiet zu erklären, beobachtete, daß Emerson „ruhig wie ein Mammutbaum“ war. Emerson war erfreut, einen Protégé im fernen Westen zu entdecken. Dann verließ die Gruppe Yosemite zu Pferd. Muir erinnerte sich: „Emerson blieb ein wenig hinter den anderen zurück … und als er auf der Bergkuppe ankam und alle anderen schon nicht mehr zu sehen waren, wendete er sein Pferd, nahm seinen Hut und winkte mir ein letztes Mal.“

Ich bin mit einer wunderbaren Tochter gesegnet ... Ich habe sie zur Schule und auf das College geschickt, und nun kann sie sich um alle meine Geschäfte kümmern. Ich bin von ihr abhängig. Ich bin in ihren Händen. Ich bin jetzt in meiner Babyphase, sozusagen. Also nenne ich sie manchmal „Mami". Ja, jetzt ist sie meine Mami.

B., San Diego, Kalifornien.

Kapitel 8

ZURÜCK ZUR GEBURT

Alte Männer sind wie Kinder, nur schlimmer.
ARISTOPHANES, 419 VOR CHRISTUS

Queens, New York: Herbst 1999
Der körperliche Verfall der Gruppenteilnehmer im Freund House in Queens ließt sich nicht aufhalten. Nach zwei Jahren in der Gruppe war Doris jetzt mit einer noch schwereren Aphasie konfrontiert. Ihre Sätze waren jetzt so sehr mit „ja" anstelle von Wörtern durchsetzt, daß es meistens schwierig war, zu verstehen, was sie sagen wollte. Sogar in den ergiebigsten Gespräche war es kaum möglich, zu erkennen, worum es ging. Während des Mittagessens erwähnte jemand Thunfisch. Doris Augen fingen an zu strahlen.

„Meine Mutter hatte ein ... ein..."

„Ein Rezept?" bot jemand an.

„Ja ... sie ... ja ... sie ..."

„Hatte sie ein Rezept für Thunfischsalat?"

„Ja ... wunderbar."

Das Gespräch verstummte. Doris hatte ganz deutlich mehr zu diesem Thema zu sagen, aber sie konnte ihre Gedanken nicht mehr in Worte fassen. Ihre Welt brach nicht zusammen, nur weil sie nicht mehr in der Lage war, über Thunfisch zu sprechen, jedoch die Tatsache, daß alle ihre zukünftigen Konversationen auf eine Handvoll Worte begrenzt sein würden, machte es unmöglich, daß sie komplexere Gedanken laut äußern konnte. (Es war zu vermuten, daß das eigentliche Thema dieser Nichtkonversation nicht Thunfisch, sondern Doris' Mutter war.)

Rahel, schon lange Teilnehmerin der Gruppe, baute ebenfalls stark ab. Allerdings war ihr das nicht so bewußt, was vielleicht auch besser so war. Am Ende der Sitzung hatte Irving das Gefühl, ehrlich mit ihr reden zu müssen. „Rahel, bitte sprich mit deinem Sohn darüber, dich noch einmal von einem Arzt untersuchen zu lassen. Ich glaube, es ist extrem wichtig."

„Was soll er untersuchen?"

„Deine fortschreitende Demenz."

„Warum – stimmt etwas nicht?"

Irving machte eine kurze Pause, um seine Frustration herunterzuschlucken. „Ja – ich hatte dir es schon einmal gesagt, daß uns eine Verschlechterung bei dir aufgefallen ist."

„Was meine Erinnerung angeht? Wirklich?"

„Na ja, es geht mehr um dein Nichterinnern daran, daß du vergißt."

„Mein Nichterinnern an das Vergessen?"

„Dein Nichterinnern daran, daß *du* vergißt. Zu Anfang kamst du hier an und sagtest: ‚Oh, das habe ich vergessen.' Jetzt erinnerst du dich manchmal nicht einmal mehr daran, daß du etwas vergessen hast."

„Oh."

Auch William war wesentlich verwirrter als vorher. Auf dem Weg zur Toilette verlief er sich. Greta hatte ebenfalls abgebaut und schien sich so zu entwickeln, daß sie bald in die Gruppe für die mittleren Stadien mußte, in die sie ursprünglich freiwillig hatte hineingehen wollen. Die Gruppe brach auseinander. Eigentlich hätten einzelne Mitglieder die Gruppe verlassen sollen, sobald sie die mittleren Stadien der Krankheit erreichten – sobald sie sich nicht mehr „ausreichend Sorgen machten", um die Gruppe zu bereichern, wie Judy es ausgedrückt hatte. In der Praxis stellte sich heraus, daß dies sehr schwierig war, weitaus schwieriger, als Irving und Judy gedacht hatten. Immer wenn sie versuchten, zu beraten, ob ein Mitglied die Gruppe verlassen sollte, gab es Ärger mit den anderen. „Die anderen Mitglieder griffen uns an. Sie hatten Angst. ‚Er schadet der Gruppe nicht!' sagten sie gewöhnlich", erklärte Irving.

Auch als die Geister schwanden, behielt die Gruppe ihre Bedeutung für diese Menschen. Sie blieb weiter wichtig. Sie wollten sich nicht von ihren Freunden lösen oder ihren verschlechterten Zustand anerkennen. Kurz bevor die Gruppe sich auflöste, gab es eine offene Diskussion über die Zukunft der Gemeinschaft. Oder besser – gab es den *Versuch* der Gruppenleiter, eine offene Diskussion zu führen. Stefanie, eine weitere Moderatorin, versuchte die Gruppe darauf vorzubereiten, was auf sie zukommen würde. „Diese Gruppe ist eine Gruppe, die zeitlich beschränkt ist", sagte sie. „Euer Zustand kann sich verschlechtern. Und vielleicht nehmt ihr es noch nicht einmal wahr, wenn es soweit kommt." Sie schlug vor, die Gruppe könne in derselben Konstellation erhalten bleiben, jedoch sich jeden Tag für einige Stunden treffen anstatt nur einmal in der Woche. Das hätte den Schritt von einer *Selbsthilfegruppe* zur *Tagesstätte* bedeutet. Die Gruppe wollte von all dem nichts wissen. Trotz ihrer Einschränkungen war allen klar, worauf Stefanie hinauswollte. Stefanie warnte sie, daß die frühen Stadien jetzt allmählich vorbei seien.

Aber die Teilnehmer waren noch nicht bereit. Die Gruppe hatte sich zwei Jahre lang damit beschäftigt, wie sie mit der Krankheit umgehen sollte, aber sie konnte sich nicht geradeheraus mit der furchtbaren Wahrheit auseinandersetzen. „Vielen Leuten geht es schlechter als mir", protestierte William. „Was mich angeht, hat sich nichts verändert, seitdem ich das erste Mal durch diese Tür gekommen bin. Meine Frau kann das bestätigen."

„Stimmt", sagte Greta und bewies damit, wie sehr sich ihr Gedächtnis und Urteilsvermögen verschlechtert hatten. „Sein

Zustand hat sich unglaublich verbessert. Er kann sich jetzt viel besser ausdrücken als vorher." Als es um Gretas eigene Verfassung ging, stritt Greta ab, daß sie in der letzten Zeit im Freund House in verwirrtem Zustand herumgelaufen war. „Das ist einfach verrückt", beharrte sie. Doris bestand ebenfalls darauf, daß es ihr nicht schlechter gehe.

Das Leugnen ist ein wichtiger Aspekt von Alzheimer. Betroffene verleugnen häufig ihren schlechten Zustand, wenn die ersten Symptome auftreten oder wenn die Erkrankung diagnostiziert wird. Oder es wird geleugnet, wenn die Wahrheit so erschreckend ist, daß es die emotional gesündeste Einstellung ist, vorzugeben, die Krankheit existiere nicht. Die gefährliche Realität wird nach ganz hinten in das Gedächtnis verdrängt und wird nur ganz langsam, Stück für Stück, wieder ins Bewußtsein gelassen.

Es ist auch normal, daß das Leugnen zwischenzeitlich schwächer wird und dann später wiederkehrt. Dieser psychologische Mechanismus, der eine letzte Zuflucht darstellt, kann immer hervorgerufen werden, wenn er gebraucht wird. Im Freund House brauchten offensichtlich die meisten Gruppenmitglieder dieses Schlupfloch. Zu der Zeit spielte es keine Rolle mehr, daß sie seit zwei Jahren ihrer Krankheit tapfer gemeinsam ins Gesicht gesehen hatten. Es spielte keine Rolle, daß sie ihre einschränkten Körperfunktionen akzeptiert und freiwillig ihre Freiheiten wie Autofahren aufgegeben hatten. Es war gleichgültig, daß sie sich größte Frustration und Verzweiflung bewußt gemacht hatten. Eine neue, schreckliche Wahrheit tauchte vor ihnen auf, mit der sie sich nicht auseinandersetzen konnten. Worauf jeder von ihnen bereits einen Blick geworfen hatte – wenn auch nur kurz, bevor er es wieder verdrängte –, waren die *mittleren Stadien.* Es würde nicht mehr allzu lange dauern, bis *sie* das Barney-Lied singen würden und Hilfe bräuchten, um zur Toilette zu gehen.

Tatsächlich war aus der Gruppe eine Mittlere-Stadien-Gruppe geworden, ohne daß es jemand wirklich bemerkt hatte. Inzwischen wußten sie weder, warum sie überhaupt dort waren, noch konnten sie die Implikationen ihrer eigenen Defizite erkennen. Von den sechsen war Arnie der einzige, der noch so beunruhigt war, daß er über seine Probleme mit Eifer sprach. „Ich denke, wir sollten anerkennen, daß sich die Dinge verändert haben", sagte Arnie schließlich auf einem der letzten Treffen zu seinen Freunden. „Und im wesentlichen sind diese Veränderungen nicht positiv." Er machte eine kleine Pause. „Ich denke, dabei belasse ich es jetzt."

Bel Air, Kalifornien: Herbst 1999
Auch Ronald Reagan war schon weit über die frühen Stadien hinaus. „Nicht gut", charakterisierte Reagans Tochter Maureen seinen Zustand, fünf Jahre nachdem die Krankheit diagnostiziert worden war. Daß seine einst sagenhafte Bedeutung als „großer Kommunikator" jetzt kontinuierlich schwand, spürten sogar Reagans Lästerer: Früher war er der mächtigste Mann der Welt gewesen und hatte sich erfolgreich mit den Sowjets auseinandergesetzt. Mittlerweile war er jedoch in einer nach unten führenden Spirale gefangen. Er war so kraftlos, daß er nicht einmal mehr wußte, wer er war. In der Sendung *Today* fragte die Moderatorin Ann Curry Maureen: „Weiß er noch, daß er einmal Präsident war?" Seine Tochter wich der schmerzlichen Frage aus.

In einem früheren Stadium der Erkrankung war Reagan immer noch, so rühmten seine Anhänger, täglich in sein Büro in der Innenstadt von Los Angeles gegangen. Gelegentlich spielte er Golf und ging in öffentlichen Parks spazieren, so daß Passenten die Möglichkeit hatten, mit ihm zu sprechen. Mit diesen Spaziergängen und Golfpartien war es jetzt vorbei. Die Reagans hatten mittlerweile ihr geliebtes Ferienhaus „Rancho del Cielo“ in den Bergen verkauft. Sie bereiteten sich auf schwerere Zeiten vor. Wie erwartet, verschlechterte sich Reagans Zustand kontinuierlich. Freunde und seine Familie sahen dabei zu, wie seine gelegentlichen Gedächtnislücken zur Regel wurden und nicht mehr nur eine Ausnahme waren. Zum Beispiel gab es eines Tages diesen Vorfall, als der frühere Minister George Shultz seinen alten Boß besuchte. Mitten in einer kleinen Diskussion über Politik verließ Reagan mit seiner Krankenschwester den Raum. Als er einen Augenblick später wieder hereinkam, nahm er die Pflegerin zur Seite und deutete auf Shultz. „Wer ist der Mann, der mit Nancy auf dem Sofa sitzt?“ fragte er leise. „Ich kenne ihn. Er ist ein berühmter Mann.“

Vorfälle wie dieser isolierten ihn noch mehr. Viele seiner Freunde hörten auf, Reagan zu besuchen, teils weil sie ihm gegenüber nicht unhöflich sein wollten, teils weil sie sich die Situation ersparen wollten, von ihm nicht mehr erkannt zu werden. Dann begannen die Sprachprobleme. Im Verlauf der Jahre verstärkte sich die Aphasie und raubte ihm schließlich die Fähigkeit, seine Gedanken artikulieren. Zeitweise konnte er noch Wörter aus einem Kinderbuch laut vorlesen. Aber auch das verschwand allmählich. Kurz nach der Diagnose hatten Maureen und ihr Vater noch Puzzles mit dreihundert Teilen zusammengesetzt. „Wir puzzelten gemeinsam“, erzählte sie. „Er liebt das. Als ich klein war, sagte er zu mir: ‚Mach zuerst die Ränder.‘ Nun sitze ich da und sage: ‚Dad, mach zuerst die Ränder.‘ “

Als die komplizierten Puzzles zu schwierig wurden, brachte sie ihm einfache mit einhundert Teilen mit, dann noch einfachere mit Bauernhof-Motiven. Schließlich wurden auch die zu schwierig. In anderen Häusern in ganz Südkalifornien und anderswo waren kleine Kinder Tag für Tag dabei, Farben und Formen zu lernen, den Raum um sie herum wahrzunehmen, ihre Hand-Augen-Koordination zu schulen und langsam

Selbstbewußtsein zu entwickeln, während sich ihre Hirne voll entwickelten. Hier, St. Cloud Drive Nr. 668, kämpfte sich der ehemalige Präsident der Vereinigten Staaten durch denselben Prozeß in umgekehrter Reihenfolge.

Die mittleren Stadien beenden die Unsicherheit. Die winzigen Hinweise, daß etwas nicht ganz stimmt – die ein paar Jahre zuvor leicht ignoriert werden konnten –, sind jetzt blinkende Hinweisschilder für die Verschlechterung, die nicht mehr zu übersehen sind. Gespräche haben jetzt Löcher, sie sind mit vergessenen Namen und leeren Erinnerungen durchsetzt. Zeit und Daten sind porös geworden. Die Konzentration schwindet. Es wird nun deutlich, daß der Geist verebbt.

In den Windungen des Gehirns zeichnet sich der zunehmende Verfall in einer präzisen Spur krankhafter Veränderung ab. Jetzt haben sich Plaques und Tangles weit über ihren ursprünglichen Ausgangspunkt im Hippocampus hinaus vermehrt. Es ist nicht sicher, wie lange sie sich dort schon entwickelt hatten – *fünf Jahre?, fünfundzwanzig Jahre?* –, aber in einer verhältnismäßig geringen Zeit haben sie sich über das limbische System verteilt und sind in Schläfenlappen, Scheitellappen und Stirnlappen der Hirnrinde gekrochen. Überall in dem funktionierenden Hirn befinden sich nun klebrige Plaques, die die Neuronen von außerhalb der Zellmembran belagern. Verknotete Tangles zerstückeln den Transport von Mikrotubuli vom Zellinneren aus. Insgesamt verschwinden mehr als zehn Millionen Synapsen.

Da die groben und die feinen Strukturen des Gehirns so überaus spezialisiert sind, bestimmt der genaue Ort des Neuronenverlustes, welche Fähigkeiten eingeschränkt werden und wann – wie eine Reihe von Sicherungen, die in einem Haus nacheinander durchbrennen. Ganz am Anfang, wenn der Hippocampus anfängt, abzubauen, setzt die Neubildung von

Erinnerungen aus. Dann, wenn die nahe gelegende Amygdala in ihrer Funktion eingeschränkt wird, wird die Kontrolle über primitive Emotionen wie Angst, Ärger und Hunger gestört. Wutausbrüche und Angstattacken ereignen sich über das angebrachte Maß hinaus oder gar ohne jeden Anlaß.

Von dort aus verteilen sich Tangles auf den gesamten Rest des Hirns, indem sie genau den Pfaden folgen, die Informationen von Sinneswahrnehmungen in einem gesunden Hirn nehmen. Ein verknäueltes Neuron führt zum nächsten verknäuelten Neuron führt zum nächsten, wie Autos bei einer Massenkarambolage der Reihe nach aufeinanderfahren. Die größte Anzahl von Neuronen im Gehirn, achtzig Prozent, sind für die sogenannten Prozesse höherer Ordnung zuständig – Feinabstimmung der Wahrnehmung, Analyse, Vergleich, Erinnerung, Vorahnung und Abstraktion – bis auf einen kleinen Rest, der für die Wahrnehmung von Reizen sowie die entsprechenden Verhaltensreaktionen verantwortlich ist. Von den Regionen, die für die Assoziationen höherer Ordnung zuständig sind, sind es die Schläfenlappen, die genau neben den Ohren auf beiden Seiten des Gehirns liegen, die dem Hippocampus am nächsten liegen und daher die volle Wucht von Alzheimer ertragen müssen. Die Schläfenlappen sind für die primäre Organisation von Sinneswahrnehmungen, fürs Sprechen und für ekstatische Gefühle spiritueller Transzendenz verantwortlich. Ein gesunder Schläfenlappen, der mit einer elektrischen Sonde gereizt wird, kann spontan kraftvolle religiöse Assoziationen hervorrufen. Sie können begleitet werden von genauen Erinnerungen an Lieder und lebendigen Halluzinationen der Gesichter von Freunden. Es ist daher nicht verwunderlich, daß akustische und visuelle Halluzinationen für die mittleren und späteren Alzheimerstadien nicht ungewöhnlich sind.

Als nächstes werden die Scheitel- und Stirnlappen von Plaques und Tangles befallen. Die Scheitellappen, die sich oben auf dem

Gehirn befinden und sich bis zum Hinterkopf erstrecken, sind für Tastsinn, Vibration, Schmerz und die räumliche Wahrnehmung zuständig. Sie ermöglichen die Kontrolle der Gliedmaßen und Augen sowie das Erkennen von Objekten durch körperlichen Kontakt. Eine Beschädigung der sensorischen Teile des Scheitelhirns kann *Astereognosie* verursachen, die Unfähigkeit, die Quelle oder Bedeutung einer Berührung zu verstehen. Der Patient wird zu einer Insel, die von der Außenwelt wegtreibt.

Wenn Tangles schließlich die Stirnlappen erreichen, die dazu beitragen, daß schon gebildete Erinnerungen wiedergefunden werden, beginnt die Identität zu verblassen. Erinnerungen, die ein ganzes Leben hindurch gesammelt wurden, existieren in verschiedenen Konstellationen im gesamten Gehirn. Sind sie aber nur latent vorhanden, arbeitet das System, mit dem sie wiedergefunden werden können, nicht mehr zuverlässig. (Der Schläfenlappen spielt außerdem eine wichtige Rolle dabei, semantische, also intellektuelle, Erinnerungen wieder aufzurufen.)

In den Stirnlappen findet das meiste von dem statt, was wir gemeinhin für intelligentes Denken halten. Hier werden viele Sinneswahrnehmungen zusammengebracht, integriert und analysiert. Hier gibt das Hirn stattfindenden Ereignissen einen Sinn, grenzt sie zu früheren Erlebnissen ab und entwickelt vor diesem Hintergrund zukünftige Pläne. Werden die Stirnlappen erst einmal heftig angegriffen, fängt der Wille an, sich aufzulösen. Wie es in einem Text über Alzheimer heißt, „wird die Kette der mentalen Inhalte nicht länger von einem gültigen logischen Arbeitsprogramm geleitet“. Die Betroffenen und ihre Familien können nicht länger so tun, als ob ihre Vergeßlichkeit eine Schwäche sei, die man mit selbstklebenden Notizzetteln bewältigen könne. Denn jetzt ist die Erkrankung der wichtigste Faktor in ihrem Leben, sie ist eine große Behinderung.

Es ist für eine geistig gesunde Person schwer nachzuvollziehen, welche kognitiven Fähigkeiten sich in den mittleren Stadien der Krankheit reduzieren. Das liegt daran, daß es sich um grundlegende Vermögen handelt, die verlorengehen. Die Erinnerungen, die ausgelöscht werden, beziehen sich nicht nur auf spezielle Ereignisse (den Lebensmitteleinkauf von gestern abend), sondern auch auf allgemeine Konzepte, die vor langer Zeit erlernt wurden (was Lebensmittel *sind*). Andere dieser wichtigen Fähigkeiten sind beispielsweise:

- Die Fähigkeit, einfache Fragen, Anweisungen, Gesten zu verstehen.
- Die Fähigkeit, einem Gespräch zu folgen oder einfach nur die eigenen Worte und Gedanken zu behalten.
- Die Fähigkeit, die korrekte Tages- oder Jahreszeit zu bestimmen und sich ihr angemessen zu verhalten.
- Die Fähigkeit oder auch der Wunsch, in die Zukunft zu planen.
- Die Fähigkeit, passende Kleidung auszuwählen und sich Badewasser einlaufen zu lassen.
- Die Fähigkeit, eigene Freunde oder Verwandte oder gar den Ehepartner zu erkennen.
- Die Fähigkeit, den eigenen Zustand zu erkennen. (In diesen Jahren verlieren die Betroffenen jegliches Bewußtsein für ihren Zustand. Die Fähigkeit, sich selbst zu reflektieren, verschwindet. Dies ist unter dem Begriff *Anosognosie* bekannt.)

Vielleicht ist der einzige nachvollziehbare Weg, solch einen katastrophalen Verlust zu verstehen, sich ein sehr kleines Kind vorzustellen, das diese Fähigkeiten noch nicht entwickelt hat. „Alle Bewegungen des Körpers und des Geistes sind geschwächt und werden kraftlos", sagte ein Arzt König Heinrichs IV. von Frankreich 1599 über das Älterwerden. „Die Sinne sind stumpf, die Erinnerung verloren, und das Urteil versagt, so daß sie werden wie in der frühen Kindheit." Im selben Jahrhundert ging Erasmus sogar noch weiter:

> *Alte Männer erfreuen sich mehr an Kindern, und die sich wiederum an alten Männern … Welchen Unterschied gibt es zwischen den beiden, außer daß der eine mehr Falten hat und mehr Jahre auf dem Rücken? Ansonsten stimmen sie in vielem überein: lichtes Haar, ein zahnloser Mund, ein schwacher Körper, die Liebe zu Süßem, die gebrochene Sprache, Schnattern, Spielen, Vergeßlichkeit, Unachtsamkeit, also kurz: auch alle anderen Eigenarten. Und je stärker der Mensch sich diesem Alter nähert, desto stärker geht er zurück und ähnelt den Kindern, bis er aus dem Leben in den Tod geht, ohne des einen überdrüssig oder sich des anderen bewußt zu sein.*

Fünfhundert Jahre später bemühen pflegende Angehörige denselben Vergleich: „Kurz nachdem meine Mutter [die kürzlich von ihrer Krankheit erfahren hatte] bei uns einzog, um mit uns zu leben, kam auch meine Tochter mit ihrem vierzehn Monate alten Sohn zu Besuch", berichtete Daisy aus Raceland, Kentucky, ihren Pflegerkollegen über das Internet. „Ich fand heraus: Was bei ihm funktioniert, funktioniert auch bei Mama. Sie lächeln beide auf dieselbe selige Art, wenn sie sich freuen. Auf der anderen Seite gibt es das gleiche Geschrei und Fußtrampeln, wenn ihnen etwas nicht gefällt. Die Maßnahmen, um ein Haus kindersicher zu machen, sind die meistens die gleichen, um es auch für Omis zu sichern. Dieselbe Reaktion auf ihrer beider Verhalten funktioniert ebenfalls. Oft, wenn er quengelt, liegt es an irgendeiner anderen Sache – genau wie bei meiner Mutter. Ich habe gelernt, zwischen den Zeilen zu lesen

– an beiden Enden des Altersspektrums. Es ist nur traurig, daß er jetzt lernt, auf den Topf zu gehen, während meine Mutter genau diese Fähigkeit verliert."

Der Neurologe Barry Reisberg von der New York University entdeckte 1980, daß die Analogie zwischen Kindheit und Alzheimer nicht nur anekdotisch ist. Er fand heraus, daß sich die Ähnlichkeiten wissenschaftlich nachweisen lassen. Reisberg war ein Pionier, der die Stadien der Krankheit durch verschiedene Grade definierte und versuchte, den Krankheitsverlauf genauer zu untersuchen. Je präziser er die exakte Reihenfolge, in der die Fähigkeiten verlorengehen, bestimmte, desto klarer wurde ihm die Übereinstimmung mit der Entwicklung eines Kindes. Er entdeckte, daß das Verhältnis zwischen den Alzheimerstadien und den kindlichen Entwicklungsphasen genau umgekehrt war. Dies traf für die Bereiche Kognition, Koordination, Sprache, Nahrungsaufnahme und Verhalten zu.

Reisberg dokumentierte seine Beobachtungen in Tabellen, um sie vergleichen zu können. Legt man sie nebeneinander, spiegeln sich die Abläufe der gewonnenen und verlorenen Fertigkeiten fast perfekt.

KINDESENTWICKLUNG

Alter	**gelernte Fertigkeit**
1–3 Monate	Kann den Kopf hochhalten
1–4 Monate	Kann lächeln
6–10 Monate	Kann mit Hilfe aufrecht sitzen
1 Jahr	Kann ohne Hilfe laufen
1 Jahr	Kann ein Wort sprechen
15 Monate	Kann fünf bis sechs Worte sprechen
2–3 Jahre	Kann Verdauung kontrollieren
3–4,5 Jahre	Kann Wasserlassen kontrollieren
4 Jahre	Kann ohne Hilfe auf die Toilette gehen

4–5 Jahre	Kann sich selbst die Badetemperatur einstellen
4–5 Jahre	Kann sich ohne Hilfe anziehen
5–7 Jahre	Kann dem Wetter oder dem Anlaß angemessene Kleidung auswählen
8–12 Jahre	Kann mit Geld auf niedrigem Niveau umgehen
12+ Jahre	Kann etwas zu essen machen, einen kleinen Arbeitsauftrag erledigen etc.

ALZHEIMER

Stadium	**verlorene Fertigkeit**
1.	Keine Schwierigkeiten
2.	Schwierigkeiten mit dem Gedächtnis beginnen sich auf den Beruf und das private Leben auszuwirken
3.	Große Schwierigkeit, im Beruf zu bestehen
4.	Kann nicht länger arbeiten, Essen kochen, eigene Geldangelegenheiten regeln
5.	Kann nicht länger die dem Wetter oder dem Anlaß angemessene Kleidung auswählen
6a	Kann sich nicht länger selbst richtig anziehen
6b	Kann nicht länger die richtige Badetemperatur einstellen
6c	Kann nicht ohne Hilfe auf die Toilette gehen
6d	Kann nicht das Wasser halten
6e	Kann nicht die Verdauung kontrollieren
7a	Sprache ist jetzt auf ungefähr sechs Worte am Tag begrenzt
7b	Sprache ist jetzt auf ein Wort am Tag begrenzt
7c	Kann nicht ohne Hilfe gehen
7d	Kann nicht ohne Hilfe aufrecht sitzen
7e	Kann nicht länger lächeln
7f	Kann nicht mehr den Kopf hochhalten

In neurologischen Untersuchungen wurden genauso Umkehrungen festgestellt, die die EEG-Aktivität, den Glukosestoffwechsel im Hirn und neurologische Reflexe betrafen. Reisberg kam zu dem einzig logischen Schluß, daß sich das Hirn wie ein riesiges Wollknäuel auf- und abwickelt und daß es durch Alzheimer genauso abgewickelt wird, wie es sich in umgekehrter Reihenfolge nach der Geburt entwickelt hat. Natürlich rechtfertigte die Entdeckung dieses Phänomens weitere medizinische Studien, und es brauchte einen Namen. Reisberg nannte es „Retrogenese“ – *zurück zur Geburt.*

Selbstverständlich ist die Retrogenese nicht eine exakte Umkehrung – das Gehirn wird nicht wortwörtlich Neuron für Neuron nach dem bestimmten Muster einer genetischen Gebrauchsanweisung abgewickelt wie eine Rolle Draht. Aber die Destruktion ist der Konstruktion bemerkenswert ähnlich. Als Wissenschaftler tiefer in diese Materie einstiegen, stellten sie fest, daß die Degeneration durch Alzheimer dem entgegengesetzten Muster der *Myelinogenese* im Hirn folgt – der Isolierung der Nervenaxone mit einer weißen Myelinscheide, um die Stärke ihrer Signale zu erhöhen. Stellen Sie sich ein Haus vor, das für Elektrizität und Telefon voll verkabelt ist, aber keine Isolierungen hat – alle Kupferdrähte liegen in einem einzigen Schacht und berühren einander. Säuglinge werden mit Milliarden von Neuronen geboren, haben aber noch keine Myelinschicht, die diese Neuronen isolieren kann, was die Neuronen also prinzipiell nutzlos macht. Indem die Neuronen unterschiedlicher Gehirnregionen während der kindlichen Entwicklung isoliert werden, dabei die berühmten „grauen Zellen“ bildend, werden diese Regionen quasi *online geschaltet* und damit erst nutzbar gemacht. Diese Regionen werden auf diese Weise aktiv und erfüllen dann erst ihre Funktion.

Recht viel wissen wir über die Entwicklung des Kindergehirns durch J. L. Conel, einem Bostoner Neuropathologen, der

1939 die Hirne verstorbener Kinder bis ins kleinste Detail erforschte. Fast dreißig Jahre lang untersuchte er den Cortex von Kleinkindern im Alter von einem, drei, sechs und fünfzehn Monaten sowie von zwei, vier und sechs Jahren. Was er entdeckte, stimmte mit allen Erfahrungen, die Eltern mit ihrem heranwachsenden Kind machen, überein: Die Neuronen, die als erste eine Myelinschicht als Isolation bilden, befinden sich in der Region der primären Motorik und ermöglichen die groben Bewegungen von Händen, Armen, Oberkörper und Beinen. Danach kommen die Neuronen, die sich im Scheitellappen befinden und für die primären sensorischen Empfindungen durch Berührung verantwortlich sind. Darauf entwickelt sich der Okzipitallappen für visuelle Wahrnehmung, gefolgt von dem Schläfenlappen für die Akustik. Hiernach werden allmählich die Regionen für Assoziationen geformt, die es dem Hirn erlauben, aus den Wahrnehmungen Stück für Stück einen sinnvollen Zusammenhang herzustellen. Dann beginnen sich langsam die Regionen für die Verarbeitung von Symbolen zu entwickeln und ermöglichen so den Spracherwerb. Schließlich reift dann der Stirnlappen, in dem sich Konzentration, abstraktes Denken und die Fähigkeit zu planen befinden. Eine der allerletzten Strukturen im Hirn, die mit dem schützenden Myelin bedeckt werden, ist der Hippocampus. Damit ist er auch eine der letzten Regionen, die effektiv zu arbeiten beginnen. Das ist der Grund, warum Kinder normalerweise keine bleibenden Erinnerungen an die Zeit vor ihrem dritten Lebensjahr haben (obgleich die Amygdala einige sehr frühe emotionale Erinnerungen speichern kann). Der Demyelinisationsprozeß bei Alzheimer beginnt also mit der letzten Region, die von Myelin isoliert wird – dem Hippocampus. Von dort aus schreitet die Krankheit zum nächstletzten Areal vor, das isoliert wurde, und so fort. In dieser einen Hinsicht zumindest ergibt der Verlauf der Krankheit Sinn, er hat seine eigene Logik.

Ob gut oder schlecht, die seltsame Erkenntnis, daß Alzheimer wie eine umgekehrte Kindheit funktioniert, erweist sich als der beste Hinweis, um die Krankheit zu verstehen. Denken Sie an einen Teenager, den Sie jetzt gerade kennen, und versuchen Sie sich vorzustellen, daß die schnelle Entwicklung dieser Person plötzlich anhält und den Rückwärtsgang mit etwa derselben Geschwindigkeit einlegt. In ungefähr den nächsten zwölf Jahren wird sie alles, was sie gelernt hat, vergessen – langsam und stetig. Zuerst verliert sie ihren Humor und ihren Modegeschmack. Danach können wir verfolgen, wie ihr Ehrgeiz sich langsam auflöst. Danach schält sich alles ab, was sie in den letzten Jahren in der Schule, von ihren Eltern, von Freunden und aus dem Fernsehen gelernt hat. Ihre Wahrnehmung der Welt und ihr eigener Platz darin verschwindet. Woche für Woche kann sie sich weniger artikulieren, wird sie weniger unabhängig. Die Person verliert ihren Job in der Eisdiele, weil sie vergessen hat, was „Eiscreme" und „Waffel" bedeuten, und weil sie nicht mehr so gut im Kopfrechnen ist. Während die Zeit voranschreitet, bewegt sie sich zurück, irgendwann kann sie schlecht allein ihre Kleidung auswählen. Das meiste, was sie jetzt sagt, kann man kaum noch verstehen, und umgekehrt versteht sie wenig von dem, was sie hört.

Stellen Sie sich weiter vor, wie der Teenager sich weiter in ein Kleinkind zurückentwickelt, zu dem Tag seiner Geburt, seinem ersten Atemzug.

Dieses Gedankenexperiment gibt erstaunlich gut die Vorstellung wieder, wie Alzheimer den Geist, die Seele und den Körper verändert. Jede Fertigkeit, jedes Gefühl und jede Tatsache, die der Patient langsam und zu seiner Zufriedenheit gelernt hat, wird langsam ausgelöscht.

Die Analogie zu Kindern stört verständlicherweise viele Pflegende. Sie sind von der Idee tief getroffen, daß ihre Mutter oder ihr Vater, ihr Ehemann oder ihre Ehefrau nun schlicht als

Kind betrachtet werden soll. Sie fühlen sich, als habe man ihre Lieben grob beleidigt. Da Kinder noch nicht ganz ausgebildet sind, nimmt man sie als unvollständige Personen wahr. Natürlich lieben wir sie, und wir sehen sie als Menschen, aber wir vertrauen ihnen nicht ganz. Wir übernehmen ihnen gegenüber eine gewisse Verantwortung und sogar eine moralisch überlegene Haltung. Dieselbe Rolle einem Eltern- oder Großelternteil gegenüber einzunehmen, die ein Leben lang eine moralische Autorität darstellten, ist traurig und bitter. Es ist tragisch und demoralisierend, unseren geschätzten Vorfahren plötzlich die Autorität abzusprechen, sie als nicht vertrauenswürdig und intellektuell unzurechnungsfähig zu behandeln.

Aber der Vergleich trifft zu. Es ist sogar notwendig, ihn zu ziehen. Wissenschaftler bekämpfen die Erkrankung, und Pflegende versuchen, sich mit der menschlichen Tragödie abzufinden. Die Wissenschaft der Retrogenese führt sie beide zusammen: Pflegende können durch sie ein anderes Verständnis entwickeln und ermessen, was ihre Lieben durchmachen. Pflegende wie Daisy aus Raceland empfinden die Sichtweise der Krankheit als zweiter Kindheit als hilfreich. Sie macht es ihnen leichter, die täglichen Aufgaben wie auch die psychologische Belastung zu ertragen. Indem sie ihre Lieben als Menschen betrachten, die zu ihren kindlichen Fähigkeiten und Einstellungen zurückkehren, können sie besser, menschlicher an ihre Aufgabe herangehen. Gleichgültig, ob es für sie herabwürdigend ist, die Retrogenese kann für die Betroffenen *lehrreich sein.*

Als offenkundig wurde, daß das Konzept der rückläufigen Kindheit medizinisch immer relevanter wurde, begann in den neunziger Jahren eine neue Phase in der Alzheimerforschung. Wissenschafter fingen an, alle Erkenntnisse aus der Entwicklungsbiologie und -psychologie zu sammeln, um zu testen, ob sie für die Anwendung auf ihrem Gebiet taugten. Zum Beispiel entschlossen sich Kollegen von Barry Reisberg, Patienten, die unter schwerer Demenz litten, einem psychologischen Test, dem Ordinal Scales of Psychological Development (OSPD), zu unterziehen. Dieser Test wurde ursprünglich für Säuglinge und Kleininder entwickelt und basiert auf den Entwicklungstheorien von Jean Piaget. Solch einen extrem grundlegenden Test hatte zuvor noch niemand mit Alzheimeropfern durchgeführt. Die Mediziner modifizierten den OSPD so weit, daß keinerlei sprachliche Fähigkeit benötigt wurde. Sie veränderten ihn außerdem derart, daß er fünf rudimentäre Fertigkeiten erfaßte:

1. Visuelles Verfolgen und Beständigkeit von Objekten
Kann der Patient ein Objekt verfolgen, das sich in einem 180-Grad-Radius bewegt?

2. Mittel – Zweck
Kann der Patient nach einem Objekt greifen, um ein Ereignis auszulösen?

3. Kausalität
Reagiert der Patient auf ein Schauspiel mit einem Ausdruck des Verstehens wie einem Lächeln oder einem Stirnrunzeln?

4. Räumliche Relationen
Kann der Patient seinen Blick zwischen zwei Objekten verstellen?

5. Schemata
Kann der Patient ein Objekt, das er in den Händen hält, visuell genau untersuchen?

Das Experiment war ein Erfolg. Indem sie Kriterien anwandten, die ursprünglich dazu entwickelt worden waren, die Entwicklung von Säuglingen zu messen, fanden die Wissenschaftler etwas, was sie „bleibende kognitive Kapazitäten“ nannten. Diese Kapazitäten wiesen auch Alzheimerpatienten in fortgeschrittenen Stadien auf, obgleich sie bis dato als nicht testbar galten. Die Bedeutung dieser Entdeckung ist enorm, was die Entwicklung von Pflegemaßnahmen für Patienten in mittleren und fortgeschrittenen Stadien betrifft: Mit diesen neuen Erkenntnissen, was Patienten noch oder in bestimmten Stadien nicht mehr können, sind die Pflegenden viel besser vorbereitet. Sie können sich selbst darin schulen, wie man kompetentes Elternteil eines Menschen, der in seiner Entwicklung zurückgeht, wird – eine Fertigkeit, die nicht von alleine kommt.

Ist beispielsweise ein Betroffener an dem Punkt angelangt, an dem er versucht, sein Unterhemd über seinen Pullover zu ziehen, kann man mittlerweile leicht erkennen, daß er sich im Stadium 6a der Alzheimerkrankheit befindet. Durch die Retrogenese kann leicht ein Bezug zum Kindesalter von vier Jahren hergestellt werden. Vor diesem Hintergrund kann man ebenfalls darauf schließen, daß sich der Patient nun in einer Phase befindet, die Piaget „prä-operational" nannte: Er ist immer noch in der Lage, Realität durch Symbole abzubilden (beispielsweise eine Zahl an seinen Fingern abzuzählen), aber er kann nicht länger auf das solide Fundament der Logik bauen (er versteht nicht, warum es wichtig ist, früh ins Bett zu gehen, wenn er am nächsten Morgen früh aufstehen muß). An diesem wichtigen Punkt verliert er das Gefühl dafür, daß sein Standpunkt sich von dem anderer unterscheidet. Richtig angewandt, erlaubt die Sichtweise der Retrogenese Pflegern, die Welt der Alzheimerkrankheit umfassender zu begreifen. Die Pflegenden können ihre Wahrnehmung dafür schärfen, Kohärenz in dem zu erkennen, was passiert und was für einen Unwissenden vielleicht zufällig aussieht und nicht nachvollziehbar ist. Jeder, der Kindheit versteht, kann das grundlegende Konzept des Rückfalls in dieses Stadium, der rückläufigen Entwicklung, begreifen. Es macht die Aufgabe, einen Alzheimerpatienten zu pflegen, erträglicher.

In *Max's New Suit [Max' neuer Anzug]*, einem beliebten Kinderbuch von Rosemary Wells, kämpft Max, der kleine Hase, mit der Aufgabe, sich anzuziehen. Seine ältere Schwester Ruby versucht, es ihm beizubringen, aber Max zieht immer noch seine Hose über seinen Kopf und sein Hemd über seine Beine. Es wurde über und für sehr kleine Kinder geschrieben, aber es wäre in jedem Pflegeheim, wo zwischen sechzig und achtzig Prozent der Patienten unter Demenz leiden, ein großer Erfolg. Die Welt der Kinderliteratur erweist sich für Alzheimer als sehr relevant. In Barbara M. Joosses Buch *Mama, do you love me? [Mama, liebst du mich?]* fragt, um ein weiteres Beispiel zu nennen, ein kleines Mädchen: „Was wäre, wenn ich weglaufen würde?"

„Dann würde ich mir Sorgen machen", antwortet die Mutter.

„Was, wenn ich fortbliebe und mit den Wölfen singen und in einer Höhle schlafen würde?"

„Dann, Liebes, wäre ich sehr traurig. Aber ich würde dich trotzdem noch lieben."

„... Was, wenn ich mich in einen Eisbären verwandeln würde und ich der böseste Bär wäre, den du je gesehen hast, mit scharfen, blitzenden Zähnen, und ich würde dich in dein Zelt jagen, und du würdest weinen?"

„Dann wäre ich sehr überrascht und hätte Angst. Aber in dem Bären wärest immer noch du, und ich würde dich lieben."

In dem Buch geht es um ein Kind, das die Grenzen der bedingungslosen Liebe testet. Aber in einer Familie, die von Alzheimer heimgesucht wird, ist es eine wunderbare Parabel über die Ängste sowohl des Betroffenen als auch des Pflegenden. Der Betroffene fragt sich: *Was wird passieren, wenn ich wirklich zur Last falle?* Der Pflegende möchte wissen, wie schlimm das Umherirren, die Starrköpfigkeit, die Irritationen und schlimmen Wutausbrüche werden können. Wenn die

Krankheit voranschreitet, wird die pflegende Person sich darum bemühen, hinter der *Erkrankung* hindurch den *Menschen* zu erkennen.

Es überrascht einen nicht, daß Pflegende berichten, Alzheimerpatienten in den mittleren und späten Stadien fänden in Kinderbüchern und -musik großen Trost. Sie mögen außerdem Stofftiere und Puppen. Patienten der mittleren Stadien haben ein riesiges Bedürfnis nach einer Kinderwelt – umsorgt, sicher, bunt, voller weicher Materialien und Süßigkeiten. „Meine Mutter mag es, im Auto herumgefahren zu werden", sagt Pam aus Baton Rouge, Louisiana. „Es ist egal, wohin ich fahre oder ob wir überhaupt ein Ziel haben, solange wir nur unterwegs sind. Sie sieht sich überhaupt gerne Bäume oder Grün an ... Irgendwann kam sie an den Punkt, wo einkaufen gehen nicht mehr so gut funktionierte. Jetzt gehen wir zwar noch los, aber wir erledigen nichts mehr. Wir laufen durch die Einkaufsstraßen und sehen uns nur noch die Schaufenster an. Wenn wir dann in ein Geschäft hineingehen, ist es ein Spielwarenladen und wir gucken uns dann die Stofftiere an. Wir schauen uns die Pflanzen und die Dekoration an, gehen Eis essen."

Die Tochter ist zur Mutter geworden, die Mutter zur Tochter. Katastrophale Krankheiten verändern häufig die Rollen der Betroffenen, doch nur Alzheimer kann sie vollständig umkehren.

An manchen Tagen ist alles so normal, daß ich mich dabei ertappe, daß ich denke: „Na ja, vielleicht ist er ja gar nicht ...?" Dann wickelt er meine ganzen Tupperdosen in selbstklebendes Kreppband ein, als wolle er mich wieder in die Realität zurückholen. Heute ging er in seine Werkstatt, um einen alten Plattenspieler zu „reparieren". Irgendwas hat ihn dann abgelenkt, und ich fand ihn dann im Garten, wo er mit einer Haarschneidemaschine meine sorgfältig gepflegten Rosmarinbüsche dezimierte. Er war so stolz darauf, was er getan hatte! Hatte endlich dieses Unkraut weggeschafft! Na ja, die Luft duftete nach Rosmarin. Rosmarin ist das Kraut, das als Symbol für Erinnerung steht. Vielleicht sollte ich es in seine Haare reiben.

M. V., FT. PIERCE, FLORIDA

Kapitel 9

DAS AMERIKANISCHE ALZHEIMERINSTITUT

In den sechziger Jahren stellten Behörden folgendes fest: Es gab mehr alte Leute denn je, und sie gingen zur Wahl. Der Anteil derjenigen an der Bevölkerung, die fünfundachtzig Jahre oder älter wurden, hatte sich seit 1900 verdreifacht. Zudem wurde die ältere Generation zum ersten Mal in der Menschheitsgeschichte öffentlich sichtbar. 1958 wurde eine neue Interessengruppe gegründet, die American Association of Retired Persons (AARP). Sie trug dazu bei, die älteren Mitbürger zur mächtigsten Lobby in der US-amerikanischen Politik zu machen. Die amerikanische Regierung startete 1965 „Medicare", ein umfassendes bundesweites Programm, das jeden Bürger „vor den verheerenden Auswirkungen von Krankheiten im hohen Alter" schützen sollte. Um dieselbe Zeit entdeckten Wissenschaftler endlich die wahren Ausmaße einer dieser Krankheiten: Am Albert Einstein College of Medicine in New York waren die Neuropathologen Robert Terry und Robert Katzman von der Menge an Gehirnproben, in denen sich Plaques und Tangles fanden, geschockt.

„Die Alzheimerfälle waren plötzlich überall", so Terry. „Die Krankheit kam sehr häufig vor, und das überraschte uns. Wir wußten nicht, daß Alzheimer so weit verbreitet war. Alle dachten, daß senile Demenz auf einer Erkrankung kleiner Arterien basiere."

Nachdem Katzmans Mutter mit vierundsechzig Jahren an Alzheimer erkrankt war, erkannte er endlich ein noch wesentlich größeres Problem, das hinter der Krankheit steckt – die

Frage, die Meta Neumann zwei Jahrzehnte zuvor versucht hatte aufzudecken. „Mir wurde klar, daß Alzheimer eine geschlossene Einheit darstellt, gleichgültig, in welchem Alter es einsetzt", berichtete er. „Man mußte nur eins und eins zusammenzählen, dann wurde deutlich, daß es sich um ein gravierendes Problem für die Gesundheit der Allgemeinheit handelt."

Den Berechnungen von Katzman zufolge war Alzheimer eine der häufigsten Todesursachen in den Vereinigten Staaten, die allein hier schon wahrscheinlich hunderttausend Menschen im Jahr das Leben kostete. Diese Zahl würde mit dem Anstieg des Durchschnittsalters der Bevölkerung wachsen. Meta Neumanns Entdeckung war 1953 unbeachtet geblieben, aber jetzt war die Zeit reif, sich mit dem Problem auseinanderzusetzen. Katzmans Vorträge und Artikel in den frühen Siebzigern trafen bei den Medizinern den Nerv, was dazu führte, daß sie endlich anerkannten, daß es sich bei seniler Demenz um eine Krankheit handelt. Mit der Überalterung der Gesellschaft veränderten sich die Werte. Es gab so viele Menschen, die derart lange lebten, daß Senilität nicht mehr als normal oder akzeptabel angesehen wurde. Eine entscheidende Anzahl von Ärzten fing an, Senilität statt dessen als Krankheit zu betrachten. Das medizinische Establishment war jetzt dazu bereit, die moralische Herausforderung, die Alzheimer darstellte, anzunehmen und Maßnahmen dagegen zu ergreifen.

Wie sollte man vorgehen? Die Medizin wußte in den sechziger Jahren über Alzheimer nicht wesentlich mehr als 1910. Robert Terry verwendete für die Untersuchung von Plaques und Tangles ein Elektronenmikroskop, das hundertfach stärker vergrößerte als das von Alois Alzheimer. Dadurch gelang es ihm, eine zelluläre „Metastruktur" der Krankheit auszumachen. Aber diese extremen Vergrößerungen enthüllten immer noch keine Ursache. Ebensowenig zeigten sie, ob Plaques oder Tangles wirklich die Wurzel des Problems waren. Ob man weitere Erkenntnisfortschritte erzielen würde, hing von großen Investitionen in die Altersforschung und die biologische Untersuchung von Alzheimer ab. In den frühen Siebzigern machten Gesundheitsexperten eine Eingabe beim amerikanischen Kongreß, um ein Bundesinstitut für das Altern zu gründen.

Das National Institute of Health (NIH) war vom Kongreß schon 1930 gegründet worden, jedoch dauerte es bis in die späten vierziger Jahre, bis zwei Washingtoner Aktivisten es zu einem Zentrum für medizinische Forschung machten, das auf internationalem Niveau mithalten konnte. Florence Mahoney war eine frühere Zeitungsredakteurin und die reiche Witwe des Herausgebers des *Miami Herald*. Mary Lasker war eine Mitbegründerin des vornehmen Albert Lasker-Medical-Research-Preises, dessen Gewinner üblicherweise später den Nobelpreis entgegennehmen können. Gemeinsam dachten sich die beiden Frauen eine Technik des Lobbyings aus, die als „Politik der Angst“ bekannt wurde. Sie brachten ihre Freunde in der Regierung und in den Medien dazu, die Aufmerksamkeit auf die verheerenden Wirkungen einer bestimmten Krankheit statt auf die allgemeine Forschung zu lenken.

Dieser Ansatz, Krankheit für Krankheit vorzugehen, sorgte dafür, daß sich gelassene intellektuelle Neugier in eine Reihe von persönlichen Kreuzzügen verwandelte. Scheinbar mühelos ließen sich Politiker für einen Krieg gegen den Krebs engagieren. Es war ihnen ein leichtes, ihre Wähler davon zu überzeugen, daß alle Enkel vor Polio geschützt werden müßten. Zwischen 1950 und 1960 wuchs der Etat des NIH dank Mahoneys und Laskers von 46,3 Millionen auf 400 Millionen US-Dollar – und das Institut wurde so zu den National Institute*s* of Health.

Fragen zur Altersforschung jedoch führten zu einer Spaltung zwischen den beiden Aktivistinnen. In den frühen Siebzigern war Mahoney davon überzeugt, daß die NIH ein spezielles Institut bräuchten, das sich allein auf die Probleme konzentrierte, die die am schnellsten wachsende Bevölkerungsgruppe betraf. Lasker widersprach. Sie war der Ansicht, daß man mit dem Problem des Alterns am besten umging, wenn man den Kampf gegen Herzerkrankungen und Krebs fortsetzte. Mahoney machte alleine weiter und half 1972, den Erlaß zur Erforschung des Alterns im Kongreß durchzusetzen. In jenem Jahr scheiterte er durch das Veto von Richard Nixon.

Der Kongreß hatte nicht die Mehrheit, Nixons Veto zu überstimmen, aber zwei Jahre später bot sich unerwartet eine andere Möglichkeit, ihn auszuhebeln. 1973 begann das Weiße Haus unter Nixon durch den Watergate-Untersuchungsausschuß in Bedrängnis zu geraten. Im Jahr 1974 schien es nicht ausgeschlossen, daß Nixon angeklagt würde, und damit hatte der Kongreß den Präsidenten in der Hand. Als das Gesetz zur Erforschung des Alterns, dessen ursprüngliche Fassung von 1972 stammte, 1974 endlich ohne größere Änderungen vom Kongreß verabschiedet wurde, unterschrieb Nixon. Er wollte die Kongreßmitglieder, die sein Schicksal bestimmten, nicht provozieren.

Robert Butler, der erste Direktor des neuen National Institute on Aging (NIA), signalisierte umgehend, daß er beabsichtige, Alzheimer zur Chefsache zu erklären, und stellte Zaven Khachaturian ein. Khachaturian beschäftigte sich seit seinem Studienbeginn in Yale in den späten Fünfzigern mit den biologischen Aspekten des Gedächtnisses. Später begann er sich in der Psychiatrie der University of Pittsburgh auf die Physiologie des Vergessens und der Demenz zu spezialisieren. Später sollte er persönlich von der Krankheit betroffen sein: Seine Mutter litt unter fortschreitendem Gedächtnisverlust, von dem man später annahm, daß es sich dabei um Alzheimer handelte. „Sie war zusehens nicht in der Lage, sich an Namen von

Menschen zu erinnern, die sie kurz vorher getroffen hatte", berichtete er. „Sie wiederholte ständig dieselben Fragen, als wären sie ihr gerade erst eingefallen." Ihr Vergessen wurde allmählich schlimmer. Viele Jahre, bis sie schließlich an einer Herzerkrankung verstarb, war sie noch geistig klar genug, um ihren Sohn über seine Gedächtnisforschung zu befragen – aber konnte sich nicht an das erinnern, was er ihr antwortete.

Als seine Mutter langsam der Realität entglitt, entwickelte sich Khachaturian zum Brigadegeneral eines modernen Krieges gegen Alzheimer. Über zwei Jahrzehnte lang rekrutierte er Topwissenschaftler, entwarf Forschungspläne, erarbeitete Förderanträge und übersetzte die Wissenschaft in eine allgemein verständliche Sprache, die beim Kongreß und bei der Öffentlichkeit offene Ohren fand.

„Ich begann für sämtliche Hauptforschungsgebiete Keime zu legen: eine Gruppe für Neurochemie, eine Gruppe für Proteinchemie, eine für die Infektionshypothese und eine für Genetik. Ich habe versucht, alle wichtigen Ideen auf den Weg zu bringen, weil ich keine Ahnung hatte, was sich letztendlich auszahlen würde. Ich habe außerdem bewußt versucht, Leute anzuwerben, die einen zur allgemein vorherrschenden Meinung gegensätzlichen Standpunkt vertraten. Es gab Grabenkämpfe. Aber da ich die Gelder im Namen der Regierung verteilte, wollte ich alle diese Leute mit gleichen Chancen an den Start bringen." Der Sämling wuchs schnell zu einem Forschungbaum an. In den ersten fünf Jahren stiegen die Forschungsgelder das NIA von 19,3 Millionen auf 70 Millionen US-Dollar. Bis 1985 hatte das NIA bereits zehn Forschungszentren für Alzheimer gegründet, die mit Geldern des Bundes unterhalten wurden. Sie gingen ebenfalls auf eine Idee von Khachaturian zurück und hatten die Aufgabe, die klinische, verhaltenstheoretische und labortechnische Forschung zu koordinieren. Der Kampf hatte begonnen.

Die Öffentlichkeit erfuhr von der Alzheimerkrankheit erstmals in den späten siebziger Jahren: über Ärzte und die Medien. 1980 wurde Alzheimer bei Rita Hayworth diagnostiziert. Im selben Jahr druckte die Kolumnistin Abigail van Buren in ihrer „Liebe-Abby"-Rubrik einen herzzereißenden Brief über Alzheimer.

Präsident Reagan richtete Aufmerksamkeit auf die Krankheit, indem er 1982 den November als „nationalen Alzheimermonat" ausrief. George Glenner, Chef der Molekularpathologie der NIH und zu Zaven Khachaturians Starnachwuchs in der Alzheimerforschung gehörig, wurde für eine Stellungnahme ins Weiße Haus geladen. Weil er einer der wenigen anwesenden Experten war, wurde er von Reagan gebeten, ihm die Krankheit zu erklären, über die man noch sehr wenig wußte. „Der Präsident sah mich an und fragte ‚Was ist Alzheimer?'", erinnerte sich Glenner. „Ich erklärte ihm, daß es sich um Plaques und Tangles handelte, die sich in der grauen Hirnsubstanz bilden und die Versorgung der neuronalen Zellen verhindern. Dann sah er mich an und lächelte. ‚Alles, was ich weiß, ist, daß meine Mutter in einem Pflegeheim gestorben ist und daß sie mich am Ende nicht mehr erkennen konnte', sagte er."

Es war ein offizieller Teil der politischen Forschungsstrategie, den Begriff Alzheimer in die Alltagssprache einzuführen – indem man die „Politik der Angst" als Mittel benutzte, um soviel öffentliche Aufmerksamkeit wie möglich zu erregen. Ein wichtiges Nebenprodukt dieser Strategie war, daß sich auf diese Weise sehr viel Geld für Forschungsvorhaben einwerben ließ. Aber es gab auch einen negativen Effekt davon, die Menschen massenweise über eine heimtückische und unheilbare Krankheit aufzuklären. Während Alzheimer für die Wissenschaftler ein neues, unbekanntes Gebiet und damit eine aufregende Herausforderung darstellte, war die Öffentlichkeit eher irritiert und reagierte ängstlich.

Die neuen Nachrichten waren niederdrückend und machten nicht viel Hoffnung: Alte Menschen wurden nicht manchmal langsam „senil“, sondern sie litten unter einer Krankheit. Niemand war dagegen immun. Die Ursache war unbekannt. Eine Behandlungsmethode oder Heilung war nicht abzusehen. Je länger man lebte, desto größer wurden die Chancen, diese Krankheit zu bekommen.

Versehentlich hatten die Gesundheitsbehörden zwei neue Probleme geschaffen: eine neue Krankheit und einen neuen Dämon. Die Öffentlichkeit brauchte mehr. Mit einer unbekannten Größe zu leben, die Angst einflößt, ist manchmal einfach nicht möglich. Um damit fertig zu werden, benötigt man mehr Informationen, die einem erlauben, ein Verständnis dafür zu entwickeln, was außerhalb der eigenen Kontrolle passiert. Dabei ist es gleichgültig, ob sich die vorläufigen Erklärungen als richtig erweisen. Natürlich hat Senilität bei Menschen schon Angst ausgelöst, bevor sie Alzheimer genannt wurde. Es wurden schon immer Erklärungen dafür gesucht, die Trost versprachen.

Ein Aberglauben aus dem alten Rom besagt, daß alte Menschen ihr Gedächtnis verlören, weil sie die Inschriften auf Grabsteinen gelesen hätten. Ein arabischer Text aus dem zehnten Jahrhundert schreibt die Ursache für Senilität einem kalten, hartnäckigen Phlegma des Gehirns zu. Im siebzehnten Jahrhundert glaubte man an einen Überfluß innerer Feuchtigkeit – gefolgt von einer Gegentheorie, daß zu große Trockenheit schuld am Vergessen sei.

Mitten in der Woge des öffentlichen Interesses erwähnte 1984 der Nobelpreisträger Torsten Wiesel auf einer New Yorker Cocktailparty nebenbei eine mögliche Erklärung für senile Demenz, die für die Zuhörer unwiderstehlich war. In einem informellen Gespräch machte Wiesel eine vage Anspielung auf die Verbindung von Aluminium und Alzheimer. Sofort lauschten die Gäste, die um Wiesel herumstanden. *Was? Eine so einfache Erklärung für Alzheimer?* Die Bemerkung machte die Runde, sie vermehrte sich wie ein Virus und mutierte. Es entstand das Gerücht, Wiesel wolle einen Aufsatz veröffentlichen, in dem er beweisen wollte, daß Aluminium Alzheimer verursache.

Sogar (oder vielleicht gerade) in unserem modernen Zeitalter, das von Wissenschaft und Vernunft regiert wird, brauchen die Menschen etwas, mit dem sie die Leere füllen können, wenn sie unsicher oder nicht ausreichend informiert sind. Wiesels Idee hörte sich für viele plausibel an, die dem modernen Fortschritt skeptisch gegenüberstanden. *Natürlich* bringen wir uns selbst mit den unsichtbaren Gefahren um, die der Fortschritt birgt – Radioaktivität, Verschmutzung, Spuren von Kunststoffen und Metallen, die unser tägliches Leben bestimmen. *Alzheimer durch Aluminium:* eine neue Krankheit für eine hochentwickelte Zivilisation. Vielleicht hatten die Partygäste nicht genau die Zusammenhänge verstanden, aber irgendwie erschien die Erklärung absolut sinnvoll. Ein hartnäkkiger Mythos entstand.

Plötzlich warfen in New York und sonstwo Menschen ihre Alumiumtöpfe weg, ihre aluminiumverseuchten Deodorants und die Magenmittel, die auf Aluminium basierten. Die Aluminiumlobby war in der Defensive und beharrte Reportern gegenüber darauf, daß Folien und Suppentöpfe unschädlich waren. Aber das Bild, daß Aluminium ein Gehirngift sein könnte, blieb hartnäckig in den Köpfen der Menschen. Die Verbindung zwischen Aluminium und Demenz wurde zur „Tatsache", die scheinbar jeder Erwachsene kannte, der sich für informiert hielt.

Die Wahrheit war weniger spektakulär als die Aufregung, die die Nachricht verursachte: Aluminium war nicht die Ursache von Alzheimer, sondern eine Folge. Bei Autopsien war in den Gehirnen von Alzheimeropfern Aluminium in hohen Konzentrationen gefunden worden. Das bedeutete, daß das Filtersystem des Gehirns, die sogenannte „Blut-Hirn-Schranke", nicht funktionierte. Die Blut-Hirn-Schranke hat die Aufgabe, das Hirn von verschiedenen Elementen abzuschirmen. Jeder Mensch nimmt über das Wasser, die Luft und über viele unbehandelte Lebensmittel signifikante Mengen an Aluminium und anderen Metallen auf. Bei gesunden Personen gelangen diese komplexen Elemente nicht ins Hirn, wo sie bedeutenden Schaden anrichten könnten. Die Wissenschaftler vermochten nicht herauszufinden, warum Aluminium es bei den Alzheimerpatienten geschafft hatte, die Blut-Hirn-Schranke zu überwinden. Aber es war sehr deutlich, daß, um Alzheimer zu vermeiden, der Verzicht auf Aluminiumkochtöpfe so sinnlos war, wie Wasser nicht aus Glasflaschen zu trinken, weil ja jemand kommen könnte, der sie einem auf den Kopf schlägt. Die Gefahr hatte nichts mit dem alltäglichen Gebrauch zu tun.

Wie sich später herausstellte, arbeitete Wiesel noch nicht einmal am Thema Alzheimer, geschweige denn, daß er an einem Aufsatz über die Gefahr von Aluminium schrieb. Als er von der Washington Post gebeten wurde, einen Kommentar abzugeben, berichtigte er das Mißverständnis schnell. Er lachte nervös über die unbeabsichtigten Folgen seiner spontanen Äußerung und versprach, in Zukunft vorsichtiger zu sein.

Allerdings sind nicht alle so vorsichtig geworden:

> *Journalist: Sie sagen also, Alzheimer ist nicht nur ein Problem im Gehirn?*
> *Dr. Richard Schulze: Oh, nein, ganz und gar nicht. [Ein Patient von mir] war nach einer Darmreinigung geheilt ... Es gibt Menschen, die durch äußere Einflüsse vergiftet sind. Andere sind von [innen] vergiftet. Oder sie werden von emotionalem Streß*

krank, dem sie nicht gewachsen sind. Andere von Metallvergiftungen wie durch Aluminium. Ich habe Menschen getroffen, die einfach eine zu hohe Menge Aluminium zu sich genommen hatten – von Flouriden über Antazida bis hin zu Aluminium von Töpfen und Pfannen. Also ich denke, man muß jeden Fall einzeln betrachten … Es gibt kein Alzheimer, das habe ich herausgefunden. Jeder Mensch hat seine eigene Geschichte, von Mottenkugeln über Aluminium bis hin zu „Ich kam mit meinem Leben nicht mehr zurecht, weil mein Mann mich betrogen hat.“

AUS: THE LAST CHANCE HEALTH REPORT,
HERAUSGEGEBEN VON SAM BISER

Dr. Schulze ist eine bekannte Figur in der Welt alternativer Heilverfahren, jedoch ist er kein Doktor der Medizin. Neben anderen Qualifikationen besitzt er die Doktorwürde der Pflanzenheilkunde der School of Natural Healing, einer nicht anerkannten Fernuniversität, die sich in Orem, Utah, befindet und sich mit natürlichen Heilmethoden beschäftigt. Er verkauft Bücher, Audiocassetten, Videos und verschiedene „originale“ Kräutermischungen, um eine breite Spanne von Krankheiten zu behandeln. Für Demenz-Patienten bietet er einen speziellen Tee an:

15 Teile Ginkgoblätter
1 Teil Gotu Kola
1 Teil Galamuswurzel
1 Teil Rosmarinblüten
1 Teil Kolanuß
1 Teil Cayennepfeffer, so scharf wie möglich
Ein Teelöffel Kräutermischung pro Tasse, sechs Tassen pro Tag.

Schulze ist mit seinen Bemühungen nicht allein, eine Welt, die auf ein Mittel gegen Alzheimer hofft, mit einfachen Lösungen zu versorgen. Andere beschuldigen Flouride im Trinkwasser, Amalgamfülllungen, pasteurisierte Milch, grünen Tee, weißes Mehl, geschälten Reis, Gallensteine und winzige Parasiten im Rückgrat. Unter den empfohlenen Heilmitteln: naturbelassenes Meersalz, Flachsöl, Limonade (morgens), Miso, Mistel, blaue Weintrauben, Kurkuma, Essiac-Tee, Chlorella-Algen, Gerste, Haiknorpel, Extrakt von Olivenblättern, Akupunktur, elektromagnetische Pulstherapie, Hyperbarium-Sauerstoff-Therapie, ultraviolette Blutbestrahlung und – ein weiterer Vorschlag von Richard Schulze – eine kraftvolle, schmerzhafte Fußmassage.

Eine Umfrage, die 1995 durchgeführt wurde, brachte zutage, daß mehr als die Hälfte der Alzheimerpatienten mindestens eine dieser Therapien ausprobiert hatten. Zwanzig Prozent von allen hatten mit drei oder mehr solcher Therapien experimentiert. Der Impuls ist sicherlich verständlich: Eine unbarmherzige, degenerative Krankheit frißt das Bewußtsein einer Person auf, während die meisten konsultierten Ärzte die Hände heben und erklären, daß man dagegen einfach nichts tun könne. Berechtigter Verdacht macht sich breit: Das sind Ärzte mit westlicher Ausbildung – wie sieht es mit der tausendjährigen östlichen Weisheit aus? Was ist mit den Substanzen, die bisher noch nicht vom US-amerikanischen Ministerium für Nahrungsmittel und Medikamente für den Markt freigegeben wurden – wobei man dazu sagen muß, daß die Langsamkeit der Behörde legendär ist? Im Internet gibt es einen regen Austausch von Informationen über Mittel, die nur in Europa und Asien zu bekommen sind. Da sie offensichtlich wenig zu verlieren haben, greifen Betroffene und Pfleger zu allem, was Heilung verspricht. Käufer dieser Präparate sollten sich jedoch vorsehen: Die herkömmliche Wissenschaft hat in der Tat nicht auf alle Fragen Antworten, jeder ernstzunehmende Forscher, der sich mit Alzheimer beschäftigt, würde das sofort bestätigen. Aber halten die Erklärungen der anderen einer eingehenden Betrachtung stand?

Wenige von Schulzes Behauptungen werden von medizinischen Erkenntnissen gestützt. Alzheimer ist eine feststellbare Krankheit, die sich durch eine Reihe vorhersehbarer Symptome und eine nachweisbare Pathologie auszeichnet. Kein einziger Alzheimerfall wurde jemals durch Darmreinigung geheilt oder durch Psychotherapie oder eine andere Behandlung. Die Ursache von Alzheimer ist bisher nicht bekannt, aber es gibt schwerwiegende Beweise, daß die Krankheit durch eine Kombination von genetischen und Umweltfaktoren verursacht wird. Schulzes Liste von schuldigen Umweltfaktoren – wenngleich sie einen Laien erschrecken – wurde von keinem seriösen Gelehrten bestätigt. Anerkannte Studien über Flouride, Amalgamfüllungen, Aluminium und andere Substanzen, von denen häufig vermutet wird, sie lösten Alzheimer aus, brachten bisher keine Ergebnisse.

Am Ende ist Schulzes unerschütterliches Selbstvertrauen jedoch das deutlichste Indiz für sein unseriöses Vorgehen: Wahre Wissenschaftler äußern sich vorsichtiger in ihren Vermutungen, sie achten immer darauf, die Grenzen dessen, was als bewiesen gilt, nicht zu überschreiten. Man weiß schon viel über Alzheimer, aber die Vielzahl der offenen Fragen und die Unheilbarkeit der Krankheit sollten eher Demut als vorgebliche Sicherheit hervorrufen.

Und was Schulzes Tee angeht: Zwar haben hohe Dosen von Ginkgo den geringen Effekt gezeigt, einige Symptome von Demenz zu lindern, aber diese Wirkung ist immer vorübergehend und scheint nicht den Verlauf der Krankheit selbst zu verlangsamen. Der letzte Bestandteil von Schulzes Demenz-Tee sollte gar Stirnrunzeln hervorrufen: Keine anerkannte medizinische Studie zeigt, daß Cayennepfeffer einen nachweislichen Effekt auf das Gehirn hat. Die Menge, die er verschreibt, macht außerdem jedes Getränk höllenscharf. Stellen Sie sich die Wirkung vor, wenn Sie reichlich scharfen roten Pfeffer in ein Getränk täten und es einem nichtsahnenden Patienten gäben, der nur begrenzt klar im Kopf ist und sich nicht mehr artikulieren kann. Und jetzt stellen Sie sich vor, Sie verabreichten das Getränk sechsmal am Tag.

Ein Jahr nachdem George Glenner Ronald Reagan im Weißen Haus erklärt hatte, was es mit Alzheimer auf sich hat, errang er den ersten großen Sieg in Zaven Khachaturians Krieg gegen die Krankheit. Im Jahr 1983 entschlüsselte er die molekulare Struktur von Beta-Amyloid, dem Hauptbestandteil von Plaques. Seit den Zeiten von Alois Alzheimer hatte sich die Labortechnik deutlich verbessert. 1906 bestand die fortschrittlichste Methode der Hirnforschung darin, Zellen und ihre Bestandteile mit einer mehrhundertfachen Vergrößerung anzuschauen. Alzheimer konnte die Umrisse von Plaques und Tangles sehen, er konnte sie zeichnen, zählen, sie beschreiben und ehrfürchtig betrachten. Aber darüber hinaus erfuhr er nicht viel über sie. Er konnte weder in die Partikel hineinschauen und untersuchen, woraus sie bestanden, noch verstehen, in welcher Art sie das umliegende Gewebe veränderten.

Zu der Zeit, als Glenner die Sache erforschte, glich die Ansicht von Plaques und Tangles durch ein Lichtmikroskop ungefähr dem Anblick der Skyline von New York von einem Zeppelin aus: eine lebendige Stadt, faszinierend, aber nicht sehr aufschlußreich. Was die modernen Wissenschaftler interessierte, waren die Ansicht auf Straßenhöhe und die Szenerie hinter den geschlossenen Türen – die molekularen und chemischen Prozesse, die im Inneren fast ganz verborgen abliefen. Aus der Perspektive des Zeppelins waren Plaques große, dichte

Wolken, die bedrohlich ausschauten und aus unbekanntem Material bestanden. Mittels der stärkeren Vergrößerung, die ihm zur Verfügung stand, sah Glenner, daß darin winzige Stückchen von Beta-Amyloid aneinanderklebten. Beta-Amyloid besteht aus klebrigen, unlöslichen Proteinfragmenten, die aneinanderhaften wie die Fasern von Paketklebeband, das hastig von der Verpackung abgerissen wurde. Die Klebebandstückchen liegen verstreut auf dem Boden und verkleistern mit Staub, Haaren und miteinander. Nach einer Weile verkleben sie den ganzen Raum. Glenner entschlüsselte die molekulare Zusammensetzung von Beta-Amyloid, das Ähnlichkeit mit Stärke hat. (Der Begriff leitet sich vom lateinischen Wort *amylum* für Stärke ab.) Diese Erkenntnis wiederum machte es anderen Forschern möglich, die Ursachen seiner Entstehung aufzudecken. Genau dies war der Fuß in der Tür, auf den die anderen Wissenschaftler lange gewartet hatten. „Da kam George daher und entdeckte die Reihenfolge der Proteinmoleküle", erinnert sich Zaven Khachaturian, „und, mein Gott, es war, als wären Schleusen geöffnet worden." Die Bildung von Plaques wurde endlich durchschaubar.

Plaques werden durch einen chemischen Unfall verursacht, dem funktionalen Zusammenbruch einer gutartigen Substanz, dem sogenannten Amyloid-Precursor-Protein (APP), das überall im Körper existiert: im Gehirn, im Herzen, in den Nieren, den Lungen, der Milz und den Därmen. Seine Rolle für die Funktion der Zellen ist bisher noch ungeklärt. Normalerweise wird es gleichmäßig in kleinere, lösliche Teile aufgespalten, die zusammen mit anderen aufgelösten Gewebeteilen und Chemikalien weggespült werden. Aber unter mysteriösen Umständen wird die Aufspaltung nicht fehlerlos durchgeführt, und als Ergebnis entstehen klebrige Fragmente von Beta-Amyloid. Da sie aneinanderhaften und weitere Abfallprodukte, Teile von toten oder sterbenden Neuronen, anziehen, verwandeln sie sich langsam in dichte, unförmige Klumpen: Plaques.

Drei Jahre später, 1986, wurden auch Tangles entschlüsselt. Wissenschaftler entdeckten, daß sie aus einem anderen verseuchten Protein bestanden, das Tau-Peptid genannt wird und normalerweise die Gleisschwellen in einer Struktur bildet, die einem Schienenstrang gleicht, auf dem die Nährstoffe und andere wichtige Moleküle durch den Zellkörper jedes Neurons transportiert werden. Bei den Tangles wurde das verknäuelte Tau irgendwie hyperphosphoryliert – durch überzählige Phosphormoleküle zerstört. Ohne dieses Element funktioniert die Struktur nicht mehr. Letztendlich sind Tangles also krankhaft veränderte Neurofibrillen.

Stellen Sie sich ein Monster vor, das sich eine Zugstrecke entlangarbeitet und dabei die Schwellen (das Tau) auffrißt. Wenn dann der Zug mit seiner Ladung (den zu transportierenden Nährstoffen) darüberfährt, beginnen sich die Gleise aufzuwerfen. Der Schaden setzt sich fort, solange der Zug weiterfährt. Dieser Vorgang hinterläßt eine große Menge von verknäulten Trümmern entlang der Strecke.

Innerhalb des Neurons vermehrt sich der verknäuelte Müll stetig, da sich die Fasern weiter umeinanderwickeln. Zuerst wird die Versorgung der Zellen mit Informationen und Nährstoffen nur beeinträchtigt, dann versiegt sie ganz. Das Neuron kann sich nicht selbst erhalten und beginnt auszutrocknen. Die Zellmembranen brechen zusammen, und jeder Teil des Neurons – das lange Axon, das für das Aussenden von Signalen zu anderen Neuronen zuständig ist, die kurzen, verästelten Dendriten, die von anderen Neuronen Signale aufnehmen, und alles andere – zerfällt. Tausende von Synapsen, die jeweils ein Teilchen der Erinnerung repräsentieren, verschwinden wie ein Flugzeug über dem Bermuda-Dreieck. Am Ende gibt es nicht einmal den kleinsten Hinweis, daß das Neuron jemals existiert hat – bis auf eine Kleinigkeit: Das einzige, was übrigbleibt, ist ein kleiner Klumpen dessen, was Neuropathologen „Geistertangles“ nennen. Sie werden nur sichtbar, wenn ein Pathologe das Gewebe an just der richtigen Stelle einfärbt. Dort war einmal ein Neuron.

Ein Jahrzehnt nachdem Zaven Khachaturian auf der Jagd nach neuen Wissenschaftlern gewesen war, konnte er jetzt die ersten Erfolge verzeichnen. Plötzlich wurde es wieder spannend auf diesem Gebiet. Der moderne Wettlauf darum, Alzheimer verstehen und bekämpfen zu lernen, hatte jetzt ernstlich begonnen. Aber es lagen noch viele Hindernisse auf dem Weg.

Ungefähr zehn Jahre nachdem ihm der wichtige Durchbruch mit dem Beta-Amyloid gelungen war, erkrankte George Glenner an einer seltsamen Krankheit. Er litt unter Kurzatmigkeit und Müdigkeit, und als Ärzte anfingen, ihn zu testen, kam niemand darauf, die naheliegendste Möglichkeit in Betracht zu ziehen. Als sie endlich herausfanden, was es war, sorgte das für einen Schock in der gesamtem Alzheimerforschungsgruppe: Glenner hatte sich irgendwie eine sehr seltene Krankheit zugezogen, die systemische senile Amyloidose. Es handelte sich um eine unerklärliche Wucherung von Amyloidproteinen, die sich durch seinen ganzen Körper zog und sein Herz und seine anderen Organe verstopfte. Es war in einem gewissen Sinne ein Alzheimer des Körpers. „Wie habe ich das bekommen? Wir wissen es nicht“, sagte Glenner kurz vor seinem Tod zu einem Reporter. „Es ist wieder so ein Mysterium.“ Was auch immer die Erklärung dafür war, es sah nicht wirklich nach einem Zufall aus. Es schien für viele so, als habe er zugunsten wissenschaftlicher Forschung seinen eigenen Körper unwiederbringlich geopfert. Kurz bevor er 1995 starb, wurde Glenner gefragt, ob er es für möglich halte, daß es einmal ein Mittel gegen Alzheimer geben würde. „Selbstverständlich“, lautete seine Antwort.

Ich habe mich wirklich an der Frage, ob Ehrlichkeit das richtige ist, abgearbeitet. Was sagen Sie einer erwachsenen Frau, die auf ihrem Bett sitzt und sagt, sie sei niemals über Nacht fortgeblieben, ohne den Eltern Bescheid zu sagen, wo sie war? Was sagen Sie einer, die denkt, sie sei eine Lehrerin, und wenn sie nicht nach Hause und in ihr Klassenzimmer komme, bleibe die ganze Klasse ohne Aufsicht? Was sagen Sie einer, die Angst hat, kein Geld zu haben, um ihre Rechnungen zu bezahlen, und davor, alles zu verlieren, wenn sie nicht nach Hause zurückkehre zu einer Arbeit, von der sie schon seit Jahren, wie Sie wissen, in den Ruhestand gegangen ist? Es gab keinen Grund, ihr immer wieder zu sagen, daß sie unter einer schrecklichen, schlimmen, degenerativen Krankheit litt, die verantwortlich war dafür, daß sie so empfand, wie sie es tat.

Ich fand heraus, daß sie weniger Angst hatte, wenn ich ihr einfach nur zuhörte, wenn sie über ihre Gedanken und Gefühle sprach. Manchmal war es besser, gar nichts zu sagen, als überhaupt etwas zu sagen. Wenn ich ihr sagte, daß ich mich um einige Sachen kümmern würde, entspannte sie das etwas. Für mich mag es besser sein, die Tatsachen auszusprechen, aber sie hat das Bedürfnis nach Trost und Sicherheit – nicht nach Wahrheit. Die Wahrheit ändert nichts an ihrem Zustand.

N. B., Merrimack, New Hampshire

Kapitel 10

IN DREITAUSEND METER HÖHE, UM ZEHN UHR ABENDS

Taos

Es dämmerte am ersten Abend der Konferenz über molekulare Mechanismen. Zweihundert Wissenschaftler, die zwar von der Reise erschöpft, aber von der kalten, klaren Bergluft erfrischt waren, ließen sich auf ihre Stühle fallen, um Stanley Prusiners Eröffnungsrede zu hören. Vielleicht konnte er tatsächlich nicht mit dem mitleiderregenden Märchen von Monica Lewinsky mithalten, aber auch er hatte etwas vorbereitet, was die Anwesenden wachhalten würde.

Prusiners besaß weißes, zurückgekämmtes Haar. Wenn er sprach, zog er eine Augenbraue hoch, was ihm Autorität verlieh. Er hatte außerdem einen überraschend bitteren Ton in der Stimme, als habe ihm jemand etwas weggenommen, das er nie wiederbekommen würde. Obgleich er für seine Entdeckung der „Prionen" – jener infektiösen Proteine, die die Creutzfeldt-Jakob-Krankheit bei Menschen und die schwammartige Enzephalopathie bei Rindern (auch bekannt unter dem Stichwort „Rinderwahnsinn") auslösten – weltberühmt war, schien diese Leistung emotionale Narben hinterlassen zu haben.

Jahrelang war Prusiner ein Paria in der wissenschaftlichen Welt gewesen. Er wurde wegen seiner Theorie, die viele für absurd hielten, offen angegriffen. Es schien für viele widersinnig, daß einfache Proteine Infektionen auslösen sollten, denn im eigentlichen Sinne waren diese nicht lebendig.

Allmählich jedoch sammelten sich Beweise, die Prusiners Theorie bestätigten. Das Konzept der Prionen unterschied sich so sehr von den übrigen Erkenntnissen der Forschung, daß der bekannte amerikanische Physiker Lewis Thomas erklärte, es handele sich um das „Seltsamste in der ganzen Biologie". Im Gegensatz zu einem Virus, der seine eigene DNS in den Zellkern der Wirtszelle injiziert und die Mechanismen der Zelle dazu benutzt, sich zu vermehren, sind Prionen nicht auf die Manipulation von genetischen Vorgängen angewiesen, um sich zu auszubreiten. Die seltsam geformten Proteine destabilisieren andere Proteine, die sich in ihrer Nähe befinden, indem sie sich einfach an ihnen reiben und so ihre Nachbarn in ihre eigene, bösartige Form bringen. Ein Prion verändert das nächste, das wiederum das nächste verändert und eine Kettenreaktion provoziert, die schließlich zu dem führt, was Prusiner eine „klebrige Lage" von verklumpten Proteinen nennt. Da das Immunsystem darauf mit dem Versuch reagiert, all die feindlichen Partikel zu entfernen, wird das Gehirn porös.

Soweit man es beurteilen kann, ist Alzheimer keine infektiöse Prionen-Erkrankung (obgleich der Tod von George Glenn durch Amyloidose zu dieser Sorge Anlaß gab). Aber es gab genügend übereinstimmende Elemente, um Prusiner für Alzheimer zu interessieren. Er schien hier außerdem in einer moralischen Rolle auftreten zu wollen – als erfolgreicher Erforscher einer verwandten Krankheit, der seinen Kollegen vielleicht einige Lehren zu erteilen hätte.

Das war aus den Zwischentönen seiner Rede herauszuhören. Als er eine detaillierte Übersicht über sein Werk gab, nutzte Prusiner außerdem die Chance, an seinen früheren Gegnern Vergeltung zu üben. Auf dem Tageslichtprojektor zeigte er mehrere Male eine Karikatur, die den jungen Stanley Prusiner mit dunklen Haaren zeigte, der von einem riesigen Daumen zerquetscht wird. Der Daumen stand für die etablierte Medizin, die ihn aufgrund seiner unkonventionellen Ideen nicht anerkennen wollte. Prusiner schloß seine Rede mit einem bissigen Zitat von Winston Churchill: „Menschen stolpern gelegentlich über die Wahrheit, aber die meisten stehen sofort wieder auf und eilen weiter, als sei nichts geschehen.“

Es war eine passende Bemerkung für einen Mann aus der Politik, dem auch Krieg nicht fremd ist, aber für einen bekannten Wissenschaftler war es kein sehr aufmunternden Satz. Prusiner war ein verbitterter Sieger; das stand ihm nicht gut. Aber er war erfolgreich, und die Geschichte seines Triumphes über seine Niederlagen wollte den Elitewissenschaftlern sagen: *Fürchtet euch nicht davor, euch konventionellen Weisheiten zu widersetzen; nur so findet wissenschaftlicher Fortschritt statt.*

Zweiundsiebzig der berühmtesten Skipisten lagen nur zehn Minuten vom Konferenzort entfernt. Kostenlose Busse warteten mit laufendem Motor direkt vor dem Konferenzzentrum, rund viereinhalb Quadratkilometer Skigebiet lagen unter einer Sonne, die dort angeblich an dreihundertdreiundzwanzig Tagen im Jahr scheint. Aber das Ziel der Konferenz vor Augen lehnten die meisten Teilnehmer das Angebot, Ski zu laufen, ab, wohl wissend, was sie versäumen würden: Jeden Tag liefen Vorträge und Workshops von acht Uhr morgens bis zehn Uhr am Abend, sie wurden nur von den Mahlzeiten und Kaffeepausen unterbrochen.

Es gab noch so viel zu erforschen, dazu gehörte auch das gesamte menschliche Genom mit seinen dreißigtausend Genen und drei Milliarden nukleotiden Basenpaaren. In den frühen neunziger Jahren konzentrierte sich die meiste Arbeit auf Molekulargenetik, da Forscher im menschlichen Genom zahlreiche Verbindungen zu Alzheimer feststellten: Die Chromosomen 1, 14, 19 und 21 trugen alle Gene, die an der Bildung von Alzheimer beteiligt waren.

Man fand heraus, daß nur fünf Prozent aller Alzheimerfälle – die meisten davon setzten in den mittleren Jahren ein – allein durch ein einzelnes Gen verursacht werden. In diesem kleinen Anteil sämtlicher Fälle wird die Krankheit genauso von einem einzelnen dominanten Gen eines Elternteiles vererbt wie braune Augen oder die Form von Ohrläppchen. Jeder, der dieses Gen hat, erkrankt an Alzheimer, wenn er oder sie lange genug lebt. Statistisch gesehen vererben die Opfer das Gen und damit die Krankheit an fünfzig Prozent ihrer Kinder.

Die Ursache oder die Ursachen für die anderen fünfundneunzig Prozent der Fälle waren nicht so klar. Viele der Hinweise, die auftauchten, unterstützten die Theorie, daß die Krankheit „multifaktoriell" ist. Das heißt nichts anderes, als daß eine Vielzahl unterschiedlicher Ursachen vorliegt: Gene treffen in unglücklicher Kombination auf Umweltfaktoren. Der Analyse zufolge entsteht dann Alzheimer so ähnlich, als würde man einen Schulbus über einen kleinen Hügel schieben: Kein einzelner Mensch kann es alleine vollbringen, aber wenn es genügend Menschen gibt, die zum richtigen Zeitpunkt gemeinsam anpacken, scheinen sie es spielend zu schaffen.

Aus diesen komplexen Sachverhalten ein sinnvolles Ganzes zu machen bedurfte einer Kooperation, wie es sie zuvor noch nie gegeben hatte. Wissenschaftliche Erkenntnis hing schon immer davon ab, ob das Gerüst aus Ideen und Beobachtungen trägt und kontinuierlich wächst. Aber diese beschleunigte Art der Wissenschaft, wo Daten verfolgt, schnell analysiert und sofort über das Internet mitgeteilt werden, benötigte ein unvorstellbar kompliziertes Netzwerk. Die Vorträge in Taos waren dafür ein gutes Beispiel: „... basierend auf Daten über präsenile Mutationen, veröffentlicht von Karen Duff in New York und Gerard Schellenberg in Seattle, und mit genetisch veränderten Mäusen, zur Verfügung gestellt von Karen Hsiao in Minneapolis, versuchten wir ..." Verschiedene Menschen und Forschungsansätze wurden zu einem histopathologischen Ballett choreographiert. Wissenschaftliche Teams waren über die ganze

Welt verstreut, beobachteten die Arbeit der anderen sehr genau und reagierten darauf. Sie entwarfen eine erstaunliche Tanzimprovisation mit einer Fülle von eleganten Bewegungen.

Aber es gab auch Ungereimtheiten und Verstimmungen. Der ganze erste Tag der Konferenz war fast ausschließlich der Bildung von Amyloidplaques und der Frage gewidmet, ob es die Plaques sind oder die umherfließenden Beta-Amyloide, die den eigentlichen Schaden anrichten. Am selben Abend meldete sich der Brite John Hardy von der Mayo-Klinik, ein herzlicher Mensch, der sich nicht einschüchtern läßt, zu Wort. Er machte gleich zu Anfang deutlich, daß er nicht viel versprechen könne. „Ich habe einfach nur eine Ansammlung von Ideen, ein paar Kleinigkeiten, um den Abend abzuschließen. Ich wollte schon immer mal eine Rede in dreitausend Meter Höhe um zehn Uhr abends mit vier Gin-Tonics intus halten", witzelte er, während die müde Gruppe ihm zuhörte. „Mal sehen, ob es klappt." Bevor er jedoch zum eigentlichen Thema kam, richtete er noch eine Spitze gegen einen Rivalen, der nicht anwesend war. „Allen Roses ist nicht hier, falls Sie es noch nicht bemerkt haben sollten", fügte er mit einem Grinsen hinzu, „also dachte ich, ich zeige mal dieses Dia."

Das Dia hatte den Titel „Krankheiten sind Prozesse". Es bezog sich wenig schmeichelhaft auf einen alten Streit: Viele Jahre lang war Hardy einer der führenden Befürworter der „Amyloid-Kaskaden-Hypothese" gewesen, die besagte, daß Plaques für die Bildung von Alzheimer wichtiger seien als Tangles. Dieser Hypothese zufolge geht der Krankheit eine Anhäufung von Beta-Amyloid voraus, die irgendwann eine kritische Masse erreicht und damit verschiedene Reaktionen auslöst, wie zum Beispiel die Bildung von Tangles. Die meisten Alzheimerforscher, wahrscheinlich um die achtzig Prozent, schlossen sich dieser Hypothese an und forschten von nun an auf diesem Gebiet.

Roses, Direktor der Genforschungsabteilung des Pharma-Giganten Glaxo Wellcome, war anderer Meinung. Er bezeichnete Plaques als „Grabsteine“ und „Narbengewebe“, das größtenteils keinen Einfluß auf die Mechanismen der Krankheit habe. Das „Amyloid-Establishment“ erhalte viel mehr finanzielle Ressourcen, als es verdiene, beschwerte er sich. Roses Forschung ergab, daß die Tau-Proteine von Tangles näher an der Wurzel des Übels war. Als Direktor des Alzheimer-Forschungsprogrammes an der Duke University machte er 1992 die bis heute wahrscheinlich wichtigste Entdeckung, was die genetischen Grundlagen der Krankheit betrifft: Er fand ein Gen namens ApoE, das auf dem Chromosom 19 sitzt (eine menschliche Zelle hat sechsundvierzig Chromosomen). Dieses Gen schien das Risiko um das Zwanzigfache zu vergrößern, an Alzheimer zu erkranken. Sieben Jahre später war es immer noch die einzige Entdeckung in Sachen Vererbung, die verifiziert worden war. Gene sollten also die am weitesten verbreitete Form der Erkrankung bestimmen.

Roses fühlte sich mit seiner Entdeckung ignoriert. Niemand schien daran Interesse zu haben, diesen Forschungsstrang weiterzuverfolgen. Für ihn traf der klassische Fall zu, daß die übrigen Wissenschaftler einfach ihrem Herdentrieb folgten. Die spektakuläre Popularität der Amyloid-Hypothese, bemerkte er sehr offen, basiere einfach darauf, „daß gute Wissenschaftler ihre Forschung nicht objektiv betrachten können, sondern subjektiv immer recht haben wollen und sich in Horden zusammentun, um sicherzustellen, daß niemand ihnen [die Forschungsmittel wegschnappt] – ‚schafft die Leute weg, damit sie uns nicht bei unserer Arbeit im Weg stehen.‘ Das passiert häufig, und in unserem Fall sorgt es dafür, daß Therapien langsamer entwickelt werden, als es nötig ist. Der Grund, warum ich das sage, ist, daß diese Typen keine Medikamente herstellen. Pharmaunternehmen stellen Medikamente her. Und wenn diese Firmen ein Alzheimerprogramm initiieren wollen, was machen sie dann? Sie orientieren sich daran, was gängig ist, was sie in der Presse finden. Sie sagen: ‚Oh, schau mal, hier steht etwas in *Nature*.‘ Und wenn man tatsächlich sieht, daß fünfundachtzig Prozent der Artikel von [Amyloid-Forschung] handeln, dann sagt ein Manager des Pharmakonzerns, dem der wissenschaftliche Hintergrund fehlt: ‚Ich habe keine Ahnung, was dieser Verrückte Roses macht, von dem alle sagen, daß er falsch liegt. Wir investieren in Amyloid.‘ Also sind die Alzheimerprojekte der Pharmaunternehmen eigentlich Amyloid-Projekte, und so setzt es sich immer so fort."

Wissenschaftler können sich über Inhalte streiten und trotzdem enge Freunde sein. Dies trifft allerdings nicht auf John Hardy und Allen Roses zu. Als Hardy sich 1991 noch in Großbritannien aufhielt, schrien die beiden sich von Insel zu Kontinent übers Telefon an, weil sie sich nicht über einen Aufsatz von Hardy einig werden konnten.

Der war keine Kleinigkeit. Hardy stellte darin eine Verbindung zwischen einem seltenen, frühen Beginn der Krankheit und einer Mutation des Chromosoms 21 her. Der Aufsatz verknüpfte zum ersten Mal Alzheimer und genetische Veränderungen miteinander (das war vor Roses großer Entdeckung). Um seine These zu beweisen, nutzte Hardy einige Daten von Roses. Auf Anraten eines Anwaltes und weil Roses klargestellt hatte, daß er nicht glaube, daß dieser Zusammenhang Relevanz besitze, hatte sich Hardy dafür entschieden, Roses den Aufsatz nicht zu zeigen und ihn auch nicht als Co-Autoren zu nennen. Aber dann spielte jemand Roses einen Entwurf durch ein anonymes Fax aus dem Paddington-Bahnhof in London zu. „Ich bin ausgeflippt", sagte Roses. Die darauffolgenden Verwicklungen ließ die Forschungsgemeinschaft polarisiert zurück.

Seitdem hat sich die Lage wieder etwas beruhigt, aber die Rivalität zwischen Hardy und Roses dauert an. „John und Allen benehmen sich anständig, wenn sie sich treffen, aber es herrscht zwischen den beiden nicht die geringste Sympathie", sagte mir jemand in Taos, der Hardy gut kennt. Tatsächlich war vorgesehen, daß Roses auf dieser Konferenz einen Vortrag halten sollte, aber er ließ sich in letzter Minute entschuldigen. In einer E-Mail-Korrespondenz kritisierte Roses die Konferenz in Taos. „Das meiste davon sind alte akademische Erkenntnisse, die nur aufgewärmt und einige unserer [Firmen-]Leute aussieben werden", stellte er fest. „Auf anderen Gebieten nähern wir uns einer Behandlungsmethode. Universitäten stellen keine Medikamente her. Regierungen stellen keine Medikamente her. Wir in der Pharmaindustrie stellen Medikamente her."

Also neckte Hardy hier in Taos, in fast dreitausend Meter Höhe um zehn Uhr abends, den abwesenden Roses. „Krankheiten sind Prozesse", war Hardys gerissene Umschreibung ihrer grundsätzlichen Streitfrage: Aus Hardys Sicht verstand Roses Alzheimer nicht als eine Ansammlung von Material und eine Kette von Vorgängen, sondern als etwas, was durch einen genetischen Schalter, der umgelegt wird, ausgelöst wird.

Am dritten Abend der Konferenz bekamen die „Tauisten" ihre Chance. Sie gehörten zu der unerschütterlichen Minderheit, die die Möglichkeit untersuchte, daß Tangles, nicht die Plaques, der wahre Schlüssel seien, um Alzheimer zu verstehen. Im letzten Jahrzehnt hatte sich die Rivalität zwischen Tau (Tangles) versus Amyloid (Plaques) verstärkt. „Die Kämpfe toben, als handele es sich um einen Glaubenskrieg im Mittelalter", stellte Zaven Khachaturian fest. „Aber das ist gut. Für alle. Ich sitze gerne an der Seitenlinie und feuere sie an."

Virginia Lee, der weibliche Teil eines preisgekrönten Ehepaares von der University of Pennsylvania, machte sich einen Spaß daraus, die vorherrschenden Amyloid-Anhänger zu nekken. „Denjenigen von Ihnen, die nicht viel Ahnung von Tau haben, werde ich eine kleine Einführung geben", sagte sie. Ihre Gegner lachten. Aber es war Lees Kollege Khalid Iqbal, der die Amyloid-Anhänger direkt angriff. „Die Amyloid-Kaskaden-Hypothese gibt es nun schon seit fast zehn Jahren", begann er, „und einige der besten Wissenschenschaftler sind an diesem Thema dran, aber es gibt immer noch keine Erklärung, wie die Zusammenhänge aussehen. Ich möchte Ihnen heute abend vorschlagen, daß wir auch noch eine andere Hypothese berücksichtigen sollten – nämlich die, daß es sich bei Alzheimer um eine grundlegende Stoffwechselstörung handelt. Wie Bluthochdruck und die Erkrankung der Herzkranzgefäße ist Alzheimer eine Störung des Metabolismus in den mittleren und späten Lebensjahren, die auf einer genetischen Prädisposition basiert und von einem oder mehreren Umweltfaktoren beeinflußt wird." Iqbal wies darauf hin, daß von allen genetischen Veränderungen und Umweltfaktoren, die mit Alzheimer in Verbindung gebracht werden, kein Faktor allein die Erkrankung verursacht. Darüber hinaus ist die Kombination der Faktoren nicht beständig. Es sei außerdem wichtig festzuhalten, sagte er, daß die Krankheit auch ganz unabhängig von den bekannten Risikofaktoren auftreten könne.

Das heißt mit anderen Worten, daß wir nicht alle Ursachen kennen und vielleicht auch nie herausfinden werden. Die einzelnen Faktoren sind so zahlreich und so komplex, daß sie noch nicht einmal allein ausschlaggebend für die Krankheit sind. Wichtig ist der *Verlauf*, den die Krankheit normalerweise nimmt, nachdem sie ausgebrochen ist. Die Herausforderung für die Wissenschaftler ist nicht, den Zug an der Abfahrt zu hindern, nachdem die Waggons produziert und aufs Gleis gesetzt wurden. Es geht eher darum, den Zug anzuhalten, nachdem er losgefahren ist, aber sein Ziel noch lange nicht erreicht hat. Der normale Verlauf der Krankheit ende damit, daß Neuronen abstürben, sagte Iqbal. Dabei gehe es nicht um die Bildung von Beta-Amyloid, sondern um die Hyperphosphorylation von Tau – die Entwicklung von Tangels. Dann holte Iqbal zu seinem vernichtendsten Argument aus. Er schlug vor, Amyloid sei *nicht* das Problem – sondern eher ein Teil der Lösung. Amyloid, sagte er, scheine nicht ein destruktives, sondern ein Protein zu sein, das die Fähigkeit habe, Strukturen zu reparieren. Die Amyloidwerte gingen jedesmal in die Höhe, wenn das Hirn Schaden erleide.

Dies war ungefähr gleichbedeutend damit, in eine Vorstandskonferenz der Bundesbank zu marschieren und zu sagen: „Heute abend werde ich Ihnen zeigen, daß die Inflation nicht unser Feind ist, sondern unser Freund." Iqbal zündete damit Handgranaten. Aber er war auch nicht nach Taos gereist, um sich Freunde zu machen. Prusiner, wo auch immer er in dem großen dunklen Raum stecken mochte, grinste sicherlich zufrieden. Endlich gab es mal einen Wissenschaftler, der nicht dem Herdentrieb folgte. Der Vortrag lief auf Prusiner hinaus und auf seinen Spruch von Churchill: „Menschen stolpern gelegentlich über die Wahrheit, aber die meisten ..."

War die Amyloid-Theorie eine klassisches Beispiel für „Herden-Wissenschaft", weil alle auf sie ansprangen, wie Allen Roses und Ruth Itzhaki sagten? Oder war sie das logische Ergebnis, aus nüchterner Beobachtung? Das war das eigentliche, unausgesprochene Thema der Konferenz, und nicht biologische Fragestellungen im engeren Sinne. Die Amyloid-Fraktion schien fast alle mit ihrem Optimismus angesteckt zu haben. Aber war er begründet? Die Zukunft von Alzheimer hing davon ab.

Aus der Entfernung erscheint Forschung steril, es geht immer nur um Reagenzgläser und Untersuchungen und Peptide und Risikofaktoren. Durch die lateinischen Fachbegriffe und die weißen Kittel entsteht der Eindruck, daß Wissenschaftler Streber und Techniker seien, Antimenschen, Menschen, die lieber mit Details arbeiten und Zahlen verdrehen und sich nur mit der objektiven Wahrheit zufriedengeben, weil sie zu allem anderen zu schüchtern sind. Das Vorurteil lautet: Wissenschaftler sind schlauer als wir, können mit ihrer überdurchschnittlichen Intelligenz nicht umgehen und sind sozial inkompetent.

Aber bei genauerem Hinsehen ist es ganz anders. Die Welt der Wissenschaft ist vielschichtig und viel bunter. Je besser ich diese Elitetruppe der Alzheimerforscher kennenlernte, desto mehr verstand ich, wie grundsätzlich menschlich ihr gemeinsames Anliegen war. Dicht unter der Oberfläche der Gespräche über Mikrotubuli und Mutationen befand sich eine soziale Kultur, die sich durch Ehrgeiz, Loyalität, Verschwiegenheit, Herzlichkeit, Kameradschaft, Haß und Habgier auszeichnete. Es gab hier wahre, lange Freundschaften sowie Feindschaften, die eine Karriere zerstören konnten. Wissenschaft, stellt sich heraus, ähnelt mehr der Politik im Parlament oder Sitzungssaal, als ein Außenstehender vermuten würde.

Als alle diese Eindrücke auf mich einwirkten, erinnerte mich ein Forscher auf der Konferenz nebenbei daran, daß hinter diesen Gesprächen eine ganze Menge anderer Themen verborgen sind. „Der Hintergrund dieser Kämpfe“, flüsterte er mir während einer Präsentation zu, „ist der, daß alle diese Wissenschaftler Patente auf ihre Entdeckungen haben. Es geht um eine Menge Geld.“

Es geht nicht nur um Forschungsgelder, sondern auch um Privatjets und Wochenendhäuser. Eine entscheidende Gesetzesänderung erlaubte amerikanischen Universitäten und Forschern ab 1980, eigene Patente auf Entdeckungen zu beantragen, die sie mittels staatlicher Förderung gemacht hatten. Wissenschaftlern war es danach auch erlaubt, neben ihrer Forschungstätigkeit an der Universität, die durch öffentliche Gelder finanziert wird, auch für Unternehmen zu arbeiten. „Die Ethik in der Forschung wurde allmählich von einem Unternehmergeist beeinflußt", sagte Sheldon Krimsky, ein Professor für Ethik an der Tufts University. „Die Verhaltensnormen innerhalb der akademischen Kreise ändern sich dahingehend, daß engere Beziehungen zur freien Wirtschaft möglich sind." Aus diesem Grund wurde vieles *nicht* ausgesprochen, obgleich die Wissenschaftler aus der ganzen Welt herkamen, um sich auszutauschen. Während dies ein klarer Verstoß gegen die übliche Philosophie der Offenheit in der wissenschaftlicher Forschung war, spürte man, daß die Motivation durch den pharmazeutischen Markt genau das war, was ehrgeizige Forscher dazu anspornte, noch härter daran zu arbeiten, dieses entscheidende Rennen zu gewinnen.

Kurz bevor dieses Wochenende vorbei war, konnte ich einen aufschlußreichen Blick hinter die Kulissen werfen. Einer der letzten Redner war Ivan Lieberburg, der kein Direktor einer Universitätsabteilung ist, sondern der Leiter des Forschungs- und Entwicklungsbereichs von Elan Pharmaceuticals, die ihren Sitz in San Francisco hat. Ich erinnerte mich an den Satz: „Universitäten entwickeln keine Medikamente … Pharmakonzerne entwickeln Medikamente." Lieberburg sprach im allgemeinen über die Möglichkeiten, Alzheimer zu behandeln, und umriß einige Gebiete, auf die sich seine Firma jetzt spezialisiere. Er entschuldigte sich bei seinen Zuhörern, daß er sich in seiner Rede beschränken müsse, um Informationen zu schützen. Er dürfe nicht mehr sagen, als er schon getan habe. Aber er machte einige eindeutige Anspielungen. „Wir sind wirklich an der Schwelle zu einer neuen Ära", so Lieberburg. „Ich denke, wir nähern uns allmählich dem Ziel. Und das haben wir vielen von Ihnen zu verdanken." Er sagte das nicht in einem hoffnungsvollen Ton – sondern in einem feierlichen.

Hinterher, als er seine Dias einpackte, wandte sich Lieberburg an mich und sagte: „Das ist eines der frustrierendsten Erlebnisse, das ich jemals in meinem Leben gehabt habe. Vor Leuten wie diesen eine Rede halten zu müssen und ihnen nicht zu sagen, was ich weiß.“ Bleiben Sie dran, sagte er. In diesem Sommer passiert noch ein großes Ding. Ein ziemlich großes Ding.

Mama ging es in den letzten Tagen nicht gut. Vielleicht liegt es an den Medikamenten, die sie nimmt:

Propulsid 20 Milligramm, zweimal täglich
K-dur 20meq SA TAB, einmal täglich
Synthroid 0,025 Milligramm, einmal täglich
Imdur 30 Milligramm, einmal täglich
Procardia XL 60 Milligramm, einmal täglich
Prilosec 20 Milligramm, einmal täglich
Aspirin, 325 Milligramm, einmal täglich
Betagan Augentropfen, zwei Tropfen pro Auge, zweimal täglich
Trinsicon/Ferocon, einmal täglich
Paxil 30 Milligramm, einmal täglich
Neurontin 100 Milligramm, einmal täglich
Nizoral (Salbe), einmal täglich
Ditropan/Oxybutyninchlorid 5 Milligramm, zweimal täglich
extra starkes Tylenol, einmal täglich

Nachdem sie kurz geschlafen hatte, wachte sie auf und weinte. Sie bat uns, sie zur Bank zu bringen. Wir sagten ihr, daß es mitten in der Nacht war und daß die Bank geschlossen hatte. Sie bekam einen Wutanfall. Wir sagten ihr, daß wir Geld im Haus hätten, falls sie etwas brauche. Es war zwecklos, mit ihr zu reden. Sie verstand nicht, was wir sagten, und wir konnten sie nicht verstehen. Sie ging wieder ins Bett und weinte. Wir ließen sie.
Heute morgen, als ich sie zum Frühstück holen wollte, hatte sie ihre Schlafanzughose „zum Trocknen" aufgehängt, und sie trug keine Windel mehr. Könnte sein, daß ihre Psychopharmaka neu eingestellt werden müssen.

C. J., TOLEDO, OHIO

Kapitel 11

EINE WELT VOLLER STRULDBRUGGS

Alois Alzheimer war es nicht vergönnt, die Krankheit, die seinen Namen trug, sehr lange zu erforschen. Ein Jahr nachdem er seinen ersten wichtigen Aufsatz über Alzheimer veröffentlicht hatte und zwei Jahre nachdem die Erkrankung nach ihm benannt worden war, wechselte er 1912 an die Universität von Breslau, um dort Leiter der Psychiatrie zu werden. Auf dem Weg dorthin brach er im Zug zusammen. Er litt unter einer infektiösen Mandelentzündung, die sich in ein rheumatisches Fieber verwandelt hatte. Es befiel die Nieren, Gelenke und das Herz. Er wurde direkt vom Breslauer Bahnhof ins Krankenhaus gebracht. Obwohl er bald wieder entlassen werden konnte, erholte er sich nie wieder ganz. „Ich habe ihn auf der deutschen Konferenz der Psychiater 1913 getroffen“, erinnerte sich Kraepelin später. „Obwohl er nach außen fidel und aktiv wirkte, war er schlechter Stimmung und deprimiert. Der Zukunft sah er grimmig entgegen … Weil er so sehr darauf bedacht war, seinen Aufgaben gerecht zu werden, achtete Alzheimer nicht auf sich.“ Alzheimer wurde mit der Zeit immer schwächer und starb schließlich 1915. Er war einundfünfzig – genauso alt wie seine berühmte Patientin Auguste D., als sie die ersten Symptome von Vergeßlichkeit gezeigt hatte.

Für jemanden, der Mitte des neunzehnten Jahrhunderts auf die Welt gekommen war, war einundfünfzig nicht jung: Die Lebenserwartung von Alzheimers Generation lag in Deutschland bei Anfang Vierzig. Alois Alzheimers Chef aus Frankfurt, Emil Sioli, wurde zwar siebzig Jahre alt; der legendäre Zellenforscher

Rudolf Virchow vollendete sogar sein einundachtzigstes Lebensjahr. Aber das waren Ausnahmen. „Obwohl historische Quellen belegen, daß es in allen Ländern und Gesellschaften ältere Menschen gegeben hat, war ein Lebensalter über fünfzig Jahre für die meisten Menschen eine Seltenheit, bis sich das im zwanzigsten Jahrhundert änderte“, sagt der Epidemiologe der University of Chicago S. Jay Olshansky.

Heutzutage ist es normal, länger zu leben. Einer von acht Amerikanern ist über fünfundsechzig. Von allen Kindern, die in der Ersten Welt geboren werden, werden neunzig Prozent über fünfundsechzig Jahre alt. Diese dramatische Verlängerung der Lebensspanne bringt folgende Frage auf: Kann auch die Lebensqualität so lange erhalten bleiben? Da es zu der damaligen Zeit relativ wenige alte Menschen gab, konnte Alzheimer nicht wissen, was seine Arbeit für uns heute bedeutet. Er hatte eine Erkrankung entdeckt, die zu einem ernsten epidemiologischen Problem wurde, weil sich die durchschnittliche Lebenserwartung erheblich erhöhte. Weder er noch die klugen Köpfe aus dem Kreis seiner Kollegen konnten vorhersehen, daß „diese Alzheimerkrankheit“ sich zur wichtigsten Epidemie in den industrialisierten Ländern entwickeln würde.

Vielleicht war es aber gar nicht so schlecht, daß sie nicht so genau in die Zukunft sehen konnten. Hätten die Ärzte schon 1910 die erschreckenden Nebenwirkungen des medizinischen Fortschritts geahnt, die Qual, die die degenerative Veränderung des Nervensystems und andere Beeinträchtigungen hervorrufen und unter denen die meisten älteren Menschen leiden, hätten sie wahrscheinlich Schwierigkeiten gehabt, dies mit dem Anspruch ihrer Forschung zu vereinbaren. „Die moderne Gesundheitsvorsorge erlaubt es einer wachsenden Anzahl von Menschen, sehr alt zu werden, die Umstände jedoch lassen es fraglich erscheinen, wie erstrebenswert es ist, so lange zu leben“, gibt Harry Moody vom Hunters College zu bedenken.

Olshansky ist ähnlicher Meinung: „Unsere Gesellschaft erlebt jetzt, daß sehr viele Menschen sehr alt werden", schreibt er, „aber dieser Erfolg der Medizin hat auch einen Nachteil: Die Menschen sind schwächer und leiden unter Behinderungen. Das beeinflußt wiederum die gesamte Bevölkerung, und auf diese Konsequenzen sind weder die Medizin noch die Gesellschaft vorbereitet." Der Weltgesundheitsbericht der WHO von 1997 beginnt mit dem Satz: „Der dramatische Anstieg der Lebenserwartung, verbunden mit einschneidenden Veränderungen des Lebensstils, wird in den nächsten zwei Jahrzehnten zu einer globalen Epidemie von Krebs und anderen chronischen Krankheiten führen. Daraus resultiert ein immenser Anstieg von Leiden und Behinderungen." Epidemiologen nennen die längere Zeit der Gebrechlichkeit die „Verlängerung der Morbidität". Es ist paradox, daß die Verlängerung des Lebens automatisch neues Leid hervorruft. Alzheimer ist vielleicht das perfekte Symbol für dieses medizinisches Dilemma: Indem wir Erkrankungen bekämpfen, erschaffen wir neue Krankheiten. Eine bestimmte Krankheit mag besiegt werden, aber die Sterblichkeit ist unvermeidlich.

Biologen, die sich mit der Evolution beschäftigen, sind ebenfalls von der steigenden Lebenserwartung und ihren unbeabsichtigten Folgen fasziniert. Aus ihrer Perspektive geht es um das Konzept der *verborgenen Krankheiten* – Erkrankungen haben schon immer potentiell existiert, nur entdeckt worden sind sie erst vor relativ kurzer Zeit. Verborgene Krankheiten zeigen sich erst nach einer bestimmten Frist. Ein Radfahrer zum Beispiel, der seinen Sport ernst nimmt und sich ein Fahrrad nach modernstem Standard kauft, kann davon ausgehen, daß irgendwann bestimmte Reparaturen anfallen: Mäntel, Schläuche, Bremsklötze werden irgendwann abnutzen. Die Kette und Kugellager in den Naben müssen regelmäßig geölt werden, und auch dann werden sie nach einigen hundert Kilometern Ermüdungserscheinungen zeigen. Für diese und andere Teile braucht man irgendwann einen Ersatz. Das ist normal, nötig und nachvollziehbar. Es braucht jedoch mehr Belastung und Zeit, bis zum Beispiel der Rahmen oder der Lenker ersetzt werden müssen – dazu müßte man mit dem Rad etwa einige hundert Mal durch Europa fahren. Die Schwächen im Rahmen sind irgendwo versteckt, es läßt sich nicht voraussagen, wann sie zutage treten. Sie spielen erst dann eine Rolle, wenn das Rad extrem alt ist.

Die Gebrechen, die sich mit dem Alter einstellen, sind im Körper verborgen, aber sie sind unsichtbar. In den letzten fünfzigtausend Jahren starben die meisten Menschen, bevor sie fünfzig Jahre alt wurden. Schwerhörigkeit, Prostatakrebs, Osteoarthritis, Brustkrebs, Dickdarmkrebs, amyotrophe Lateralsklerose und Alzheimer waren zu der Zeit einfach nur Krankheiten auf Warteposition. Erst in den letzten fünfzig bis hundert Jahren begannen sie, in Erscheinung zu treten.

Vor diesem Hintergrund ist die bemerkenswerteste Tatsache über senile Demenz, daß sie bisher im Verborgenen geblieben war. Im Klartext heißt das, daß es im neunzehnten Jahrhundert kaum Betroffene gab, und dennoch existieren seit Menschengedenken Berichte von seniler Demenz. Seltsamerweise war sie allgegenwärtig, nicht nur in medizinischen Berichten, sondern auch in Texten aus der Politik, den Rechtswissenschaften und der Kultur. Irgendwann um 500 vor Christus erwähnte der griechische Gesetzesgeber Solon, daß vermindertes Denken aufgrund hohen Alters den letzten Willen sowie Testamente ungültig machen konnte. In der „Geschichte von Larrikin und dem Koch", einem Märchen aus *Tausendundeiner Nacht*, das aus dem fünfzehnten Jahrhundert stammt, wird Altersschwäche erwähnt. Der *Florentinische Codex*, die Geschichte der Aztekenkultur in Mittelamerika, wurde im sechzehnten Jahrhundert von einem Franziskanermönch namens Bernardino de Sahagún zusammengetragen. In seinen Geschichten beschreibt er einen „kindischen" Großvater und andere „verrückte" Menschen. Weitere frühe Zeugen, die Senilität dokumentierten, sind Euripides, Chaucer, Montaigne, Tschechow, Balzac, Carlyle, Hugo, Trollope, Conan Doyle, Bernard Shaw, Joyce, Melville, Conrad, Tocqueville, Wharton, Darwin, Cooper, Poe, Hawthorne, Sinclair Lewis, O. Henry, Sir Walter Scott, Dickens und Thoreau. In *Krieg und Frieden* schreibt Tolstoi:

> *In diesem Jahr war der Prinz sehr gealtert. Er zeigte Anzeichen von Senilität, schlief schnell ein, vergaß Ereignisse, die nicht weit zurücklagen, erinnerte sich an längst Vergangenes und war ungemein kindisch und eitel, als er die Rolle des Moskauer Oppositionsführers annahm.*

Es stellt sich die Frage: *Warum* war senile Demenz solch ein beliebtes Thema, wenngleich so wenige Menschen betroffen und die Auswirkungen auf die Gesellschaft minimal waren?

In Mythen und Fabeln wird Senilität häufig mit Unsterblichkeit verbunden. In dem griechischen Mythos „Eos und Tithonus" bittet Eos, die Göttin der Morgendämmerung, Zeus darum, Tithonus, ihren sterblichen Geliebten, unsterblich zu machen. Zeus benimmt sich wie ein nachtragender Schulmeister, der ihr eine Lektion über sprachliche Genauigkeit erteilt, und antwortet ihr mit einem Brief. Er gewährt Tithonus Unsterblichkeit – jedoch nicht ewige Jugend. Tithonus lebt immer weiter, wird aber mit der Zeit altersschwach und senil. Eos ist dazu verdammt, auf ewig die Rolle der Pflegerin zu übernehmen, anstatt mit einem fortdauernden Leben voller Leidenschaft an der Seite ihres Geliebten gesegnet zu sein. Am Ende erträgt sie die Last nicht länger und schließt Tithonus in eine Kiste ein, in der er gelähmt und vor sich hinplappernd für immer gefangen bleibt.

In *Gullivers Reisen* überhöht Jonathan Swift dieses alte Märchen in das gräßliche Spektakel der Struldbruggs, eine unsterbliche Rasse, die den sterblichen Luggnaggians untergeordnet sind, aber aus ihnen, wenn der Zufall es will, hervorgehen. Als der reisende Lemuel Gulliver zum ersten Mal davon erfährt, daß diese seltenen unsterblichen Wesen existieren, freut er sich. Von ihnen gebe es etwa elfhundert, und in der Stadt, in der er sich gerade aufhält, seien etwa fünfzig vorhanden. Eine Gesellschaft, in der unsterbliche Wesen leben, so nimmt er an, muß einfach erleuchtet sein – „Glückliche Menschen, die sich daran erfreuen, um sich herum so viele Beispiele älterer Tugend zu haben und über Meister zu verfügen, die ihnen die Weisheit aller früherer Zeiten nahebringen können!" Eine unsterbliche Elite, denkt Gulliver, sei die beste Garantie dafür, alte Fehler nicht zu wiederholen. Mit jemandem, der Geschichte verkörpert, kann eine Zivilisation nicht anders, als klüger und stärker zu werden. Aber Gulliver hatte es gründlich mißverstanden. Nachdem sie ihn kräftig ausgelacht hatten, erklärten die Luggnaggians ihm, daß Unsterblichkeit keine Gnade, sondern ganz im Gegenteil ein schrecklicher Fluch war. Die Leben der Struldbruggs folgten diesem Schema:

> *Normalerweise verhielten sie sich wie Sterbliche, bis sie ungefähr dreißig Jahre alt wurden. Danach wurden sie immer melancholischer und niedergeschlagener … Wenn sie ihr vierzigstes Lebensjahr erreichten, was als das höchste Lebensalter in diesem Land galt, zeigten sie nicht nur die Verrücktheiten und Unsicherheiten eines alten Mannes,*

sondern auch noch andere Schwächen, die auf der schrecklichen Perspektive beruhten, niemals zu sterben. Sie waren nicht nur starrsinnig, verdrießlich, lüstern, mürrisch, geschwätzig und eitel, sondern auch unfähig, Freundschaften zu halten. Jede natürliche Zuneigung ging ihnen ab, nur zu ihren Enkeln konnten sie nett sein … Sie erinnern sich an nichts anderes, außer dem, was sie in ihrer Jugend und in ihren mittleren Jahren gelernt haben, und das noch nicht einmal richtig … Wenn sie sprechen, vergessen sie die Namen von Gegenständen, von Menschen, ja sogar von ihren nahen Freunden und Verwandten. Aus dem gleichen Grund können sie sich niemals mit Lesen beschäftigen, ihr Gedächtnis behält es nicht, was am Beginn eines Satzes steht. Bis zum Ende eines Satzes haben sie es vergessen.

Swift beendete *Gullivers Reisen* 1725, als er achtundfünfzig Jahre alt war. Damals hatte er schon lange die Rolle des einflußreichen Intellektuellen, der seinen scharfsinnigen Geist als Mittel gegen religiöse und politische Gegner einsetzte. Trotz all seines Erfolges entwickelte Swift lange Zeit eine große Angst – fast schon eine Obsession – davor, daß sein Geist allmählich schwinden würde. Als Junge mußte er mit Schrecken mitansehen, wie sein Onkel Godwin unter der Macht der Senilität dahinsiechte. Swift wurde den Gedanken anscheinend nicht los, daß ihn dasselbe Schicksal ereilen würde. In seinen mittleren Jahren unternahm er einen Spaziergang mit seinem Dichterkollegen und Geistlichen Edward Young sowie anderen Freunden. Swift deutete mit einer dramatischen Geste auf eine kranke Ulme und erklärte: „Ich werde so enden wie dieser Baum hier; ich werde zunächst im Kopf sterben." Er beklagte sich in Briefen an seine Freunde häufig über die Qualität seines

Gedächtnisses und seine Zukunft. Swifts enger Freund John Boyle, der fünfte Earl of Orrery, erinnerte sich später daran, daß er „sich häufig bei mir beklagte, daß gerade der Mensch dazu verdammt sei, daß ihm die Sinne in höchstem Maße genommen werden, lange noch bevor ihm das Leben an sich genommen wird." Swift sorgte dafür, daß ein Großteil seines Vermögen dazu verwendet wurde, eine neue psychiatrische Klinik zu errichten. (Swift beklagte sich darüber hinaus sein Leben lang über Schwindel, Übelkeit und Schwerhörigkeit, was sich im nachhinein mit einiger Sicherheit als Ménière-Krankheit, eine Erkrankung des Innenohres, herausstellte. Die Ménière-Krankheit führt allerdings nicht zu Gedächtnisverlust oder Demenz.)

Als Swift auf die Sechzig zuging, war sein genialer Intellekt immer noch funktionsfähig, aber seine Beschwerden über Gedächtnislücken, sowohl schriftlich als auch mündlich, häuften sich. In seinen „Versen zum Tod von Dr. Swift", einer autobiographischen Satire über seinen eigenen Tod, die er 1731 schuf (er war vierundsechzig Jahre alt), heißt es:

Armer Herr, er verfällt zusehends:
Man sieht es deutlich in seinem Gesicht.
Dieser alter Schwindel in seinem Kopf
Wird ihn bis zu seinem Tod nicht verlassen.
Abgesehen davon schwindet sein Gedächtnis:
Er erinnert sich nicht daran, was er sagt:
Er kann sich nicht seine Freunde ins Gedächtnis rufen:
Vergißt, wo er gestern zu Abend gegessen hat …

Als Swift auf die Siebzig zuging, wurden schließlich seine schlimmsten Befürchtungen wahr: Stück für Stück verlor er sein Erinnerungsvermögen. Danach setzte langsam Aphasie ein. Er beklagte in einem Brief: „Weder lese ich noch schreibe ich noch erinnere ich mich oder führe Unterhaltungen", und in einem anderen: „Ich kann kaum noch zehn Zeilen schreiben, ohne daß ich Fehler mache. Das werden Sie auch in diesem Brief sehen, wie viele Streichungen ich mache, bevor ich ihn losschicke. Obendrein habe ich keinen Fetzen Erinnerungsvermögen mehr." Er war von seiner großzügigen Cousine Martha Whiteaway abhängig, die ihn die ganze Zeit versorgte. Seine Freunde begannen irgendwann, ihre Briefe direkt an sie zu adressieren, und sie antwortete ihnen in seinem Namen.

Swifts körperlicher Verfall verlief eindeutig gleichmäßig fortschreitend, aber hauptsächlich war sein Erinnerungsvermögen betroffen. Es handelte sich nicht, wie später William Makepeace Thackaray, Samuel Johnson und andere Menschen verleumderisch behaupteten, um einen voll ausgeprägten, aggressiven „Wahn", der schon immer in ihm geschlummert habe. Wie Cordell Annesleys älteste Schwester versuchten Thackaray und Johnson die Symptome von Demenz für ihre eigenen Anliegen zu nutzen – in diesem Fall jenem, den literarischen Ruhm von Swift zu schmälern. Im historischen Rückblick zeigt sich ihr Zynismus und stellt sie moralisch mit all denen auf eine Stufe, die aus Faulheit und/oder Habgier einen Fall von Senilität in den eines fragwürdigen Charakters des Opfers verdrehen.

Swifts Gehirn löste sich weiter auf. Als er 1740 dreiundsiebzig Jahre alt war, berichtete Mrs. Whiteaway seinen Freunden, sein Gedächtnis sei so schlecht geworden, daß er seine schriftlichen Arbeiten nicht mehr beenden oder korrigieren könne. Swift selbst schrieb ihr eine kurze Notiz: „Ich verstehe kaum noch ein Wort von dem, was ich schreibe." Zwei Jahre später erkannte er sie nicht mehr und beschimpfte sie fürchterlich. Obwohl sie Swift wirklich sehr gern mochte, konnte sie es nicht mehr ertragen. Es wurden eine Haushälterin und ein Diener eingestellt, um für ihn zu sorgen. Eine Kommission, die aus Freunden von ihm und örtlichen Beamten bestand, schrieb in einem Bericht von 1742 (damals war Swift fünfundsiebzig Jahre alt), daß sein „Geist und Gedächtnis stark nachgelassen haben, so daß er nicht mehr in der Lage ist, seine Geschäfte zu bestellen, sich weder um sein Vermögen noch um seine Person zu kümmern". Mit anderen Worten: Er hatte offensichtlich die mittleren Stadien einer senilen Demenz erreicht.

Im Juni desselben Jahres beendete eine laute Auseinandersetzung mit dem Pfarrer des Ortes, Dr. Francis Wilson, Swifts öffentliches Leben. Es gibt verschiedene Versionen von dem gewissen Nachmittag, den Swift mit Wilson verbrachte. Damals war Wilson ein Freund Swifts, der sich um einen hohen Posten an der St.-Patrick's-Kathedrale von Dublin bemühte, in deren Vorstand Swift saß. So viel steht jedoch fest, daß Wilson Swift zu Hause besuchte und ihn dann überredete, mit ihm Essen zu gehen, ohne daß ihn die Haushälterin oder der Diener begleitete, wie es sonst üblich war. Es ist auch unumstritten, daß Swift einige Gläser Wein und einige Schnäpse während und nach dem Essen getrunken hatte – vielleicht, weil ihn Wilson dazu ermuntert hatte. Was auch immer zwischen den beiden vorgefallen war, ob Wilson Swift mit Wein abgefüllt hatte oder nicht, um seine Zustimmung für seinen neuen Posten zu bekommen – der Abend nahm ein schlimmes Ende.

Auf dem Weg nach Hause wurde Swift wütend auf Wilson und schlug ihn, als sie in der Kutsche saßen. Glaubt man Wilsons Hergang der Geschichte, steigerte sich Swift plötzlich und ohne Grund in „einen höchst überraschenden Wutanfall" hinein, schrie, Wilson sei der Teufel, schlug ihn, kratzte ihn und versuchte, ihm die Augen auszustechen. Swifts Arm zeigte später schwere Verletzungen. Wilson befahl dem Kutscher anzuhalten und verfluchte seinen Begleiter. „Sie sind ein dummer alter Holzkopf und ein alter Schurke", schrie er Swift an, der in einem hochgradig dementen Zustand sitzengeblieben war.

Swift wurde nach Hause gefahren. Als er dort ankam, hatte er anscheinend den ganzen Vorfall schon wieder vergessen. „Wo ist Dr. Wilson?" fragte er seinen Diener. „Sollte der Doktor nicht heute nachmittag herkommen?" Er konnte sich noch nicht einmal daran erinnern, daß sie sich gerade zuvor getroffen hatten.

Die eindeutige Absicht, die Swift in seinem Lehrstück über die Struldbruggs verfolgte, war, dasselbe Paradoxon zu erklären, über das Demographen zwei Jahrhunderte später ebenfalls stolpern sollten: *Indem wir das Leben verlängern, erschaffen wir Leid.* Dessen war sich Swift sicher. Auch schien er irgendwie zu ahnen, daß seine eigene Zukunft mit diesem Thema zu tun haben würde. Die Kombination von progressiven Demenz und einer Reihe davon unabhängiger, unerträglicher körperlicher Leiden machte ihn zu einer fast perfekten Ikone für das Elend des Alterns. Als es immer schlimmer wurde, schrieb Lord Orrery an Martha Whiteaway: „Es tut mir leid zu hören, daß er mit großem Appetit ißt … Dem Mann, dem ich ein langes Leben wünschte, wünsche ich [nun] den baldigen Tod, denn das ist die einzige Gnade, die ihm noch gewährt werden kann."

Mittlerweile teilen wir Orrerys Meinung. Schätzungsweise wird einer von neun Menschen der Babyboomer-Generation einhundert Jahre alt. Für die Generation ihrer Großväter läge die Zahl bei einer von fünfhundert Personen. Im Prinzip sorgen wir dafür, daß die Welt zukünftig voller Struldbruggs sein wird. Die Mehrheit der Menschen wird sehr alt werden und muß die Konsequenzen dafür tragen – die Zahl der gebrechlichen Senioren sowie die Rate von Krankheiten, die unvermeidlich eine Begleiterscheinung des Alters sind, werden ansteigen.

Und dennoch streben wir danach, ein langes Leben zu führen, sowohl als Individuen als auch als Spezies. Dafür müssen wir uns nicht entschuldigen. Unser natürlicher Instinkt sieht vor, daß wir uns ein langes Leben wünschen oder, besser gesagt, daß wir nicht sterben wollen. Ebenso ist der Wunsch, daß unsere Freunde und Verwandten ebenfalls nicht sterben, völlig natürlich.

Wie werden wir mit dieser neuen Welle von Altersschwäche umgehen? Indem wir einfach versuchen sie zu bekämpfen, um dann zu jammern, wenn es uns nicht gelingt? Oder indem wir auch versuchen, uns mit dem Unausweichlichen auszusöhnen, mit Würde zu altern, unsere Sterblichkeit gelassen anzuerkennen? „Es ist an der Zeit, alt zu sein / Die Segel einzuholen", schrieb Emerson in „Endstation". „... Der Hafen, der die Kreuzfahrt gelohnt hat, ist nahe / Und jede Welle ist bezaubert." Angesichts seiner verminderten Aussichten brach er auf in ein Leben voller Frieden und Ergebenheit, in ein langsames und zufriedenes Verschwinden.

Um eine gelassene Haltung dem Tod gegenüber zu erlangen und um die richtigen Entscheidungen treffen zu können, wie wir unseren Lebensabend verbringen möchten, müssen wir verstehen, warum es den Tod überhaupt gibt. Warum sind wir eigentlich nicht unsterblich? Hat der Tod einen sozialen oder biologischen Nutzen? Wenn wir genauer hinsehen, gibt es für fast alles in unserer Welt eine rationale Erklärung. Warum sterben wir also?

Ein britischer Versicherungsstatistiker namens Benjamin Gompertz bemerkte 1825, daß seine Sterblichkeitstabellen eine Besonderheit aufwiesen. Die Grafik, auf der die Todesalter dargestellt waren, stellte ein elegantes „U" dar. Die Wahrscheinlichkeit, bei der Geburt zu sterben, war recht hoch, sie nahm im ersten Lebensjahr stark ab und sank weiter bis zum Alter der Geschlechtsreife. Von da ab nahm sie wieder sehr stark, sogar exponentiell, bis ins hohe Alter zu. Zusammengefaßt hieß das also, daß, je älter der Mensch nach der Geburt wird, desto geringer die Chance zu sterben. Bis zur Pubertät trifft dies zu, danach wird die Wahrscheinlichkeit zu sterben wieder sehr schnell größer. Gompertz schien eine Theorie entdeckt zu haben, ein verborgenes Sterblichkeitsgesetz, eine Regel, nach der Leben und Sterben abliefen.

Das traf zu. In den nächsten zwei Jahrhunderten arbeiteten Evolutionsbiologen und Populationsgenetiker daran, diese Regel weiter zu erforschen. Sie erfaßten mit ihrer Hilfe den Sinn des Sterbens – oder eher seine Sinnlosigkeit.

Sie stellten fest, daß der Tod ungeplant ist. Er ist nicht in den Lebenscode programmiert, wie zum Beispiel Feuerwerkskörper konstruiert werden, um zu explodieren. Der Tod dient auch nicht dazu, im Sinne der Natur Platz für folgende Generationen zu schaffen. Ebensowenig schützt er davor, daß individuelle Fehlentwicklungen in der Zukunft Einfluß haben werden. Der Tod ist auch nicht der Weg, mit dem die Natur dafür sorgt, Ressourcen optimal zu verteilen, so daß die maximale Anzahl von Individuen überleben kann.

Nein, der Tod ist ein unerwünschte, aber unvermeidbares Nebenprodukt des Lebens, genauso wie ein Lagerfeuer Kohlerückstände produziert. Der fundamentale Entwurf allen Lebens besteht dem Gesetz der natürlichen Auslese gemäß darin, durch Reproduktion die Spezies immer weiter den Lebensräumen anzupassen und ihr langfristiges Überleben zu sichern. Anpassung geschieht durch die natürliche Variation von Genen; diejenigen Kombinationen, die für die Umgebung am besten geeignet sind, werden am längsten überleben.

Es gibt keinen bestimmten Grund, warum diese genetischen Varianten eine Art eingebaute Todesspirale besitzen sollten. Zufällig ist es aber so, daß *alle* möglichen Anlagen, die einen optimalen Organismus, der sich fortpflanzen kann, bestimmen, eine Struktur haben, die sehr empfindlich und verwundbar ist. Der Verfall setzt *nach* der Phase der Fortpflanzung ein. Man stelle sich eine Glühbirne vor, die sehr hell leuchtet; ihr wesentliches Charakteristikum ist ihre Helligkeit; ein Nebeneffekt davon ist die Tatsache, daß sie irgendwann durchbrennen wird.

S. Jay Olshansky von der University of Chicago benutzt eine Analogie, die den Sachverhalt präziser trifft: Der Rennwagen Indianapolis 500 wurde zu einem bestimmten Zweck entworfen: Er sollte mit der größtmöglichen Geschwindigkeit fünfhundert Meilen zurücklegen. Was bei der fünfhundertundersten Meile geschah, interessierte den Konstrukteur nicht mehr. Jedes Detail des Entwurfes war auf die ersten fünfhundert Meilen ausgerichtet. „Aus der evolutionären Perspektive ist das Wettrennen die Reproduktion, die eine Phase vorsieht, Nachkommen zu zeugen und Kinder großzuziehen. Für einige Spezies (wie zum Beispiel für Menschen) war es sinnvoll, Großeltern zu sein zu dem Zweck, eine Elternrolle zu übernehmen, um die Nachkommen der eigenen Kinder erfolgreich aufzuziehen", faßt es Olshansky zusammen.

Wenn man ein Fahrzeug entwirft, um eine bestimmte Distanz mit Höchstgeschwindigkeit zurückzulegen, müssen Entscheidungen dieser Priorität zufolge getroffen werden. Diese Entscheidungen beinhalten unausweichlich, daß der Wagen auf Langstrecken langsamer fährt und irgendwann Schwächen zeigt, so daß er nicht so lange funktioniert, wie er es vielleicht theoretisch könnte. „Es ist wichtig, sich klarzumachen", sagt Olshansky, „daß die Autos nicht vorsätzlich so gebaut wurden, daß sie auseinanderfallen – sie sind nur nicht so entworfen, daß sie nach dem Rennen unendlich lange weiterfahren."

Daraus folgte Benjamin Gompertz' „U"-förmige Sterblichkeitskurve. Das Gesetz der Sterblichkeit lautet, daß jeder lebendige Organismus der Fortpflanzung Priorität *auf Kosten der Langlebigkeit* einräumt. Überlebt ein Individuum den qualvollen Prozeß der Geburt, verfügt es automatisch über eine sehr große Chance, es zur sexuellen Reife zu bringen. Danach sind die Kräfte des Verfalls stärker als die des Lebens.

Epidemiologen nennen die postreproduktive Lebensphase den „genetischen Mülleimer", weil jede genetische Ausformung, die in einem späteren Lebensabschnitt auftritt, aus der natürlichen Selektion herausfällt. Ein Gen, das dafür verantwortlich ist, daß ein Mann eine geringe Körpergröße hat, *kann* für seine Überlebenschancen und für die Fortpflanzung positiv oder negativ sein. Aber das Gen, das das Haar einer Frau erst nach ihrem siebzigsten Lebensjahr ergrauen läßt, hat auf diesen Faktor nicht den geringsten Einfluß. Sie hat ihre Gene schon an ihre Kinder weitergegeben (oder auch nicht), ohne Rücksicht darauf, ob diese eine Eigenschaft erstrebenswert ist.

Die sogenannten versteckten Krankheiten sind nicht nur in dem Sinne versteckt, daß sie für Menschen, die jünger als zwanzig Jahre sind, unsichtbar sind. Viel wichtiger ist, daß sie nicht der natürlichen Auslese unterliegen.

Olshansky und seine Kollegen entdeckten 1998 bezüglich des Gesetzes über die Sterblichkeit etwas Neues: Der Medizin war es gelungen, es zu verändern. Sie untersuchten die Sterblichkeit von Mäusen, Beagles und Menschen, die eines natürlichen Todes gestorben waren. Sie konnten Gompertz' „U"-Kurve nachzeichnen und entdeckten den genetischen Plan der Sterblichkeit eines jeden Tieres, den sie „Sterblichkeits-Signatur" nannten. Die Sterblichkeits-Signatur des Menschen lag bei dreiundachtzig. Das bedeutet, wenn alle Gefahren, die von außen auf den menschlichen Körper einwirken können, ausgeräumt würden, würde er ungefähr im Alter von dreiundachtzig Jahren sterben. Allerdings waren die Wissenschaftler überrascht, wie unterschiedlich die Form der „U"-Kurven von Menschen und anderen Tieren sind. Das hieß, daß die moderne Medizin nicht nur die äußerlichen Gefahren reduziert, sondern auch die inneren Rhythmen überwunden hatte. „Die Veränderung der Raten", berichtete Olshansky, „deutet darauf hin, daß die innere Sterblichkeits-Signatur von Menschen *wandelbar* ist, obwohl sie immer als unveränderlich galt."

Wir treiben unsere Körper über die angeborenen Grenzen hinaus. Aufgrund der außergewöhnlichen medizinischen Maßnahmen gegen Krebs, Herzerkrankungen und andere Beschwerden lebt der Mensch jetzt länger, als unsere Gene es eigentlich vorgesehen haben. Wir überleben unsere eigene Sterblichkeits-Signatur mit einem Leben in dem, was Epidemiologen „künstliche Zeit" nennen. Wir erschaffen uns durch unsere Intelligenz und unsere Hände quasi ein künstliches Polster an Lebenszeit. Die wahre Herausforderung ist natürlich, sicherzustellen, daß wir uns auch über diese neu gewonnene Zeit freuen können.

Das war der zweite Tag, an dem Ed völlig verwirrt war. Er tat wieder so, als wäre er Lokführer, und spielte, er sei Mitglied einer Zugbesatzung. Er bat mich, den Boten zu fragen, wie wir zurück nach Walla Walla kämen.

Gelegentlich fragte er mich nach Arda und ob ich etwas von ihr gehört hätte. Er erzählte mir, wie gern er sie habe. (Arda, das bin ich.)

Heute nachmittag sind wir ein wenig herumgefahren und hielten an, um eine Kleinigkeit zu essen. Die Rechnung belief sich auf 13,11 Dollar, die Ed unbedingt bezahlen wollte. Er nahm zwei Fünfzig-Dollar-Scheine aus seinem Portemonnaie. Ich sagte, ich hätte das passende Kleingeld, und bezahlte die Rechnung.

Als wir zu Hause ankamen und ich den Wagen in den Carport fuhr, sagte er: „Ich bleibe sitzen und warte auf dich. Warum halten wir hier an?“ Wenigstens ist er fröhlich und entspannt, wie ein kleines Kind, das darauf wartet, daß man ihm sagt, was es tun soll. Es könnte schlimmer sein.

A.B., Walla Walla, Washington

Kapitel 12

DIE MAUS VERMENSCHLICHEN

Als in den achtziger Jahren die Wissenschaftler begannen, die Möglichkeiten zu erkunden, wie man Alzheimer bezwingen könnte, suchten sie dringend nach einem passenden Tier, das als Forschungsgegenstand dienen könnte. Niemand kann ein erfolgversprechendes Medikament gegen Alzheimer entwickeln, ohne es vorher an Tieren getestet und danach modifiziert zu haben. Um Menschenleben zu retten, müssen der Wissenschaft zuvor Tausende Tierleben geopfert werden. Diese Tiere müssen nach bestimmten Kriterien gezüchtet und in streng kontrollierten Labors gehalten werden. Sie werden nach Verhaltensänderungen und Intelligenz untersucht und lassen im Dienste der Forschung schließlich ihr Leben. Ihre Gehirne werden auseinandergenommen und dann in Lösungen fixiert. Nachdem sie in dünne Scheiben zerteilt worden sind, werden sie unter dem Mikroskop begutachtet. Alternativ werden ihre Gehirne in einer Zentrifuge geschleudert und anschließend chemisch untersucht. Es besteht die weitere Möglichkeit, die Hirne in einer Petrischale verschiedenen Toxinen auszusetzen. Zusammen dienen diese Gehirne als Basis, auf der die Wissenschaftler mögliche Lösungsansätze für eine Behandlung entwickeln können.

Problematisch ist nur, daß kein anderes Lebewesen außer dem Menschen unter Alzheimer leidet. Es ist eine Krankheit höher entwickelter Wesen. Genausowenig, wie ein Fahrrad Probleme mit dem Auspuff haben kann, leiden weniger entwickelte Tiere nicht am progressiven Gedächtnisverlust und schleichenden Verfall der kognitiven Fähigkeiten, wie es Menschen tun.

Also suchten die Wissenschaftler nach einem angemessenen Ersatztier und forschten nach einer weniger entwickelten senilen Demenz in geringer entwickelten Säugetieren. Im Alter von zehn oder elf Jahren fangen Hunde an, unter Schlafstörungen zu leiden, sie laufen nachts umher und verirren sich in Gegenden, die sie eigentlich kennen. Als Forscher sich ihre Gehirne unter dem Mikroskop ansahen, stellten sie fest, daß die Gehirne der Hunde mit Amyloid-Plaques durchsetzt waren wie bei Alzheimerpatienten, jedoch fanden sie keine Tangles. Sie entdeckten außerdem dasselbe Phänomen ohne die Tangles bei Katzen, Bären, Eichhörnchen, Affen und Lemuren. Bei alternden Eisbären und Schafen war es genau anders herum: Sie fanden Tangles, aber keine Plaques. Sie fanden kein Lebewesen außer dem Menschen, bei dem beide Elemente vorhanden waren.

Aber das war noch nicht das größte Hindernis: Was all diese Tiere für die Alzheimerforschung untauglich machte, war ihre Lebenserwartung. Nur wenige Wissenschaftler haben die Zeit, ein Jahrzehnt oder länger darauf zu warten, daß ihre Forschungsobjekte das richtige Alter haben, um untersucht zu werden.

Mäuse hingegen altern schnell. Sie leben meistens nicht länger als zwei Jahre und sind außerdem leicht zu züchten und zu halten. Deswegen sind sie mit Abstand die beliebtesten Tiere für Laborzwecke. Aber für die Alzheimerforscher waren sie praktisch nutzlos, weil sehr alte Mäuse zwar leichte kognitive Ausfälle zeigen, aber unter nichts leiden, was einer Demenz gleicht. In ihren Hirnen befinden sich weder Plaques noch Tangles. Also zogen die Wissenschaftler die Konsequenz und machten sich daran, die Mäuse zu „vermenschlichen", also ihre Körper irgendwie dazu zu bringen, jene Krankheit zu bekommen, die sonst nur Menschen befällt. Mäuse zu vermenschlichen stellte ein exotisches Forschungsfeld dar. Es ist eine Sache, den Körper eines Tieres im Detail zu verstehen, und eine völlig andere, ihn grundlegend zu verändern, es sei denn, man setzt ihn neu zusammen. Ingenieure können ein Auto wie einen Zug bauen, indem sie es auf Gleise setzen. Aber wie können Biologen den Körper einer Maus so umstrukturieren, daß er dem Körper eines Menschen ähnelt? Es gab keine Chance, diesen Plan umzusetzen, jedenfalls nicht vor 1980. Aber dann wurde eine neue Technologie entwickelt, die es nicht nur ermöglichte, eine „Vermenschlichung" durchzuführen, sondern sie quasi zur Routine machte: *Gentransfer*.

Die Wissenschaft der Genetik reicht zum österreichischen Geistlichen Gregor Mendel zurück, der zwischen 1850 und 1860 Hunderte von Kreuzungsversuchen mit Erbsen *(Pisum sativum)* durchführte und bewies, daß es Gene gibt. Mendel zeigte, daß Vererbung kein Prozeß ist, in dem Merkmale der Elterngeneration willkürlich vermischt werden. Es handelt sich vielmehr um eine Komposition bestimmter Gene der Eltern, die sich wie ein Mosaik zusammensetzen.

Jedoch wurde Mendels Werk bis sechzehn Jahre nach seinem Tod, 1900, nicht anerkannt. In der Zwischenzeit hatte Charles Darwin 1859 weiter gefaßte Konzepte der Evolution und natürlichen Auslese vorgestellt, die sofort zu weltweiter Bekanntheit katapultiert wurden. Für eine Weile schwebten Darwins hehre Ideen ohne wesentliche und grundlegende Unterstützung im kulturellen Raum. Ihm fehlte eine begründete Erklärung dafür, wie Genetik tatsächlich funktioniert. Was Wissenschaftler zu der Zeit nicht realisierten, war, wie launenhaft solche intellektuelle Haltlosigkeit sein kann. Ohne die handfesten Fakten von Mendel waren Darwins Erkenntnisse Mißverständnissen und Manipulationen ausgeliefert.

Eine extrem gefährliche Mißinterpretation legte der Begriff „Degeneration" nahe, der vom Psychiatrie- und Theologie-

Studenten Augustin Morel eingeführt wurde. Morel argumentierte, daß, wenn die Evolution dafür sorge, daß der Stärkste sich durchsetze, sie umgekehrt auch dafür sorge, daß der Schwächste zugrunde gehe. Unerwünschte Charakteristika würden demzufolge nicht einfach weitervererbt, sondern sie würden mit jeder folgenden Generation noch verstärkt. Die Hakennase des einen Elternteils würde sich noch mehr ausprägen, die Gaumenspalte würde noch tiefer, geringe Intelligenz würde sich noch weiter verringern. Charakterzüge und innere Einstellungen würden auf dieselbe Weise weitergegeben und verstärkt. Morel schrieb:

> *Diese Abweichung, und wenn sie zu Beginn auch noch so minimal sein mag, enthält übertragbare Elemente der Art, daß [der Patient] immer weniger in der Lage ist, seine Aufgaben in der Welt zu erfüllen. Geistige Entwicklung, die bei ihm selbst schon gehemmt ist, ist auch bei seinen Nachfahren beroht.*

Die Merkmale würden sich von einer Generation zur nächsten verschlechtern. Die ganze Familie würde degenerieren. Tatsächlich suggerierte Morel, daß es sich bei unerwünschten genetischen Merkmalen – und ihren Trägern – selbst um Krankheiten handele. Die Gesundheit der ganzen Menschheit hinge von der Ausrottung dieser kranken Gene ab.

Es war ein perverser, fehlgeleiteter Vorschlag, der aus Ignoranz und der Selbstüberschätzung entstand, daß Wissenschaft der Menschheit dienen könne, indem sie Menschen töte. Aber in dem Wissensvakuum, das vor der Zeit Mendels bestand, fanden viele Wissenschaftler an der Degenerationstheorie Gefallen. Überall in Europa befleißigten sich Ärzte, Listen körperlicher und mentaler Abweichungen zu erstellen, die Hinweise auf eine degenerative Erkrankung in einer bestimmten Familie oder Gruppe lieferten.

In Deutschland wurde 1905 die Gesellschaft für Rassenhygiene gegründet, die sich zum Ziel gesetzt hatte, die Zivilisation vor genetischer Unreinheit zu schützen. Sowohl Emil Kraepelin als auch Alois Alzheimer traten ihr bei. Obgleich die Degenerationstheorie nicht offen rassistisch war, half sie in Deutschland, die Gesellschaft auf den rutschigen Weg von ethnischen Vorurteilen und Fremdenhaß zu bringen. Sie richtete sich gegen alle Individuen und Gruppen, die mit der Mehrheit nicht konform waren.

Am Ende dieses Weges stand Hitlers Endlösung: die systematische Auslöschung von Juden, Zigeunern, Homosexuellen, Behinderten, psychisch Gestörten und anderen, die als degeneriert angesehen wurden. „Wir können – und wir müssen – uns auf die gesunden Instinkte unserer besten Leute verlassen", schrieb der Zoologe Konrad Lorenz 1940, um die Ziele der Nazis zu unterstützen, „um die Elemente der Bevölkerung, die voller Abschaum sind, auszurotten. Passiert dies nicht, werden diese schädlichen Mutationen den Körper des Volkes zersetzen wie Krebszellen."

Alois Alzheimer, dessen Frau aus einer bekannten jüdischen Familie stammte, war kein Protofaschist. Obgleich er sich empfänglich für den Begriff der Degeneration zeigte, war er doch vorsichtig mit dessen Implikationen für die Gesellschaft. Er schrieb: „Vielleicht werden wir in der Zukunft klarer sehen und womöglich nach anderen Prinzipien handeln, die besser sind. Heute würde nichts uns stoppen, wenn wir uns gerechtfertigt sähen, die Unterlegenheit von Kindern mental kranker Eltern in die Waagschale zu werfen in dem Fall, wo wir darüber zu befinden hätten, ob ein Schwangerschaftsabbruch angemessen ist oder nicht." In seiner Biographie über Alzheimer schrieb Konrad Maurer 1999: „Mit dieser [Bemerkung] grenzte sich Alzheimer sehr früh und sehr deutlich von seinen Kollegen [Alfred Friedrich] Hoche und [Ernst] Ruedin ab, die später die Waffen für eine schreckliche Entwicklung lieferten."

Wissenschaft als Waffe: Diese Metapher sagt einiges über den großen Einfluß von Wissenschaftlern aus. Die Benennung von Krankheiten ist ein wichtiger gesellschaftlicher Akt, der wiederum soziales Verhalten beeinflußt. Daher obliegt es der Öffentlichkeit, sich mit den Definitionen von Krankheiten und der Macht von Ärzten auseinanderzusetzen, die entscheiden, wer Mitglied einer gesunden Bevölkerung ist und wer nicht. Wie das Militär sollte das medizinische Establishment von Mitgliedern der Zivilbevölkerung beaufsichtigt werden, um sicherzustellen, daß der öffentliche Wille berücksichtigt wird.

James Watson und Francis Crick stellten 1953 erstmals das Modell der Doppelhelix für die Struktur der DNS vor. Es handelt sich um eine spiralförmige Kette von Desoxyribonucleinsäure-Molekülen, welche die Informationen für die Funktionen aller lebenden Organismen tragen. In den folgenden Jahrzehnten begannen Forscher eine Systematik zu erstellen, die wie eine grobe Landkarte aussah, auf der einzelne Gene mit bestimmten Funktionen und Krankheiten verbunden waren. In den achtziger Jahren konnten Wissenschaftler nicht nur die Abfolge der Gene auf der DNS analysieren, sondern, unglaublich, auch winzige Abschnitte chemisch entfernen – „knock out", wie es hieß – und einen Ersatz einfügen. Als sie die Technik so weit perfektioniert hatten, daß sie diesen Vorgang in der frisch befruchteten Eizelle einer Maus durchführen konnten, entstand die erste vermenschlichte Maus. Die sogenannten Knock-out-Mäuse waren ein wichtiger neuer Schritt auf dem Weg zur Erforschung der Ursachen von Alzheimer.

Die Natur mag das Überleben des Stärksten fördern, aber

nun ertappten sich die Genetiker dabei, daß sie mit diesem erstaunlichen Werkzeug in die entgegengesetzte Richtung arbeiteten: Sie selbst stellten degenerierte Gene her. Die Knockout-Technologie wurde dazu genutzt, fehlerhafte Gene zu vermehren – die Konrad Lorenz „Abschaum“ nannte –, um sie eingehender studieren zu können. Anstatt eine „bessere Mausefalle“ zu entwickeln, so die Redensart in diesem Geschäft, kreierten sie schlechtere Mäuse: künstlich fette Mäuse, Mäuse mit Diabetis, taube Mäuse, Mäuse mit Muskeldystrophie, mit der Huntington-Krankheit, mit Asthma, mit Mukoviszidose, Krebs, Herzerkrankungen und schließlich, 1996, – mit Alzheimer.

Oder zumindest einer Krankheit, die Alzheimer sehr ähnelte. Indem sie ein menschliches Gen konstruierte, das harmloses APP dazu bringt, sich zu klebrigem Beta-Amyloid zu zersetzen, schuf Karen Hsiao von der University of Minnesota die erste Maus mit Plaques. Die Nachkommen dieser vermenschlichten Maus schienen bei ihrer Geburt normal zu sein. Aber im Alter von neun oder zehn Monaten fingen sie an, deutliche Schwierigkeiten mit ihrem Erinnerungsvermögen zu haben. In einem Wasserbassin waren sie nicht mehr in der Lage, sich daran zu erinnern, wo der Ponton lag. In Labyrinthen vergaßen sie, wo der Ausgang war. Dieses Phänomen war Alzheimer so ähnlich, wie Wissenschaftler es sich bei Mäusen nur vorstellen konnten. Als Hsiao deren Hirne untersuchte, entdeckte sie, daß sie voller Amyloid-Plaques waren. Das war ein großer Durchbruch.

Natürlich waren nicht alle davon begeistert, Tieren menschliche Krankheiten einzupflanzen. Tierschützer brachen 1999 in die Labors der University of Minnesota ein. Sie nahmen achtundvierzig Mäuse, darunter auch einige von Hsiao, sechsunddreißig Ratten, siebenundzwanzig Tauben sowie fünf Salamander mit und zerstörten Laborgeräte im Wert von mehreren

Millionen Dollar. Sie sprühten außerdem Sprüche an die Wände wie „Nie mehr Folter“ und beschwerten sich darüber, daß Elektroden an den Köpfen der Tiere angebracht wurden. Fünf der „befreiten“ Tiere fand man am nächsten Tag tot in einem benachbarten Feld. In der Zwischenzeit hatten die Wissenschaftler die Behauptungen der Tierschützer abgewehrt: Die Elektroden gehörten nicht zu einer Art Schockbehandlung, sondern dienten der Messung, so wie man die Gehirnströme an Menschen ermittelt. Sie waren harmlos. Auf keinen Fall seien die Tiere „gefoltert“ worden. Im Gegenteil, Versuchstiere standen neuerdings in den ganzen USA unter dem Schutz ausgefeilter juristischer und ethischer Bestimmungen, was ihre Hygiene, Nahrung und schmerzfreie Behandlung anging. Aus Gründen der Haftung, ihres persönlichem Gewissens und angemessener Forschung behandelten moderne Wissenschaftler ihre Versuchstiere gut und opferten nur so viele wie nötig.

Dennoch stimmt es natürlich, daß Versuchstiere gegen ihren Willen in Käfigen gehalten, unter Drogen gesetzt und getötet wurden. Die relativ humane Haltung der Tiere war kein Argument gegen den Hauptvorwurf der Aktivisten: Es sei unmoralisch, Tiere zu opfern, lediglich um die Gesundheit von Menschen zu verbessern. Zu ihrer Verteidigung muß man sagen, daß viele Forscher dieses Thema heutzutage geradeheraus angehen. „Ich bin sicher, daß wir die Pflicht haben, andere Tiere gut und mit Respekt zu behandeln und sie nur einem Minimum an Gewalt und Grausamkeit auszusetzen. Wir dürfen sie nicht verletzen oder töten, wenn es vermieden werden kann“, schreibt der britische Neurobiologe Steven Rose. „… aber all diese Verpflichtungen Tieren gegenüber werden von der Verpflichtung eingeschränkt, die wir anderen Menschen gegenüber haben.“ Wenn diese Tiere zu opfern bedeutet, daß menschliches Leid gemildert werden kann, ist es moralisch notwendig, glauben die meisten Forscher. Ihre Pflicht besteht nicht darin, das Leben im allgemeinen, sondern, das Leben von Menschen im besonderen zu verlängern.

Trotz Protesten wurden genetische Tierversuche von der Öffentlichkeit und dem Markt in hohem Maße unterstützt. Sie erlebten einen Boom, im Laufe dessen um 1998 jährlich mehr als fünfhunderttausend Mäuse, die mit menschlichen Genen versehen waren, in Experimenten verwendet wurden. Diese Technologie war ein entscheidender Durchbruch, besonders für die Alzheimerforschung, weil sie den Wissenschaftlern endlich ein adäquates Modell zur Verfügung stellte, um mehr über die Krankheit zu erfahren. Dutzende verschiedener Anstrengungen folgten der Knock-out-Maus von Hsiao. Sie schufen die Basis für viele wichtige Entdeckungen über Alzheimer in den späten Neunzigern. Der Markt bestärkte nicht nur die Entwicklung dieser Mäuse, sondern bestand auch darauf, an ihrem Wertgewinn beteiligt zu werden.

Kurz nach der Konferenz in Taos verwickelte Elan Pharmaceuticals, die Firma, die „sehr bald“ eine dramatische Entwicklung versprochen hatte, die Mediziner in einem Rechtsstreit. Sie verklagte die gemeinnützige Mayo-Stiftung, weil diese eine Linie der Hsiao-Mäuse verkauft hatte, auf die Elan ein Patent angemeldet haben wollte. Steven Younkin von der Mayo-Klinik trat gegen Elan an, indem er deren Ethik der von Karen Hsiao, die die Mäuse ursprünglich „erfunden“ hatte, gegenüberstellte. „Karen hatte vom ersten Tag an vor, ihre Mäuse jedem akademischen Forscher zu überlassen, der sie darum bat“, sagte er. „Ich glaube, [Elans] Strategie ist: ‚Laßt uns dafür sorgen, daß wir soviel Geld wie möglich bekommen, und wenn das die Forschung behindert, ist es eben Pech. Wir müssen uns um unsere Aktionäre kümmern.‘“

Die Vorstellung, daß Wissenschaftler vor Gericht darum kämpften, das Exklusivrecht für die Züchtung kranker Mäuse zu bekommen, war grotesk. Aber die neue Genetik neigte zu solcher Absurdität, da sie dem Menschen die Macht gab, die grundlegenden Bausteine des Lebens zu verändern. Indem sie ihre eigenen Interessen verfolgten, konnten die Firmenmanager die Gentechnologie nicht anders denn als Vertragsgegenstand und ihr Eigentum zu betrachten. Die Ironie an dem Bestreben, Mäuse zu „vermenschlichen", lag darin, daß damit gerade das Gegenteil bewirk wurde: Sie waren jetzt nicht einmal mehr Lebewesen, sondern bloß noch eine Ware. Die Mäuse, die jetzt praktisch programmierbar waren, gehörten nur noch zu einer Maschinerie.

Ein kalifornischer Richter lehnte die Klage von Elan ab und entschied, daß der erhobene Anspruch der Firma auf das Patent unrechtmäßig sei. Die Sprecher von Elan nahmen dazu nicht öffentlich Stellung bis auf die Aussage, daß es „Elans Politik [ist], seine Rechte auf geistiges Eigentum zu wahren". Als sich abzeichnete, daß die Klage abgewiesen würde, beschäftigte sich das Unternehmen immer noch damit, rechtliche Wege zu finden, um seine Interessen durchzusetzen. Die Klage war ein vielsagendes Zeichen dafür, wie sich das Klima innerhalb der Wissenschaft dabei war, sich zu verändern. Sie begann sich stärker am freien Markt zu orientieren, der mehr daran interessiert war, Gewinn zu erwirtschaften, als daran, Informationen weiterzugeben. Seitdem der Kongreß 1980 die Beschränkungen der Zusammenarbeit von öffentlicher und privater Forschung gelockert hatte, investierten viele Wissenschaftler ihr privates Vermögen in die Forschung. Eine Untersuchung, die Artikel in den führenden biochemischen Fachzeitschriften der USA bewertete, brachte 1996 zum Vorschein, daß fast ein Drittel der wichtigsten Autoren ein finanzielles Interesse an den Themen hatten, die sie in ihren Beiträgen besprachen.

Insgesamt gab es bei den Forschern gemischte Gefühle zu den neuen Möglichkeiten, finanzielle Gewinne aus ihrer Forschung einzustreichen. „Diese Möglichkeiten verändern einige Menschen zum Schlechteren“, sagt Allen Roses von Glaxo Wellcome. „Und es gibt kein schlimmeres Forschungsfeld als Alzheimer. Ich habe auf den Gebieten Muskeldystrophie und Humangenetik gearbeitet, die beide schon dafür berüchtigt sind, daß dort Erkenntnisse leicht gestohlen werden können. Aber Alzheimer treibt das Ganze noch auf die Spitze, weil so viel Geld im Spiel ist.“

Roses hatte jedoch auch einige Argumente für die Vermarktung von Wissenschaft: Aus seiner Sicht wurde die Forschung schneller und effizienter. Nur zwei Jahre nachdem er die Duke University verlassen hatte, um seine neue Stelle anzutreten, hatte er der Verwendung einer neuen Technologie den Weg geebnet, die sich „SNP-Mapping“ nennt. „SNP“ bedeutet einfache („single“) nucleotide Polymorphismen, Variationen in der menschlichen DNS, die aus einzelnen Molekülen bestehen. Sie bestimmen, ob jemand anfällig für eine bestimmte Krankheit ist oder auf eine besondere Medikation anspricht. SNP-Mapping hilft, die Suche nach Genen, welche Krankheiten bestimmen, entscheidend einzugrenzen, da sie die Menge der Informationen, die berücksichtigt werden müssen, drastisch reduziert. Es ist so, als ob man in einer großen öffentlichen Bibliothek auf der Suche nach einem bestimmten Buch unsystematisch alle Regale durchgeht oder den Namen des gesuchten Autoren in dem Katalog nachschlägt. „Wenn es um Diabetes geht“, nennt Roses als Beispiel, „reduziert sich die Zahl von fünfzig Millionen Basenpaaren auf zehntausend.“

Da die Gelder für diese Entdeckung aus privaten Mitteln stammten, rühmte sich Roses, er habe nicht vor, die Informationen irgend jemandem mitzuteilen, bevor sich die Sache nicht gerechnet habe. „Bevor wir damit an die Öffentlichkeit gehen, möchten wir Mäuse, die die veränderten Gene tragen, so weit haben, daß wir gleich anfangen können“, sagte er über die Entwicklung von SNP. „So sind wir den anderen weit voraus, und es würde sehr teuer werden, unseren zeitlichen Vorsprung einzuholen – wie wenn die Duke University ihren Gegnern im Wettrennen weit voraus ist und die Studenten sich umdrehen und rumheulen: ‚Es hat einfach keinen Sinn.'" Er lachte.

Dies war die neue Wissenschaftsethik, wie sie von Unternehmensmanagern diktiert wurde: *Bringt Produkte auf den Markt.* In seinem früheren Leben, als er noch Akademiker war, verbrachte Roses Jahrzehnte damit, Fördergelder bei der Regierung einzuwerben, in berühmten Fachzeitschriften zu veröffentlichen und eine Menge wissenschaftlicher Konferenzen zu besuchen. Nichts von dem beschäftigte ihn jetzt noch – nicht weil er es nicht mehr tun mußte, sondern weil er davon überzeugt war, daß die Forschung an Universitäten mittlerweile vom Geld korrumpiert sei und er einen neuen, besseren Weg eingeschlagen hätte. An der Uni, sagte Roses, habe er immer nur für Ideen gekämpft. Als Angestellter eines Pharmaunternehmens kämpfe er tatsächlich gegen Krankheiten.

„In meiner damaligen Situation verbrachte ich fünfzig bis sechzig Prozent meiner Zeit damit, Fördermittel zu beantragen, die nie genehmigt wurden", beschreibt er den Unterschied zu früher. „Wir haben drei Jahre lang darüber diskutiert, ob sich ApoE innerhalb der Neuronen befindet oder nicht. Es liegt in den Neuronen. Wir sind zu jeder Besprechung gegangen. Die anderen haben gesagt: ‚Es liegt nicht in den Neuronen.' Wir haben einen Antrag auf Fördermittel gestellt. ‚Oh, das können Sie aber nicht machen – es liegt nicht in den Neuronen.' Keine Förderung. Also, was wir jetzt getan haben, ist folgendes: Wir sagen: ‚Verpißt euch, wir machen es trotzdem. Wir machen es vernünftig und objektiv, wir nehmen zuverlässige Daten als Basis.' Ich sage Ihnen, wir haben Unterschiede im Stoffwechsel der Gehirne dieser Mäuse gefunden, bei denen der einzige Unterschied der zwischen ApoE3 und ApoE4 ist. Was das ist und wie wir es bekämpfen – darüber werde ich nichts schreiben. Ich muß mir nicht die Zeit nehmen oder die Leute suchen, um meine Erkenntnisse zu veröffentlichen.

Verberge ich irgend etwas vor meinen Kollegen aus der Forschung, die sich in aller Welt mit Alzheimer beschäftigen? Keinesfalls! Alles, was die jemals gesagt haben, wenn ich irgendetwas sagte, war: ‚Nein, nein, nein.' Die ganzen wissenschaftlichen Konferenzen hindurch haben wir das diskutiert. Jetzt diskutieren wir gemeinsam mit sehr kritischen, sehr kompetenten Wissenschaftlern, die wissen, daß wir als Team, als Unternehmen, dahinterstehen und daß unsere Jobs davon abhängen und daß es hier nicht darum geht, wer zuerst publiziert."

In der Tat *verschwieg* Roses Informationen, wie er selbst zugab. Sein Argument dafür leuchtet ein. Er vertrat die Ansicht, daß es im Kontext einer „freien Markt-Wissenschaft" effizienter war, Informationen zurückzuhalten. Der Zweck heiligt die Mittel. Der Markt würde die Dinge schon regeln.

Mutter hat in der letzten Zeit von sich in der dritten Person gesprochen. Normalerweise passiert das, wenn wir eine Weile über sie geredet haben. Sie stellt dann eine Frage, die in den Gesprächsverlauf paßt, aber sie fragt: „Macht sie ...?" Wenn ich sie frage, über wen sie spricht, sagt sie: „Die Frau, über die wir gerade gesprochen haben."
Außerdem gibt es viele Menschen in zweifacher Ausführung. Meinen Mann nennt sie „die Jungs". Die Freundin meiner Tochter, die zu uns kam, damit ich zum Treffen meiner Selbsthilfegruppe gehen konnte, war nur eine Person, als sie kam, aber nach einer Viertelstunde hatte sie sich verdoppelt! Für meine Mutter bin ich morgens, mittags und abends eine andere Person. Allerdings ist das folgerichtig, wenn man bedenkt, daß sie davon ausgeht, daß sie in einem Krankenhaus lebt (und arbeitet). Sie war Krankenschwester, und es gibt drei Schichten, oder? Manchmal bin ich innerhalb kurzer Zeit für sie verschiedene Menschen: „Ich kann nicht mit Ihnen einkaufen gehen, weil das andere Mädchen mit mir woanders hingehen will."

M. A. J., Nampa, Idaho

Kapitel 13

BILDER DER ERDE VON NIE DAGEWESENER SCHÖNHEIT

In einer Kurzgeschichte von Jorge Luis Borges bekommt eine Gruppe von ausgezeichneten Kartographen einen Auftrag, der undurchführbar ist: Sie sollen eine Karte des Reiches erstellen, die denselben Maßstab hat wie das Reich – eine Karte, die so groß ist wie das, was sie abbildet. Ähnlich groß ist die Herausforderung, der sich Morris Friedell stellte, als bei ihm Alzheimer diagnostiziert wurde. Er wollte das Geheimnis seiner Hirnerkrankung aufrollen, so wie die Krankheit die Windungen *seines Hirns* aufrollte. Er wollte seine eigene Auflösung untersuchen.

In gewissem Sinne hatte er sich, ohne es zu ahnen, sein Leben lang auf diese Aufgabe vorbereitet. In seinen Kursen am College hatte er sich mit der Würde des Menschen und mit dem beschäftigt, was er „Sozialpsychologie des Leids" nannte. Jetzt, wo er selbst ein Leidender war, hatte er Gelegenheit, die Praktikabilität seiner Ideen zu testen.

Kurz nach seiner Diagnose schrieb er einen kurzen Essay mit dem Titel: „Vorstellung meiner Person und meiner Notlage". Der Schluß des Essays lautete:

> *Ich hoffe, aus einer einmaligen Perspektive einen Beitrag zur Existenzphilosophie leisten zu können. Vielleicht, da mein Selbst schwindet, kann ich etwas zum allgemeinen Verständnis der Menschen zu Themen wie „Selbst", „Zeit" und „Nichts" beisteuern. Mit diesem Schwerpunkt kann ich vielleicht meinen eigenen langsamen Tod zu einem*

letzten intellektuellen und ästhetischen Abenteuer machen.

Als ich in den fünfziger Jahren ein junger Teenager war, las ich leidenschaftlich gern Science-fiction-Romane von Robert Heinlein und Arthur C. Clarke. Ich stellte mir vor, ich sei ein „Astrogator". Wir kollidieren mit einem Asteroiden, und der Treibstoff reicht nicht aus, um zur Erde zurückzukehren. Wir wenden uns mit dem Raumschiff von der Sonne ab und fliegen bis über die Umlaufbahn des Pluto hinaus. Wir wissen, daß wir in der intergalaktischen Leere untergehen werden, aber trotzdem hoffen wir, der Erde einmalige Bilder von nie dagewesener Schönheit sowie hilfreiche Informationen übermitteln zu können … Am 19. August 1998 sagte mir mein Neurologe, was die Positronenemissionstomographie ergeben hatte. Jetzt sitze ich hier in meinem Raumschiff.

Es dauerte nicht lange, bis er seinen ersten Bericht mit Neuigkeiten von seiner Reise sandte: Er stellte erstaunt fest, daß es durchaus auch Vorteile hatte, zu vergessen. Da er weniger Zugriff auf das besaß, was zwei Stunden oder zehn Minuten zuvor geschehen war, fühlte er sich viel stärker in die Gegenwart eingebunden, berichtete Morris. „Ich stelle fest, daß ich visuelle Eindrücke stärker wahrnehme", sagte er. „Alles scheint eindrücklicher zu sein: Linien, Ebenen, Kontraste. Es ist eine wunderbare Entschädigung … Wir [die unter Alzheimer leiden] erfreuen uns an Wolken, Blättern, Blumen wie nie zuvor … Wie der Dichter Theodore Roethke sagte: ‚In dunklen Zeiten beginnt das Auge zu sehen.'

Viele Menschen gehen wie Touristen durchs Leben und haben immer eine Kamera zwischen sich und der Welt", stellte

Morris fest. Alzheimer erlaubt diese Distanz nicht. So wie es H. M. in den fünfziger Jahren erging, zwingen Alzheimerpatienten die Kurzschlüsse in ihrem Gedächtnis dazu, sich immer im Jetzt zu befinden. Das wird häufig als eine der schlimmsten Seiten der Krankheit dargestellt, aber von seiner unmittelbaren Erfahrung aus argumentierte Morris, daß es auch Vorteile habe, ständig im Jetzt zu sein. Es führt dazu, daß man ein *stärkeres Bewußtsein* hat. „Jetzt kann ich kleinen Katzen beim Spielen zusehen wie nie zuvor."

Wie kommt es, daß eine neurologische Erkrankung dafür sorgt, daß sich die Aufmerksamkeit erhöht?

In wachem Zustand besteht das Leben aus bekannten und unbekannten Erfahrungen. Es ist Aufgabe des Gehirns, das Unbekannte in Vertrautes zu verwandeln. Geläufige Gegenstände, Geräusche und Gedanken brauchen weniger Energie und Aufmerksamkeit und rufen schnellere und angemessenere Reaktionen hervor. Dank der Vertrautheit kann ein Mensch viele Dinge gleichzeitig tun, während im Hintergrund relativ komplexe Gedankenprozesse ablaufen, ohne daß das bewußte Denken überhaupt eingeschaltet wird.

Im Gegensatz dazu benötigen neue Erfahrungen bewußte Aufmerksamkeit. Das Gehirn muß sie untersuchen, verstehen, sie als Erinnerung abspeichern und sie in einen Kontext einbinden, um auf sie zu reagieren – oder schlicht: um zu *lernen*. Es ist so, als wolle man Klavier spielen lernen oder Fahrrad fahren. Erinnern Sie sich daran, wie sie zum ersten Mal zu einem Fußballspiel gegangen sind oder Fisch gegessen haben. Das Unvertraute benötigt Konzentration und besetzt einen großen Teil des Bewußtseins. Etwas Neuem zu begegnen ist eine einnehmende Erfahrung, die Energie kostet.

Alzheimer sorgt dafür, daß alles neu ist. Nachdem die Krankheit eingesetzt hat, gewöhnt sich der Patient nie wieder an das Unbekannte. Ein Gehirn, das von Alzheimer befallen ist, wird ständig von neuen Reizen überschwemmt. Alles hinterläßt im jeweiligen Moment einen vielschichtigen, nachhaltigen und überwältigenden Eindruck. „Ich habe festgestellt, daß ich alles, auf das ich mich im Moment konzentriere, immens schätze", berichtet Laura S. als Reaktion auf den Text von Morris. „Es ist sehr klar und real. Ich sehe weg, und es ist verschwunden. Noch einmal hinsehen, und es ist völlig neu. Ich mache den Test jetzt gerade mit einer roten Geranienblüte. Wenn ich wegsehe, existiert ‚rot' nicht mehr als ein abstrakter Begriff. Es bleibt keine Erinnerung an eine Blüte zurück … aber ich kann sie mir ja noch einmal ansehen."

Die Tatsache, daß Eindrücke immer wieder frisch und neu sind, mag man als schwachen Trost für die Alzheimererkrankten ansehen. Dies ist für diejenigen, die Alzheimerpatienten pflegen, besonders schwer zu akzeptieren, weil sie das genaue Gegenteil wahrnehmen. Wenn ihre Lieben Tag für Tag über dieselben kleinen Aufgaben und Informationen stolpern, müssen die Pflegenden diese nervtötenden Wiederholungen ertragen. Sie müssen exakt dieselben dummen Anweisungen ständig neu geben. Das Leben droht immer weniger neu zu sein, so wie eine Fremdenführerin den Informationen immer weniger Interesse entgegenbringt, die sie vielleicht zwölfmal am Tag, fünf Tage die Woche, weitergibt. Pflegt man einen Alzheimerpatienten, lebt man in einer Welt, in der derselbe Tourist unzählige Tage hintereinander exakt dieselbe Führung bekommen möchte. Das ist entmutigend.

Dennoch müssen diejenigen, die einen Betroffenen pflegen, versuchen zu verstehen, daß ein Geist, der in Auflösung begriffen ist, nicht nur Frustrationen, sondern auch unerwartete Vorteile mit sich bringt. Was zunächst wie eine gleichförmige, schreckliche Erfahrung aussieht, kann für die Opfer manchmal sogar befriedigend oder bereichernd sein – „ein letztes intellektuelles und ästhetisches Abenteuer."

In den späten siebziger Jahren bemerkte ein enger Freund des Malers Willem de Kooning, daß es dem Meisters des abstrakten Expressionismus schwerfiel, Namen und kürzlich zurückliegende Ereignisse zu erinnern. Außerdem konnte er Gesprächen nicht mehr recht folgen. In derselben Zeit versuchte de Kooning, von seiner lebenslangen Alkoholabhängigkeit loszukommen. Die Gedächtnislücken galten als ein akuter Nebeneffekt dieses Prozesses.

Wie sich herausstellte, war die Vergeßlichkeit kein Zeichen für das Ende seines Alkoholismus, sondern für den Anfang von Alzheimer. De Kooning gewann seine Energie zurück, und mit der Hilfe seiner Freunde, seiner Familie und einer Droge namens Antabuse kam er wieder ins Gleichgewicht. Sie sorgte dafür, daß ihm jedesmal, wenn er Alkohol schmeckte, übel wurde. Aber die Vergeßlichkeit nahm zu. Fast zwei Jahrzehnte lang verschlechterte sich sein Zustand weiter. Seine Frau Elaine, die nach ihrer Trennung erneut sehr wichtig für sein Leben wurde, ahnte die Entwicklung seltsamerweise schon voraus. Sie hielt ihm schon 1978 einen freimütigen Vortrag. „Bill“, sagte sie, „deine Gene sind sensationell. Deine Mutter wurde zweiundneunzig Jahre alt und war bis zum Ende stark wie ein Fels. Dein Vater wurde neunundachtzig, deine Großmutter fünfundneunzig. Dein Körper wird auch alt werden, aber dein Gehirn wird nicht so lange durchhalten. Du wirst so hirnlos wie Gemüse enden.“

„Du machst mir Angst“, sagte de Kooning.

„Gut“, war ihre Antwort.

Fünf Jahre später, 1983, vergaß er viel und begann zwischenzeitlich extrem verwirrt zu sein. In diesem Jahr wandte sich de Kooning auf einem Transatlantikflug von New York nach Amsterdam an Elaine und sagte: „Der Film ist zu schlecht, laß uns gehen.“ Er begriff nicht, daß er in einem Flugzeug saß und einen Kinofilm sah, wie er auf Langstreckenflügen gezeigt wird. Als ihn seine Frau daran erinnerte, daß sie gerade nach Europa flogen, statt in einem New Yorker Kino zu sitzen, schien das de Kooning noch mehr zu verwirren. „Das ist furchtbar", sagte er. „Sie werden herausfinden, daß ich die USA verlassen habe, und mich nie mehr wieder reinlassen." De Kooning war 1926 ursprünglich als blinder Passagier in die USA eingereist und hatte erst 1961 die amerikanische Staatsbürgerschaft angenommen. Auf diesem Flug nach Amsterdam kam ihm jenes alte Gefühl zu Bewußtsein, das er seitdem nicht mehr gehabt hatte.

Für Alzheimeropfer, die sich in der Phase der Verwirrung befinden, ist solch eine zeitliche Rückentwicklung normal. Recht häufig finden sie sich derart heftig in ihre frühen Erinnerungen zurückversetzt, daß sie erwarten, ihre Ehegatten seien wieder jung und die Eltern lebten noch. Manchmal denken sie auch, daß sie selbst jünger aussähen, und erkennen ihr eigenes Spiegelbild nicht. All dies geschieht, weil relativ fragile jüngere Erinnerungen sich aufgelöst haben und nur ältere, dauerhaftere Erinnerungen übriggeblieben sind. Zwar ist eine Erinnerung, die vor vierzig Jahren entstand, an sich nicht widerstandsfähiger als eine, die vier Jahre zuvor geformt wurde, aber ältere Erinnerungen, etwa an die Kindheit oder an Heiratsanträge, schleifen sich ein, weil sie in der Zwischenzeit viele Male hervorgerufen worden sind. Da der Vorgang, sich zu erinnern, selbst eine ganz neue Erinnerung dieser Erinnerung hervorruft, werden die stärksten Bilder der Kindheit und des frühen Erwachsenenalters immer wieder „abgespielt". Bis ein Mensch sein siebzigstes Lebensjahr erreicht hat, sind sie so oft wiederholt worden, daß sie praktisch unverwüstlich geworden sind. Diese alten Erinnerungen sind so haltbar wie Kalkstein, während die jüngeren so fragil sind wie Abdrücke im Sand.

Bemerkenswerterweise malte de Kooning weiter. 1981 begann sogar seine produktivste Phase, als er von seiner Alkoholabhängigkeit geheilt war. Allerdings war dies auch die umstrittenste Phase seiner Karriere. Innerhalb von zehn Jahren produzierte de Kooning nicht nur dreihunderteinundvierzig Bilder, sondern er schuf damit auch Werke, die seither hoch in der Gunst der Kritiker stehen – trotz ihres Wissens um seine Demenz. Die Gemälde aus den achtziger Jahren unterscheiden sich in vielerlei Hinsicht von seinen früheren: Sie sind melodiös, elegant und bei weitem weniger dicht. Insgesamt scheinen sie fröhlicher und weniger ängstlich als seine berühmteren Werke. Im Gegensatz zu seiner zuvor komplexen Farbpalette, die er mit größter Achtsamkeit mischte, verwendete de Kooning nun häufiger Primärfarben und gebrauchte sie so, wie sie aus der Tube kamen. Im Gegensatz zu seinen früheren Gemälden, bei denen er die Farbschichten dick übereinander aufgetragen hatte, besitzen die späteren Werke weniger Textur. Die Pinselstriche sind weniger schwungvoll, entspannter, die dominante Form ist eine helle Welle, die wie ein Band entfernt an menschliche Umrisse und Landschaften erinnert. Leerer Raum nimmt eine größere Rolle in diesen Gemälden ein – „wie ein leerer Geist, der sich selbst darstellt", bemerkte die Kunstkritikerin Kay Larson.

„Für mich steht außer Frage, daß es sich hierbei um ein außergewöhnliches Werk handelt", sagte Gary Garrels, der Kurator des San Francisco Museum of Modern Art zu Larson. Er organisierte 1994 eine große Ausstellung mit Werken aus den Achtzigern. „Diese Bilder beinhalten eine intensive Konzentration und ein intensives Bewußtsein. Es geht nicht darum, daß jemand einfach mit Farbe herumgeschmiert hat. Hier übernimmt der Künstler in jeder Hinsicht die Kontrolle." Garrels ging soweit zu erklären, daß viele der Werke de Koonings aus dieser Periode „zu den schönsten, sinnlichsten und unwahrscheinlichsten abstrakten Werken gehören, die ein moderner Maler je geschaffen hat."

Die Kritiker schenkten der Ausstellung von Garrels 1995 besondere Aufmerksamkeit, weil sie de Kooning als Künstler schon um 1980 abgeschrieben hatten. Seinen künstlerischen Nachruf hatten sie schon vorbereitet. Dessen Schlußkapitel war besonders unvorteilhaft. „Jeder, der sich an die [Retrospektive] im Whitney-Museum 1983 erinnert, denkt an die Quadratmeter mit nachlässigen, hingeschmierten mißglückten Gemälden aus den Sechzigern und Siebzigern", schrieb Larson. „Niemand hatte Anlaß zu glauben, daß es in den Achtzigern besser würde." Aber dieses neue Werk *unterschied sich* sehr von früheren Arbeiten. „Der Effekt, den es vermittelte, waren Leichtigkeit und Freude", schrieb Curtis Bill Pepper in der *New York Times*, nachdem er in den frühen achtziger Jahren eine Sammlung von de Koonings aktuellsten Gemälden gesehen hatte. „Es handelte sich um die lyrische Elegie eines alten Mannes, nachdem er sich eine turbulente Pause von eigenen Ich gegönnt hatte."

Pepper erwähnte dabei nicht, daß de Koonings „Ich" durch den Stoffwechselprozeß in seiner Großhirnrinde radikal neu definiert wurde. Es war bedeutend mehr als ein Wiederaufleben seiner Person, was in seinem Atelier auf Long Island passierte. De Kooning nutze die Leinwand, um seine eigene fortschreitende Vergeßlichkeit zu dokumentieren. War er wirklich glücklicher als vorher? Das ist gut möglich. Alzheimer kann für Patienten zeitweise extrem frustrierend sein, aber es kann auch dafür sorgen, daß seine Opfer sehr ausgeglichen werden. Dem Patienten ist es nicht mehr bewußt, was er verloren hat. Er grübelt weniger und sorgt sich auch um weniger. Das Leben ist nicht mehr so komplex und anstrengend wie früher. In diesem Sinne sprach Emerson im Namen aller Betroffenen, als er sagte: „Dinge, die falsch laufen ... stören mich nicht", und: „Ich habe meine geistigen Fähigkeiten verloren, aber mir geht es sehr gut."

Als in den neunziger Jahren die Kunst der Achtziger insgesamt betrachtet werden konnte, wurde den Bildern von de Kooning großes Interesse entgegengebracht. Auch wenn man wußte, daß er unter Demenz litt. Unausweichlich entstand eine Debatte über ihren künstlerischen Wert, ihre Bedeutung und ihren Zusammenhang mit früheren Bildern des Künstlers. Letzten Endes waren dies natürlich subjektive Urteile, aber es lag nahe, sich zu fragen, ob de Kooning seine Größe auch im Verlauf seiner Krankheit beibehalten konnte. Gehörten seine letzten Bilder wirklich zum Œuvre eines der bedeutendsten Künstler des zwanzigsten Jahrhunderts, oder sollte man sie statt dessen als Werke eines Menschen betrachten, der einst ein großartiger Künstler gewesen war, nun aber quasi auf „Autopilot" malte, ohne neue Ideen beziehungsweise ganz ohne Ideen?

Das war nicht nur eine akademische Frage. Millionen von US-Dollars und der Ruf zahlreicher Sammler, Kuratoren, Galeristen und Kritiker standen auf dem Spiel. Die Einsätze waren so hoch, daß Garrels, der Kurator am San Francisco MOMA war, 1995 entschied, eine Gruppe von Fachleuten zusammenzustellen. Dazu gehörten der Maler Jasper Johns und die Leiter verschiedener Museen für moderne Kunst. (Zu dieser Zeit befand sich de Kooning schon in den Endstadien seiner Krankheit und hatte aufgehört zu malen. Er starb 1997.) Zwei Tage lang beschäftigten sie sich mit seinen zahlreichen späten Gemälden und diskutierten dabei grundlegende Fragen:

Sollten die aktuellen Werke einzeln bewertet oder als Gesamtheit gesehen werden?

Sollten sie ausschließlich aufgrund ihrer eigenen Wertigkeit oder vor dem Hintergrund früherer Werke beurteilt werden? Im Falle des letzteren: Wie vertraut müßte man mit de Koonings Vergangenheit sein, um diese Werke angemessen beurteilen zu können?

Sollten die Erwartungen des Betrachters in die Beurteilung einfließen?

Sollten de Koonings Intentionen berücksichtigt werden? Falls ja, wie könnte man am besten seine Absichten erkennen?

Dies waren höfliche Umschreibungen für die eine, unbequeme Frage: Konnte diese neue Richtung seines Werkes aus gutem Grund als Fortsetzung von de Koonings provokanter Karriere gesehen werden, oder hatte er in der letzten Zeit zusammen mit einem funktionstüchtigen Hippocampus auch seinen künstlerischen Impetus eingebüßt? Die Frage kann selbstverständlich nicht endgültig beantwortet werden, aber sie ist es wert, gestellt zu werden. Da Alzheimer heimtückisch und schleichend voranschreitet und das Selbst in so winzigen Schritten auslöscht, ist es schwierig, irgendeinen genauen Zeitpunkt festzumachen, ab wann die Krankheit das künstlerische Bewußtsein von de Kooning beeinflußte. Ein derartiger Versuch wäre so paradox wie einige der Zen-Weisheiten. Wie laut ist das Geräusch, das eine kleine Anzahl von Neuronen macht im Vergleich zu einer größeren?

Ein Faktor, der bei der Einschätzung des Effektes von Alzheimer auf künstlerisches Schaffen eine Rolle spielt, ist die Unterscheidung von *bewußtseinsfähigem oder deklarativem Gedächtnis* und *motorischem Gedächtnis*. Deklarative Gedächtnisinhalte werden im Zusammenspiel zwischen Hippocampus und Großhirnrinde gebildet und im Cortex gespeichert, und sie sind höchst anfällig für Suggestion, die Launen der Zeit sowie die Plaques und Tangles der Alzheimerkrankheit. Das motorische Gedächtnis, auch prozedurales Gedächtnis genannt, existiert als ein völlig unabhängiges neuronales Netzwerk in verschiedenen Hirnregionen. Dazu gehören die unbewußten, aber bis ins kleinste Detail ausgeklügelten Bewegungen, die ein Mensch ausführt, wenn er eine Treppe hinabsteigt,

Fahrrad fährt, Klavier spielt, Maschine schreibt, klatscht, malt, küßt. Prozedurale Gedächtnisinhalte sind viel schwieriger zu vergessen als deklarative, weil sie immer wieder geübt werden mußten. Aber wenn sie erst einmal eingeschliffen sind, ist es auch viel schwieriger, sie auszulöschen. Daher „vergessen" selbst jene Opfer, die unter äußerstem Gedächtnisverlust leiden, nicht, wie man geht. Es bedarf eines Schlaganfalls oder eines anderen Hirntraumas, damit prozedurale Erinnerungen ausgelöscht werden. Ärzte stellten mit Überraschung fest, daß H. M., dessen Fähigkeit, neue Erinnerungen in seinem Gehirn zu formen, sofort und für immer verschwunden war, sobald man ihm den Hippocampus entfernt hatte, dennoch in der Lage war, neue Bewegungen zu lernen. Doch es war ihm niemals bewußt, daß er neue Fertigkeiten erworben hatte.

Ähnlich behalten Alzheimeropfer ihre gesamten prozeduralen Erinnerungen bis zu den allerletzten Phasen der Erkrankung, bis Plaques und Tangles wirklich bis in den letzten Winkel des Gehirns vorgedrungen sind. Die voranschreitende Auslöschung der intellektuellen Fähigkeiten, ohne daß eine körperliche Einschränkung offensichtlich wird, macht diese Krankheit für Außenstehende so faszinierend. Diese Tatsache versetzt sogar Fachleute in Erstaunen, die sich schon lange mit der Krankheit beschäftigt haben. Für diejenigen, die die Krankheit über Jahre aus nächster Nähe erlebt haben, ist es überaus erschreckend, einen Mann zu sehen, der zwar seit vielen Jahren seine Frau nicht mehr erkennt, aber dennoch gehen oder singen kann oder sogar mit ihr einen Walzer aufs Parkett legt.

Oder ein Bild malt. Wir wissen aus Augenzeugenberichten seiner Assistenten und aus der genauen Untersuchung der Erkrankungsmuster von Alzheimerpatienten, daß de Koonings typischen Pinselstriche nicht ausgelöscht waren, als er schon nicht mehr vermochte, sich an sein Frühstück zu erinnern.

Sein prozedurales Gedächtnis blieb für lange Zeit funktionstüchtig. Ebenso blieb das Malen als Tätigkeit für ihn wichtig. Menschen, die mit ihm in dieser Phase Zeit verbrachten, in der er vergeßlich war, berichten, daß sich seine eingefallene Haltung und seine Lethargie abrupt änderten, wenn er aus seiner Küche in das benachbarte Atelier ging: Er ging aufrecht, war voller Energie, und man sah ihm die Leidenschaft für seinen Beruf an.

Differenzierte Wahrnehmungen und die Fähigkeit, einem Gespräch aufmerksam zu folgen, nahmen in de Koonings Gehirn langsam ab. Er konnte seine Alltagsangelegenheiten nicht mehr selbst regeln, nicht an intellektuellen Diskussionen teilnehmen oder sich mit Gästen unterhalten. Viele Jahre bevor er sich gezwungen sah, mit dem Malen aufzuhören, war sein Kontakt zu seiner Umwelt bereits abgeschnitten. Er hatte die Fähigkeit verloren, sich über seine Arbeiten auf intelligente Weise zu äußern oder sie in einen größeren gesellschaftlichen oder kunstgeschichtlichen Kontext einzuordnen.

Von einem bestimmten kreativen Standpunkt aus betrachtet mögen diese Verluste keine große Einschränkung sein, denn schließlich sind Künstler keine Psychoanalytiker. Im Gegenteil: Jeder kreative Mensch weiß, daß Denken die Kreativität behindern kann. „Kunst ... ist nicht kognitiv", schreibt Israel Scheffler in seinem Buch *Symbolic Words*, „sie ist eher emotional in ihrer Bedeutung. Ihre Funktion besteht eher darin, Gefühle anzuregen, auszudrücken oder ihnen freien Lauf zu lassen, als die Realität zu beschreiben."

In seiner langen Karriere hatte de Kooning sein Werk nie konzeptualisiert, wie es zum Beispiel Andy Warhol mit seinen Siebdrucken der Campbell-Suppendosen getan hatte oder Georges Seurat, als er sein pointillistisches Bild *Sonntagnachmittag auf der Insel von La Grande Jatte* malte. „De Kooning ist nie ein sehr intellektueller Maler gewesen“, schrieb Kay Larson. „Auch am Anfang, bei den *Women [Frauen,* eine Bildserie], bei *Excavation [Ausgrabung],* erwuchs sein Talent aus dem Moment heraus, aus dem Schwung seines Pinselstriches, aus der „Ausgrabung“ seiner Gefühlslage.“

Alzheimerpatienten verlieren eine wichtige Komponente ihrer Persönlichkeit nicht oder zumindest nicht in den frühen Stadien: ihre Gefühle. Von diesem Vorteil aus betrachtet, scheint es fast so, als habe er die „richtige“ Krankheit bekommen: die einzige neurologische Störung, die zwar die meisten seiner anderen Fähigkeiten auffraß, dabei jedoch seine Fähigkeit zur Kreativität aussparte.

Vielleicht schmälerte Alzheimer de Koonings Kunst nicht, jedenfalls nicht in den früheren Stadien. Vielleicht *steigerte* Alzheimer seine Kunst sogar. Morris Friedells Beobachtung, daß in den frühen Stadien der Krankheit das Bewußtsein geschärft wird, scheint auf de Kooning und andere abstrakte Künstler zuzutreffen. In dem Fall, wo der abstrakte Expressionismus vorwiegend eine emotionale Antwort auf die Welt ist, dient eine neuartige Verstärkung des Bewußtseins, wie sie Patienten in frühen Stadien erleben, möglicherweise als ein kreativer Impuls.

De Kooning selbst beschwerte sich Mitte der siebziger Jahre (da litt er noch nicht an Alzheimer), daß seine Art zu arbeiten „fast eine Gewohnheit“ geworden sei. Die Kritiker stimmten ihm zu. Es scheint mehr als nur ein Zufall zu sein, daß sich seine Kunst zu genau jenem Zeitpunkt erneuerte, als er begann, seiner Krankheit zu erliegen: Er verlor die Fähigkeit, seiner Gewohnheit zu frönen. Dafür gibt es eine nachvollziehbare Erklärung: Das Zerbrechen seines Erinnerungsvermögens löste zufällig auch seine gewohnheitsmäßigen Arbeitsmuster auf, die ihm zu solch einer Last geworden waren. Vielleicht *rettete* die Krankheit, wenn auch nur vorübergehend, auf diese

Weise de Koonings Karriere, indem sie ihm einige Jahre mehr kreative Energie schenkte und ihn aus seiner langweiligen Arbeitsroutine herausriß.

„Insgesamt scheinen die Bilder … mit einem inneren Licht zu strahlen", schrieb David Bonetti vom *San Francisco Examiner* über das späte Werk de Koonings. „Sie erinnern einen daran, daß Kunst auch in schweren Zeiten mehr als alles andere emotionalen und spirituellen Trost bieten kann", schrieb Kay Larson in *Village Voice* und verkürzte damit die Verjüngungstheorie zu einem perfekten reduktionistischen Gattungsnamen: De Kooning, schrieb sie, rundete seine Karriere in einer produktiven Phase von „Alzheimer-Expressionismus" ab.

Selbstverständlich möchte ich die Vorteile des Abgleitens in das Vergessen nicht überbetonen. Tatsächlich sind viele wichtige Fähigkeiten von der Zerstörung betroffen: die Fähigkeit, etwas zu konstruieren, die Wahrnehmung räumlicher Verhältnisse, Orientierungssinn, Perspektive und Konzentration. Also hatte de Kooning selbst als abstrakter Künstler keine volle Kontrolle mehr über sein Handwerk, sobald Alzheimer bei ihm einsetzte. Sein Vermögen, einen bestimmten Pinselstrich auszuführen, war auf gewisse Weise beschränkt.

Ein weiterer wichtiger Aspekt ist die Einschränkung von sogenannten exekutiven Funktionen, dazu gehört die Fähigkeit, sich Ziele zu setzen und sich selbst zu reflektieren. Dieses Vermögen beginnt in einem sehr frühen Stadium zu verschwinden – der innere Dialog des „Wie geht es mir?", den Menschen mit funktionstüchtigen Gehirnen permanent führen, entfällt. Wenn die Selbstreflexion nicht mehr funktioniert, bricht auch das Vermögen zusammen, Vorsätze zu fassen der Art: „Das sollte ich als nächstes machen." Wenn Plaques und Tangles sich fortpflanzen und das Hirn anfängt, zu schrumpfen, baut sich eine psychische Barriere zwischen dem Patienten und der Außenwelt auf. Er lebt dann auf einer einsamen Insel.

Einige behaupten, daß die Kunst de Koonings sich in dieser Isolation völlig verloren habe. „Kunst, so wie de Kooning sie verstand, entsteht aus dem bewußten Dialog mit der übrigen Kunstgeschichte und Kultur", behauptet der Kunsthistoriker András Szántó. „De Kooning war ein gutes Beispiel für jemanden, den wir den ‚professionellen Künstler' nennen, jemanden, der ausschließlich im Kontext anderer Werke arbeitet. Seine Kunst war außerdem sehr konzeptuell, er hatte eine ‚ästhetische Tagesordnung'. Außerdem wirbelte er die Kunstwelt durcheinander und zerstörte bestimmte Annahmen, die in den sechziger Jahren vorherrschten. Wenn wir es später im Leben mit jemanden zu tun haben, der Dinge nur noch in seinem Kopf tut, dann ist de Koonings Kunst, wie er sie verstanden hat, tot. Ist der Dialog mit dem Rest der Welt unterbrochen, kann man nicht länger davon als Kunst sprechen, als Kunst, die ernst zu nehmen ist."

Aufgrund sehr unterschiedlicher Meinungen kam die Fachkonferenz 1995 zu keinem übereinstimmenden Ergebnis über die Qualität von de Koonings Gemälden aus den Achtzigern. „Es gab keinen Standpunkt, der vorherrschte", formulierte Garrels höflich. Man einigte sich jedoch darauf, die Bilder, die nach 1989 entstanden waren, als nicht „vollständig umgesetzte Kunstwerke" zu betrachten. Einige Mitglieder der Gruppe waren der Meinung, daß de Koonings Arbeit Mitte der Achtziger ihre essentielle Struktur verloren hatte. Dieser Zeitpunkt stimmt ungefähr mit dem überein, als die mittleren Stadien der Erkrankung bei de Kooning einsetzten. Andere hingegen stimmten Garrels und dem MOMA-Kurator Robert Storr zu, daß das Werk bis 1989 für sich selbst stehe.

Ein Jahr nachdem die Fachleute getagt hatten, veröffentlichte der Neurologe Carlos Hugo Espinel in der britischen Fachzeitschrift *Lancet* einen Aufsatz über de Kooning. „Diese Gemälde [sind] nicht bloß das Produkt eines Menschen, der lediglich die Fähigkeit, Farben zu erkennen, sowie die motorische Kraft behalten hat, etwas abzumalen", schrieb Espinel. „Auch zu der Zeit, als er seine Frau mit seiner Schwester verwechselte ... war de Kooning weiter kreativ. Sein Wiederaufstieg ist ein Beweis für das Potential des menschlichen Geistes, ein Grund für Hoffnung." Und Hoffnung *gab* es –zwar keine darauf, daß de Kooning sich irgendwie von seiner Vergeßlichkeit erholen würde, aber darauf, daß er glücklich mit ihr lebte; daß wir alle mit der Vorstellung seniler Demenz leben können. De Kooning sprach nicht zuletzt in unserem Namen. Er hatte sein langes Leben damit zugebracht, abstrakte, emotionale Kompositionen zu produzieren, er malte Bilder aus seiner Seele so, wie ein Radiokommentator über einen Boxkampf berichtet: in schnellen, emotionalen Ausbrüchen. Sie sagten viel Persönliches über den Künstler und häufig auch Grundlegendes über die Conditio humana aus. „Ich bin immer irgendwo in dem Bild", sagte de Kooning 1950. „... ich scheine mich in ihm zu bewegen, und dann gibt es eine Zeitspanne, in der ich aus den Augen verliere, was ich eigentlich machen wollte, und dann bin ich draußen. Wenn das Bild ein Gesicht hat, behalte ich es. Wenn nicht, werfe ich es weg."

In seinen späten Bildern präsentierte de Kooning seinem Publikum eine letzte Serie von öffentlichen Bekanntmachungen: Botschaften von Seelenruhe und sich neigender Transzendenz. Es war eine Botschaft, die auch Emerson, Shakespeare, Erasmus und andere hatten mitteilen wollen: Senilität gehört zum Leben dazu, auch wenn sie niederschmetternd ist.

In seinem Aufsatz spielte Espinel außerdem auf eine Besonderheit der späten Werke von de Koonings an, die allen anderen Beobachtern entgangen war: die unverwechselbare Ähnlichkeit zwischen den dünnen Pinselstrichen auf seinen Leinwänden und den Tangles aus Neurofibrillen in seinem Gehirn.

Teil III

ENDSTADIUM

Kapitel 14

DURCHBRUCH?

San Francisco, Kalifornien: Juli 1999

Im Juli brachen Elan Pharmaceuticals mit angemeldeten Patenten und kurz vor der Veröffentlichung stehenden Aufsätzen ihr Schweigen: Es gebe ein neues Mittel, das Plaques bei Mäusen eliminiert habe. In den nächsten Monaten sollte das Medikament an Menschen getestet werden.

Diese Nachricht kam für die Wissenschaftler völlig überraschend. „Es ist verrückt und erstaunlich", sagte Sangram Sisodia, der Leiter der Neurobiologie an der University of Chicago.

„Es ist ein riesiger Schritt nach vorn", so Marcelle Morrison-Bogorad vom National Institute on Aging.

Sogar die Sprecher der Alzheimer Association, die als sehr zurückhaltend gilt, schwärmten. „Es ist eine faszinierende Entdeckung, die großes Potential in sich birgt", äußerte sich ihr Vizepräsident Bill Thies. Dies war das erste Mal in der zwanzigjährigen Geschichte der Organisation, daß sie eine allgemeine Aussage verlautbaren ließ, die einer möglichen Behandlungsmethode mit Optimismus entgegensah.

Das Überraschendste an dieser Nachricht war die Beschaffenheit des Medikaments: Es handelte sich um einen einfachen Impfstoff mit Antikörpern, prinzipiell also nichts anderes als die Impfstoffe gegen Polio, Masern, Mumps und Diphterie. Diese Impfstoffe basieren auf geschwächten Teilen lebender Viren, die in den Blutkreislauf injiziert werden. Sie regen das Immunsystem dazu an, spezifische Antikörper zu bilden, die zukünftig mögliche Viren schnell erkennen und bekämpfen sollen.

Antikörper beschränken sich jedoch nicht darauf, Viren zu beseitigen. Sie können theoretisch so programmiert werden, daß sie alle möglichen Eindringlinge kennzeichnen und beseitigen – zum Beispiel Beta-Amyloid, den Hauptbestandteil von Plaques. Beta-Amyloid ist dem Körper so fremd wie jeder andere Virus. Elans neuer Ansatz war, Teile von Beta-Amyloid in den Blutkreislauf zu injizieren, wie es vor langer Zeit Albert Sabin mit geschwächten Polio-Viren getan hatte.

Es schien eine von diesen Ideen zu sein, die zu simpel sind, um zu funktionieren. Als der verantwortliche Forscher Dale Schenk dieses Konzept zum ersten Mal seinen Kollegen gegenüber auf einer Sitzung einige Jahre zuvor erwähnte, „sahen mich alle an, als sei ich verrückt", berichtete er. Die Idee war gestorben, sobald er sie erwähnt hatte. Als Zeichen, wie absurd sie offensichtlich war, hängte sie einer von Schenks Kollegen am Schwarzen Brett aus.

Jetzt gaben andere Alzheimerforscher zu, daß sie in derselben Situation ähnlich reagiert hätten. John Hardy von der Mayo-Klinik reagierte auf die Nachricht über den Durchbruch so: „Wenn mir jemand dieses Experiment vorgeschlagen hätte, hätte ich ihm gesagt, er solle seine Zeit nicht damit verschwenden."

Sangram Sisodia aus Chicago sagte: „Ich hätte mir niemals vorgestellt, daß es funktionieren könnte. Wie haben noch nicht einmal an Impfstoffe gegen Alzheimer *gedacht.*"

Aber für Schenk, der seinen Gedanken selbst als „bescheuerte Idee" bezeichnete, war es die einzig natürliche und logische Konsequenz aus allem, was er bereits über Plaques wußte. „Das absolute Niveau der Produktion von Beta-Amyloid im Gehirngewebe scheint ein kritischer Faktor zu sein, wenn es darum geht, ob ein Mensch Amyloid-Plaques bildet oder nicht", erklärte er. „Also grübelte ich eines Tages darüber nach, und ich dachte: ‚Wenn es nur einen Weg gäbe, dieses Beta-Amyloid festzuhalten und es quasi mit etwas anderem zu beschäftigen.' Dann dachte ich: ‚Also, wenn wir hier Antikörper hätten, das könnte funktionieren. Schade, daß es keine guten Möglichkeiten gibt, Antikörper in das Hirn hineinzubekommen. Man könnte sie direkt ins Hirn injizieren, aber das ist keine gute Idee …‘

Und dann fiel es mir schlagartig ein: Eigentlich könnten wir Antikörper in den Blutkreislauf injizieren, und eine kleine Menge würde wahrscheinlich auch irgendwann das Hirn erreichen. Außerdem, warum impfen wir nicht einfach mit Beta-Amyloid? Dann würde der Körper permanent Tonnen von Antikörpern produzieren, und mit der Zeit würde eine kleine Menge dieser Antikörper ins Gehirn gelangen und dort das Gleichgewicht verändern.“

Den meisten Wissenschaftlern wäre diese Idee als eine Totgeburt erschienen, gibt es doch noch die berühmte Blut-Hirn-Schranke, jenen Schutzmechanismus, der Kohlenhydrate, Proteine, Metalle und andere Verunreinigungen vom Hirn fernhält. Während die gesamten restlichen Organe im Körper einen Blutstrom, der mit solchen Elementen angereichert ist, leicht bewältigen können, vermag das vaskuläre System des Gehirns dies nicht. Im Vergleich zu den groben Hängematten aus Seilen, aus dem die Arterien im Körper bestehen, sind die Hirnarterien ein feines Seidengewebe, das leicht unter dem Druck solcher Partikel verstopfen und platzen könnte.

Jedoch braucht das Gehirn, um zu überleben, frisches Blut, das es konstant mit Sauerstoff und Glukose versorgt. Daher verfügt es über ein engmaschiges Filtersystem, eben jene Blut-Hirn-Schranke. Schenk war mit diesem Teil des Gehirns sehr vertraut, weil er gerade eine Forschungsreihe dazu abgeschlossen hatte. Er war so vertraut damit, daß er so umsichtig war, zu berücksichtigen, was die meisten Neurowissenschaftler nicht bedachten: Die Blut-Hirn-Schranke ist nicht perfekt. Aus ungeklärten Gründen verfügt sie über ein kleines eingebautes Leck – nur ungefähr drei von tausend Partikeln gelangen ungewollt ins Hirn. Schenks Eingebung bestand darin, daß, wenn der Körper kontinuierlich seinen eigenen Vorrat an Beta-Amyloiden herstellte, er davon so viel produzieren würde, daß drei von tausend Elementen ausreichten.

Wie so viele andere Durchbrüche in der Geschichte, war dieser eine Moment des „Ich hab's!“ das Ergebnis vieler Jahre harter Arbeit. Schenk und seine Kollegen hatten Alzheimer seit 1987 aus verschiedenen Perspektiven intensiv erforscht. Ohne die Aussicht darauf, baldigen Profit aus ihren Forschungsergebnissen zu schlagen, hatten sie mehr als zehn Millionen Dollar investiert. „Über Jahre haben wir uns sehr, sehr, sehr stark der Alzheimerforschung gewidmet, stärker als jeder Forschungsbereich irgendeiner Universität“, ereiferte sich Schenk. „Die Anstrengung war gewaltig. Zwischenzeitlich arbeiteten wir mit sechzig Leuten zugleich an dem Projekt, und da sind noch nicht einmal die Labors unserer externen Mitarbeiter eingerechnet. Es ist kein Zufall, daß wir es waren, die den Impfstoff gefunden haben. Das ist wirklich kein Zufall.“

Für die Impfstoffexperimente teilte Schenk die Mäuse in drei Gruppen ein. Sie wurden so gezüchtet, daß sie Hirne entwickelten, die Plaques hatten. Die erste Gruppe, die Kontrollgruppe, wurde nicht geimpft. Die zweite Gruppe bekam eine Reihe von Impfungen nach sechs Wochen, was dem Alter von jungen erwachsenen Mäusen entspricht. Die dritte Gruppe wurde nach zwölf Monaten (hohes Alter) geimpft, kurz nachdem ihre Hirne angefangen hatten, Plaques zu entwickeln.

Nach ungefähr einem Jahr mußten einige Mäuse aus den ersten beiden Gruppen ihr Leben lassen und wurden seziert: Die Hirne der Kontrollgruppe waren, wie erwartet, mit Plaques durchsetzt. Von den neun Mäusen hingegen, die im jüngeren Alter geimpft worden waren, zeigten sieben so gut wie keine Plaques; die übrigen zwei hatten signifikant weniger Plaques als die Tiere aus der Kontrollgruppe. Die Ergebnisse waren so erstaunlich, daß die Forscher zuerst dachten, „daß die Mäuse vielleicht vertauscht worden waren", als die Forscher sich die Gewebeproben zum ersten Mal unter dem Mikroskop ansahen, so Schenk.

Sie waren nicht vertauscht. In einem Maße, das über die kühnsten Träume des Elan-Teams hinausgingen, hatten die injizierten Teile von Beta-Amyloid das Immunsystem so stimuliert, daß die Plaques-Ablagerungen attackiert und aufgelöst wurden, als sie noch dabei waren, sich zu formen. Der Prozeß bestand aus zwei Vorgängen: Erst löste das injizierte Beta-Amyloid im Immunsystem den Befehl aus, alle Beta-Amyloide, die aus dem Gehirn entfernt werden sollten, als Eindringlinge zu kennzeichnen. Danach sorgten weiße Blutkörperchen und eine weitere Art von Zellen, Mikroglia, die im Körper quasi als Müllabfuhr fungieren, dafür, daß alle Partikel eingesammelt wurden, die dieses Kennzeichen trugen. Das Ergebnis: Es gab keine Plaques mehr. Einzelne Fasern von Beta-Amyloid wurden eingefangen, bevor sie sich zu einem Plaque zusammenballen konnten.

Achtzehn Monate nachdem das Experiment begonnen hatte, gab es sogar noch bessere Nachrichten: Als die dritte Gruppe Mäuse geopfert wurde, diejenigen, die den Impfstoff erst als erwachsene Tiere erhalten hatten, zeigte sie wiederum weniger Plaques im Vergleich zu den Tieren der Kontrollgruppe, die genauso alt waren. Der Impfstoff verhinderte nicht nur, daß Plaques geformt wurden, sondern zerteilte und entfernte auch schon bestehende Plaques. Der Impfstoff war ein wahrer Plaques-Fresser, nicht nur ein Schutzschild, sondern auch ein Gegenmittel.

Dieses neue Mittel, das vorläufig AN 1792 genannt wurde, war keineswegs eine sichere Behandlungsmethode gegen

Alzheimer. Zunächst mußte das Unternehmen sicherstellen, daß es für Menschen ungefährlich war. Einige Neurologen befürchteten, daß das injizierte Beta-Amyloid eine gefährliche (möglicherweise sogar tödliche) Autoimmunreaktion hervorrufen könnte. Dann würde das Immunsystem auf das Medikament so reagieren, als seien die eigenen Körperzellen Eindringlinge, die zerstört werden müssen. (Andere Autoimmunstörungen sind zum Beispiel Schuppenflechte, chronische Polyathritis, Lupus, Diabetes mellitus und Multiple Sklerose.)

Außerdem bestand die Möglichkeit, daß der Impfstoff zwar ungefährlich, aber zugleich unwirksam war. Vielleicht entfernte er Plaques effektiv nur bei Mäusen, aber nicht bei Menschen.

Schließlich konnte der Stoff vielleicht zwar hervorragend funktionieren, aber nicht dafür sorgen, daß der Patient gesund würde. Niemand konnte mit Sicherheit sagen, ob es ausreichte, die Plaques zu entfernen, um Alzheimer zu heilen.

Obwohl dies noch Hürden waren, die zunächst ausgeräumt werden mußten, schien Elans Ankündigung eine neue Ära in der Alzheimerforschung einzuleiten: *der Anfang vom Ende.* Dieses eine Mittel war vielleicht nicht das Heilmittel, das helfen würde, die Krankheit endgültig zu heilen, aber es war zumindest ein erster Schritt.

Als ich gestern meine Mutter in ihrem neuen Pflegeheim besuchte, hatte sie sich bis auf die Unterwäsche ausgezogen und hielt im Bett eines anderen Patienten einen Mittagsschlaf. Sie war allein. Ihr Teddybär lag in einem anderen Zimmer. Der Teddybär ist ihr bester Freund, sie trägt ihn immer bei sich und spricht mit ihm. Ich holte ihn von nebenan und legte ihn ihr in die Arme, als sie noch schlief. Ich weiß, daß Heimbewohner sich Dinge aus den Zimmern von anderen nehmen, aber ich fand, er sollte nah bei ihr sein.

In ihrem alten Heim wohnten zwischen fünf und acht Bewohner. Hier leben sechzehn. Meine Mutter kann sich also in sechzehn Schränken verstecken. Wenn das Pflegepersonal die Schränke öffnet, muß es vorsichtig sein, denn meine Mutter könnte sich dort versteckt haben und mit einem „BUH!“ herausspringen.

J. T., Cross Plains, Wisconsin

Kapitel 15

EINTAUSEND SUBTRAKTIONEN

Die letzten Jahre, die Ralph Waldo Emerson unter seniler Demenz litt, waren für ihn wahrscheinlich so friedlich, wie man es sich nur wünschen kann. „Er hat kaum gelitten", schrieb sein Sohn Edward, „er aß mit gesundem Appetit, aber es störte ihn immens, daß ihm nicht mehr die Worte einfielen, nach denen er suchte ... Er ging in sein Arbeitszimmer und versuchte zu arbeiten, er schaffte immer weniger, aber er nahm das nicht mehr wahr." Emerson wußte zwischendurch nicht mehr, wo er sich befand, er konnte keine Briefe mehr schreiben oder verstehen, was er las oder was ihm gesagt wurde. Er verwechselte Menschen, die ihm am Herzen lagen. Eine Woche nach dem Tod seines Freundes Henry Wadsworth Longfellow im Frühjahr 1882 konnte man Emerson nicht mehr klarmachen, *wer* sein alter Freund gewesen war. Das Wesen „Longfellow" hatte in Emersons Gehirn eine ganze Reihe von Synapsenverbindungen besetzt, die jetzt nicht mehr funktionierten. Gab es sie noch? Sie existierten nur noch als Zellrückstände.

Der mit Abstand beeindruckendste Bericht über Emerson im Endstadium seiner Krankheit verdanken wir einem fleißigen und geduldigen jungen Mann namens Edward Bok. Boks Familie wanderte 1870 aus den Niederlanden in die USA ein, als er sieben war. Sie lebten in New York, wo Bok schnell die amerikanische Denkungsart des „Wenn du dir etwas vorgenommen hast, dann schaffst du es auch" übernahm. Besonders taten es ihm Berühmtheiten an, und als er im Teenageralter bei Western Union Telegraph als Mädchen für alles arbeitete und gelegentlich auch Jobs als freier Reporter erledigte, entwickelte er den Ehrgeiz, berühmte Persönlichkeiten zu treffen. Er hatte es auf die bekanntesten Figuren des öffentlichen Lebens abgesehen, wie oberflächlich das Zusammentreffen auch sein mochte. Emerson stand ganz weit oben auf Boks Wunschliste.

Nachdem es Bok mit Leichtigkeit gelungen war, den ehemaligen Präsidenten Ulysses S. Grant sowie den derzeitigen Präsidenten Rutherford B. Hayes kennenzulernen, reiste Bok nach Boston, um dort noch mehr „Freundschaften“ mit bekannten Persönlichkeiten zu schließen und ihre Unterschriften zu sammeln. Obwohl er erst achtzehn Jahre alt war, verstand Bok sehr wohl, daß eine Bekanntschaft zur nächsten führte, und plante seine Besuche dementsprechend. Innerhalb nur weniger Tage traf Bok im November 1881 Oliver Wendell Holmes und über ihn auch Longfellow. Das Treffen mit Longfellow führte zu einer Audienz beim Bischof der Episkopalkirche Phillips Brooks (dem Komponisten des Liedes „O Little Town of Bethlehem“). Brooks wiederum schlug Bok vor, Emerson zu besuchen. „Ich weiß zwar nicht, ob sie ihn in seiner *besten* Verfassung antreffen werden“, warnte er den jungen Mann. Es war eine höfliche Untertreibung. Bok hatte allerdings keine Ahnung, wovon er sprach.

Am nächsten Tag fuhr Bok nach Concord, wo es ihm gelang, sich mit der Autorin von *Little Women*, Louisa May Alcott, zu treffen. Inzwischen fast fünfzig Jahre alt, war Alcott in der Nachbarschaft von Emerson aufgewachsen. Mit Emerson verband sie so etwas wie die Beziehung zwischen Nichte und Onkel. Sie bewunderte ihn sehr. „Unser bester und größter Amerikaner“, nannte sie ihn in ihren Tagebüchern. „... und der Mann, der mir am meisten geholfen hat, durch sein Leben, seine Bücher, seine Gesellschaft.“ Alcott stimmte zu, Bok Emerson vorzustellen, warnte ihn aber auch, daß Emerson nicht mehr derselbe sei wie früher. Als sie bei Emerson ankamen, weigerte sich Ellen Emerson, sie hereinzubitten. „Vater empfängt jetzt niemanden mehr“, sagte sie höflich, „und ich fürchte, es wäre auch kein Vergnügen für Sie, wenn Sie ihn jetzt träfen." Bok war auf diese Eventualität vorbereitet. In genau dem richtigen Moment ließ er eine Bemerkung fallen, die aus dem Gespräch mit Phillips Brooks vom Tag zuvor stammte, und schon öffnete sich die Tür wieder.

Emerson saß still an seinem Schreibtisch in seinem Arbeitszimmer. Es war eher die Hülle seines Körpers als der geistvolle Mensch, als der er bekannt war. „Vater", sagte Ellen, um ihn vorsichtig auf seinen Besuch aufmerksam zu machen. Es sah auf, lächelte, sagte aber nichts. Dann stand er langsam auf, schüttelte ihnen die Hände und deutete vage auf ein paar Stühle. Aber sobald er sich für einen Moment umgedreht hatte, passierte etwas sehr Seltsames: Emerson entfernte sich von seinen Besuchern und ging zum Fenster. Dort stand er eine Weile und machte nicht den Eindruck, als wüßte er, daß noch jemand bei ihm im Zimmer war. Im Bruchteil einer Sekunde schien er die anderen völlig vergessen zu haben.

Ellen, die den Verfall ihres Vaters schon seit über zwölf Jahren mitverfolgte, begann zu weinen und verließ den Raum. Louisa und Edward blieben jedoch still sitzen. Nach ein paar Minuten ging Emerson zurück an den Schreibtisch. Als er sie bemerkte, verbeugte er sich zur Begrüßung, ohne etwas zu sagen, und setzte sich auf seinen Arbeitsplatz. Wieder sah und hörte er nichts mehr.

Kein Arzt konnte 1881 wissen, daß Emerson nun mit einem fast ausgelöschten Hippocampus lebte, mit einem perfekten Fall von anterograder Amnesie – dem Verlust des Vermögens, neue Erinnerungen zu entwickeln. Das heißt, falls Emerson unter Alzheimer litt – dann waren fünfzehn Jahre zuvor Plaques und Tangles im Hippocampus gekeimt und hatten sein Leben ins Ungleichgewicht gebracht. Seitdem verteilten sich die störenden Partikel auf die anderen Hirnregionen, während sie sich auch weiterhin in ihrem ursprünglichen Nest fortpflanzten.

Langsam und unaufhaltsam war eine kritische Anzahl von Neuronen und von Verbindungen zwischen Neuronen zerhackt worden. Möglicherweise war nur noch ungefähr die Hälfte der ursprünglich gesunden Zellen übrig. In diesem Stadium war der Hippocampus nicht nur völlig unfähig, Kurzzeit- in Langzeiterinnerungen umzuwandeln, er konnte noch nicht einmal „Arbeitserinnerungen“ für die Dauer von Minuten verarbeiten.

Es war nur noch die begrenzte Aufnahme von „unmittelbaren Erinnerungen“ für wenige Sekunden übriggeblieben. Emerson war immer noch bei Bewußtsein und zu einem gewissen Grade fähig, Empfindungen zu haben. Er konnte immer noch Informationen aus verschiedenen Feldern miteinander verbinden: verbal, visuell, auditiv. Er nahm die Gegenwart wahr, er hatte noch ein funktionierendes, wenn auch eingeschränktes, Bewußtsein.

Aber wieviel von seinem großen Geist übriggeblieben war, das war eine Frage, die niemand beantworten konnte. Seine alte Freundin Louisa brach das furchtbare Schweigen und sprach ihn an, was gleichzeitig ein Versuch war, die schwammigen Grenzen seines Bewußtseins zu testen.

„Haben Sie schon das neue Buch von Ruskin gelesen?“ fragte sie ihn.

Emerson erkannte ihre Stimme nicht. Er stand langsam auf und sah sie an. Haben Sie mit mir gesprochen, Madam?“ fragte er. In diesem Moment erkannte er offenbar eine Freundin, mit der er fast ein halbes Jahrhundert verbunden gewesen war, nicht wieder. Als ihr das klarwurde, brach Louisa in Tränen aus. Sobald sie sich in einen entfernten Winkel des Zimmers zurückgezogen hatte, sah Bok, mit Emerson alleingelassen, seine Chance und platzte mit seiner Bitte heraus, die er sorgfältig vorbereitet hatte:

„Mr. Emerson, ich dachte, daß Sie mir vielleicht eine Freude machen und mir einen Brief von Carlyle geben könnten?“

„Carlyle, sagen Sie gerade Carlyle?"

„Ja, Thomas Carlyle", wiederholte Bok.

„Ja, sicherlich. Er war gerade heute morgen hier. Morgen früh wird er wiederkommen." Wie Bok wußte, lebte Carlyle in England. Er und Emerson hatten sich seit Jahren nicht gesehen. Es entstand eine Pause. Emerson war wieder in Gedanken. Er sah den Jungen an: „Was sagten Sie gerade?" Bok wiederholte seine Bitte. Würde Emerson ihm einen Originalbrief von Carlyle geben?

„Oh ja, ich glaube schon. Ich glaube schon. Warten Sie. Ja, hier in der Schublade bewahre ich viele Briefe von Carlyle auf." Emerson ging durch ein paar Papiere, die er in der Schreibtischschublade aufbewahrte, und verlor sich dann wieder in seiner eigenen Welt. Es trat Stille ein. Endlich, als Bok zu Recht das Gefühl bekam, daß sein Besuch sich dem Ende neigte, besann er sich auf einen bescheideneren Wunsch: Er bat um ein Autogramm.

„Mr. Emerson", sagte Bok, „wären Sie so nett und schrieben für mich Ihren Namen in dieses Buch?"

„Namen?" fragte Emerson verwirrt.

„Ja bitte. Ihren Namen: Ralph Waldo Emerson."

„Bitte schreiben Sie, was Sie wollen, und ich werde versuchen, es für Sie abzuschreiben."

Bok schrieb erstaunt: „R. Waldo Emerson, Concord, 22. November 1881" auf ein Blatt Papier und gab es Emerson zusammen mit dem Buch. Emerson kopierte dann sehr langsam, Buchstabe für Buchstabe, was Bok geschrieben hatte:

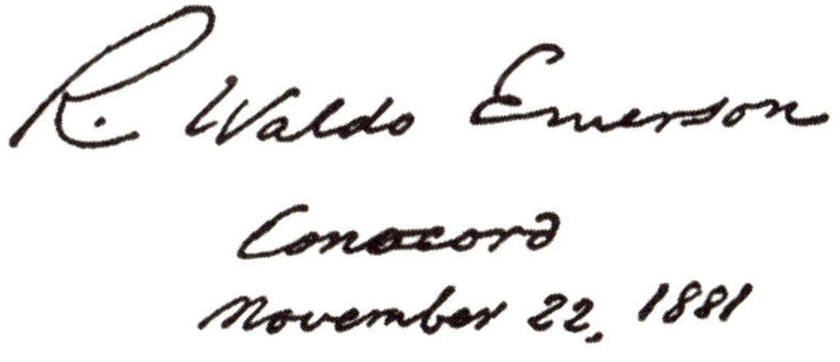

(Man beachte das Extra-„o“ in „Concord“. In seinem verwirrten Zustand hatte Emerson die Stadt, die er weltberühmt gemacht hatte, falsch geschrieben.)

Nach dem Autogramm passierte noch etwas Erschreckendes: Sofort nachdem es vorbei war, hatte Emerson vergessen, daß er seinen Namen geschrieben hatte. Einige Zeit später, nachdem Bok sein Autogrammheft zurück in seine Tasche gesteckt hatte, fiel Emersons Blick auf den Zettel mit Boks Handschrift, der noch auf dem Tisch lag. Er fing an zu lächeln.

„Möchten Sie, daß ich Ihnen ein Autogramm gebe?“ fragte er. „Das mache ich gern. Haben Sie ein Buch dabei?“

Bok, der nun „von Erstaunen überwältigt“ war, gab ihm noch einmal das Buch. So kam es, daß Emerson in dem Buch nicht einmal, sondern zweimal unterschrieb und dem jungen Mann zwei handschriftliche Beweise davon gab, daß er den großen Philosophen des Transzendentalismus persönlich getroffen hatte. Obgleich er ihm eigentlich überhaupt nicht begegnet war, was sowohl den neurobiologischen als auch den menschlichen Aspekt anging. Zwei Wochen später erlag Emerson einer Lungenentzündung.

Falls Emerson an Alzheimer erkrankt gewesen sein sollte, wie es aus medizinischer Sicht im nachhinein recht eindeutig erscheint, steht fest, daß ihm das wirklich schreckliche Ende erspart geblieben ist. Die Betroffenen, die nicht an etwas anderem wie Lungenentzündung, Schlaganfall, Herzversagen, Krebs und so weiter sterben, sind am Ende nicht mehr fähig zu sprechen, sie werden inkontinent, die Muskeln versteifen sich, so daß sie nicht mehr gehen können, das Gesicht verliert jegliche Elastizität, das Atmen fällt schwer, und sie können nicht mehr schlucken. All das geschieht langsam, schleichend und zieht sich über Monate oder sogar Jahre hin. Im Gehirn schreitet die Retrogenese bis zu ihrem Ende, also bis zur Geburt, fort. Das

Gehirn wird durch den unaufhaltbaren Verfall aufgelöst. Die Plaques und Tangles wachsen in jene Regionen hinein, die die Grobmotorik kontrollieren und deren Neuronen bei Kleinkindern als erstes mit Myelin umschlossen werden.

Stadium	verlorene Fertigkeit
7c	Kann nicht ohne Hilfe gehen
7d	Kann nicht ohne Hilfe aufrecht sitzen
7e	Kann nicht länger lächeln
7f	Kann den Kopf nicht mehr hochhalten

Nachdem die motorischen Fähigkeiten angefangen haben zusammenzubrechen und der Patient zunächst in einem Rollstuhl sitzen und später ans Bett gefesselt ist; nachdem die Augen ihre Fähigkeit verloren haben, zu fokussieren, passiert etwas, das sogar für diese Krankheit entmutigend ist: Die Reflexe von Neugeborenen kehren zurück.

Entwickeln sie sich normal, reagieren Kleinkinder, die jünger als sechs Monate sind, auf einen Reiz an ihren Fußsohlen in bestimmter Weise: Sie richten den großen Zeh auf und spreizen die anderen Zehen nach außen. Es handelt sich um den Babinski-Reflex, benannt nach dem französischen Neurologen Joseph François Félix Babinski, der dieses Phänomen 1903 zuerst beschrieb. Der Babinski-Reflex verschwindet nach ungefähr sechs Monaten wieder, danach werden die Zehen nach unten gespreizt, wenn der Fuß auf dieselbe Art stimuliert wird. Alzheimerpatienten zeigen den Babinski-Reflex (der auch Fußsohlenreflex heißt) in sehr späten Stadien. Damit sind auch andere Reflexe verbunden, die wir von kleinen Kindern gut kennen: zappeln, saugen, greifen. Alles kehrt zurück. Wenn man die Handfläche eines Alzheimerpatienten, der sich in einem fortgeschrittenen Stadium befindet, reizt, wird man eine Bewegung des Kinnmuskels auf derselben Seite sehen. Wenn man einen Finger in seine Hand legt, wird man sofort einen bekannten Druck spüren.

Nachdem der größte Teil des Cortex dezimiert worden ist und Denken und Bewegung an ihr Ende gelangt sind, attackieren die Tangles das Gehirn zum letzten Mal an seiner primitivsten und, von der Evolution her betrachtet, ältesten Stelle: dem Hirnstamm, an der Basis des Hirns, genau über dem Rückenmark.

Der Hirnstamm kontrolliert die unwillkürlichen, grundlegenden Funktionen wie Atmen, Blinzeln, Blutdruck, Herzschlag und Schlafrhythmus. Er reguliert die Tätigkeit der Lungen, des Darmes, der Leber, der Niere, des Magen sowie anderer Organe und überläßt es dem Cortex, Empfindungen, Bewegungen und Ideen zu verarbeiten. Eine Person, die einen umfassenden Hirnschaden erlitten hat, deren Hirnstamm aber noch funktioniert, kann über Jahre in einem „anhaltenden vegetativen Stadium" leben. Sie muß über eine Magensonde ernährt und äußert sorgfältig gepflegt werden. Aber bei Alzheimer trifft dies nicht zu. Es macht auch vor dem Hirnstamm nicht halt, indem es ihn langsam zerstört, so wie es schon mit dem Hippocampus und anderen Hirnregionen geschehen ist. Es spielt keine Rolle, wie lange Freunde und Familie das Ende schon vorausgeahnt haben – es weiß niemand, wann es soweit sein wird. Stephanie Zeman ist Krankenschwester und hat sich auf die Pflege von Demenzpatienten spezialisiert. Im Alzheimerforum im Internet berät sie interessierte Familienmitglieder und Pfleger zum Thema letzter Lebensabschnitt. „Die letzten Lebenstage, die Menschen mit Demenz erleben", sagt sie, „laufen ungefähr so ab: Die Person hört auf, Nahrungsmittel oder Medikamente mit dem Mund aufzunehmen. Sie schläft viel. Die Familien machen sich dann Sorgen um den quälenden Hunger oder Durst. Studien belegen, daß der Mensch zu diesem Zeitpunkt weder Hunger noch Durst wahrnimmt, weil der Körper wortwörtlich abschließt. Das ist ein natürlicher Vorgang. Das Verdauungssystem und die Nieren können Nährstoffe nicht länger verarbeiten oder Abfallprodukte auf normalem Wege entsorgen. Wird der Körper dann mit Flüssigkeit versorgt, die intravenös gegeben wird, führt das häufig zu Herzversagen aufgrund einer Blutstauung, oder ebensogut können die Lungen versagen, weil das Herz nicht mehr in der Lage ist, die größere Blutmenge zu transportieren.

Die Hände und Füße werden kalt und bilden Flecken, weil ein Teil des Gewebes nun nicht mehr wie üblich mit Sauerstoff versorgt wird. Der Mensch reagiert jetzt kaum noch, die Atmung wird flacher und hört sich vielleicht seltsam an, was von der angesammelten Flüssigkeit in der Kehle herrührt. Da kann man den Kopf ein wenig anheben und zur Seite drehen, um ein bißchen Erleichterung zu verschaffen. Dieser Zustand hält einen Tag oder länger an. Hände und Füße sind jetzt sehr kalt. Die Angehörigen wickeln die Person dann gern in mehrere Decken ein. Allerdings bringt das gar nichts, denn wenn der Körper zumacht, nutzt er alle Ressourcen für den Leib und das Hirn. Das heißt, daß die Temperatur des Torsos nicht niedriger als normal ist, sondern sogar erhöht sein kann. Eine leichte Decke reicht normalerweise völlig aus. Das Ende ist häufig sehr ruhig, und der Patient entschläft einfach. Familien, die am Bett wachen, stellen plötzlich fest, daß der Mensch nicht mehr atmet. Innerhalb weniger Minuten hört das Herz auf zu schlagen, und der Betreffende hat endlich Ruhe."

Das Leben des Patienten ist vorbei, und derjenige, der die Person gepflegt hat, hat nun keine Aufgabe mehr. In diese Leere strömen Gefühle wie eine Welle mit den wechselnden Aufs und Abs von Erleichterung, Reue, Schuld, Wut, Leere und neuen Aufgaben. Oberflächlich gesehen ist der Pflegende endlich von einer ungewöhnlich schweren Last befreit. Der lange, langsame Verfall des Patienten ist vorbei.

Es stellt jedesmal ein komplexes emotionales Ereignis für die Hinterbliebenen dar, wenn jemand stirbt. Mit Alzheimer ist es jedoch besonders schwer, weil es im Verlauf der Krankheit schon so viele Abschiede gab. In *Der Mensch vor der Frage nach dem Sinn* beschwört Viktor Frankl das Schreckgespenst des „emotionalen Todes", des Todes der Seele, der lange vor dem Tod des Körpers eintritt. Die Alzheimerkrankheit ist Spezialistin für einen solchen Tod in Etappen. Der endgültige Tod ist nur der letzte von vielen. Der Tod kommt nicht in tausend Einschnitten, sondern in tausend Subtraktionen.

Versteht man den Tod durch Alzheimer auf diese Weise, wird einem wiederum etwas klar, was man im allgemeinen bei dem Thema Tod nicht wahrnimmt: In Wahrheit ist nämlich der Tod kein einzelnes Ende, gleich, was ihn hervorgerufen hat, sondern er ist eine Kette von mehreren Abschlüssen, die normalerweise so eng miteinander verknüpft sind, daß sie wie eine Einheit erscheinen. Ähnlich ist es mit dem Licht: Wir nehmen es nur als farblose Helligkeit wahr. So wirkt der Tod ebenfalls wie eine einzelne Erfahrung: In dem einen Moment ist die Person noch da, lebendig, und im nächsten Moment – *klick* – geht das Licht aus, und die Person ist tot. Da, nicht mehr da. Der Arzt sieht auf die Wanduhr und trägt in den Totenschein „Todeszeitpunkt: elf Uhr neunzehn" ein.

Aber in Wirklichkeit ist der Tod nicht so eindeutig. Sogar wenn der Tod plötzlich kommt, wie bei einem Verkehrsunfall, besteht er nicht nur im zermalmten Herz, nicht nur darin, daß das Hirn von der Sauerstoffversorgung abgeschnitten wird, nicht nur darin, daß die Energie im Körper zum Stillstand kommt. Der Tod ist vielmehr das Verdampfen eines wahren Universums von lebendigen Fasern, der Tod von Milliarden einzelner Zellen und von Trillionen von Verbindungen dieser Zellen untereinander. Ein komplexes System von Erinnerungen wie Gewohnheiten, Gefühlen, Sehnsüchten und Ärger löst sich auf. Was stirbt, ist mehr als nur ein Körper, es sind auch alle seine Bestandteile: zehn schmale Finger und zehn knubbelige Zehen, ein geschwungener Mund, Augen, die durchdringend oder verzagt blicken konnten.

Warum sind so viele Menschen von Alzheimer fasziniert? Es liegt daran, daß es nicht nur eine Krankheit ist, sondern auch ein Prisma, durch das wir das Leben in anderen Farben sehen, als wir es normalerweise tun. Durch das Alzheimerprisma können wir die Bestandteile des Lebens anders erfahren und dessen Höhen und Tiefen besser verstehen. Und weil die Krankheit unaufhaltsam auf den Tod des Betroffenen zugeht, zwingt sie uns, den Tod auf eine Weise zu erfahren, wie es normalerweise nicht möglich ist. Was sonst nur ein kurzer Moment ist, sehen wir in Zeitlupe über Jahre. Das ist schmerzhafter, als sich viele Menschen vorstellen können, aber es ist vielleicht auch das stärkste Moment von Alzheimer, das uns daran erinnert, warum und wieso das menschliche Leben so ein faszinierendes Geheimnis birgt. Alzheimer ist unser bestes optisches Gerät, um wahrzunehmen, was Verlust wirklich bedeutet.

Wie Emerson lebte Jonathan Swift mit seiner progressiven Demenz nicht lange genug, um den Faden seines Lebens bis zum Ende aufzurollen. Auch er starb eine Reihe von Toden, bis er schließlich ganz verschied. In seinen letzten Stadien ging er viel hin und her. Manchmal lief er bis zu zehn Stunden am Tag herum. Stück für Stück konnte er sich nicht mehr an Worte erinnern und sprach am Ende kaum noch. Eines Tages, kurz vor seinem Tod, nahm ein Diener Swifts Uhr zur Hand, um zu sehen, wie spät es war. Neugierig geworden, schaffte es Swift, „Bringen sie sie her" herauszubringen, und starrte die Uhr eine Weile unverwandt an. Einmal griff er nach einem Messer, und als man es ihm wieder aus der Hand nahm, zuckte er mit den Schultern und sagte: „Ich bin, wer ich bin. Ich bin, wer ich bin." Seine letzten Sätze sprach er mit seinem Diener. Da er die Worte, nach denen er suchte, nicht finden konnte, gab er sich mit „Ich bin ein Narr" zufrieden.

Swift starb, den Tod seines eigenen Intellekts beklagend. Er starb um sich selbst trauernd.

Drei Tage nachdem Vater starb, hatte ich einen Traum: Das Telefon klingelte, und ich ging ran. Als ich mich umdrehte, sah ich meinen Vater – nicht mehr ausgezehrt und durch den Krebs geschwächt, sondern rund, rosig und gesund. Er legte seinen Arm um mich und sagte: „Ich möchte nur, daß du weißt, daß alles gut ist." Seltsam, aber nachdem meine Mutter gestorben war, hatte ich keinen solchen Traum, daß sie zurückkehrt. Alzheimer hatte ihr und uns so viel genommen, daß sie wortwörtlich nicht mehr von dieser Welt war. Wie meine Tochter sagte: „Das war so ähnlich wie, als Großmutter sagte: ‚Ich mach', daß ich wegkomme!'" Wer konnte ihr das verdenken?

Und dennoch: Kurz nachdem sie gestorben war, kam mein Vater im Traum zurück und trug eine rote karierte Jacke, die absolut fürchterlich aussah. (Nur meine Mutter konnte ihn dazu gebracht haben, dieses Ding anzuziehen! Sie liebte rotes Karo.) Er sagte, Mama hätte ihn geschickt, um mir zu sagen, daß sie zusammen seien und alles gut sei.

Ich habe gelernt, keine Angst davor zu haben, jemandem Schmerzen zuzufügen. Ich habe gelernt, jegliche Hilfe anzunehmen, die ich brauchte, um selbst wieder gesund zu werden. Als Folge fange ich gerade an, mich an die glücklichere Seite meiner Mutter zu erinnern.

S. P., Denver, Colorado

Kapitel 16

DINGE, DIE MAN VERMEIDEN SOLLTE

Ärzte können Alzheimer noch nicht heilen, sie können es weder verhindern noch seine Symptome für längere Zeit unterdrücken. Aber durch Hunderte von Studien haben wir begonnen, ein klareres Bild darüber zu entwickeln, wie Menschen sich selbst helfen können. Wir haben jetzt zahlreiche Informationen darüber, was sie für ihren Körper, ihren Geist und ihre Seele tun können, um das Risiko, die Krankheit zu bekommen, möglicherweise zu reduzieren oder wenigstens das Einsetzen der Erkrankung zu verschieben:

Vermeiden Sie Kopfverletzungen.

Vermeiden Sie fettes Essen.

Vermeiden Sie hohen Blutdruck.

Essen Sie Nahrungsmittel, die reich an Antioxidantien sind, die gefährliche freie Radikale beseitigen. Essen Sie insbesondere: Pflaumen, Rosinen, Blaubeeren, Brombeeren, Kohl, Erdbeeren, Spinat, Himbeeren, Rosenkohl, Zwetschen, Alfalfa, Brokkoli, Rote Beete, Orangen, dunkle Weintrauben, rote Paprika und Kirschen. (Die Nahrungsmittel sind gemäß ihres Gehaltes an Antioxidantien in absteigender Reihenfolge geordnet.)

Essen Sie Nahrungsmittel, die viel Folsäure und die Vitamine B6, B12, C und E beinhalten. Essen Sie Thunfisch, Lachs und andere Lebensmittel, die reich an Fettsäuren sind. Trinken Sie nicht zuviel Alkohol. (Eine geringe Menge kann möglicherweise leicht positiv wirken.)

Sorgen Sie für ausreichend Schlaf. (Schlaf wirkt auf das Hirn und den Körper verjüngend; der Schlaf scheint eine sehr wichtige Rolle dabei zu spielen, Langzeiterinnerungen zu bilden.)

Treiben Sie Sport.

Sorgen Sie dafür, daß Sie viele soziale Kontakte haben (und ziehen Sie in Betracht zu heiraten – eine Studie zeigt, daß verheiratete Menschen seltener an Alzheimer erkranken als unverheiratete.)

Wenn Sie weiblich sind und schon die Wechseljahre hinter sich haben, erwägen Sie eine Behandlung mit Medikamenten, die Östrogene ersetzen. (Einige Studien legen nahe, daß dies die Wahrscheinlichkeit, an Alzheimer zu erkranken, bis um die Hälfte reduziert.)

Wenn Sie gern Kaugummi kauen, machen Sie weiter so. (Dieser Ratschlag ist mit sehr viel Vorsicht zu genießen. Eine Studie legt nahe, daß ein mysteriöser Zusammenhang zwischen kauen und der Gesundheit der Hippocampuszellen besteht.)

Wenn Sie aus anderen Gründen regelmäßig entzündungshemmende Medikamente nehmen, die nicht auf Steroiden basieren, wie etwa Ibuprofen, fahren Sie fort damit. (Einige Studien belegen einen positiven Einfluß.)

Bilden Sie sich immer weiter, beschäftigen Sie Ihren Intellekt. Sorgen Sie dafür, daß ihr Geist aktiv bleibt. Lesen Sie, diskutieren Sie, tauschen Sie sich aus, seien Sie kreativ, machen Sie Wortspiele, lösen Sie Kreuzworträtsel, lernen Sie neue Leute kennen, lernen Sie eine neue Sprache. Studien belegen, daß Menschen mit einem hohen Bildungsgrad dazu tendieren, die Krankheit später als andere zu bekommen, auch wenn sie nicht immun gegen Alzheimer sind.

Die alten Griechen und Römer brauchten nicht dazu angespornt zu werden, ihren Geist aktiv zu halten. Sie mußten es einfach. Weil es nicht anders möglich war, verließen sie sich auf ihren Geist und auf ihr Gedächtnis in einem Maße, daß wir es heutzutage kaum glauben können. Die Männer, die Emerson in seinem Tagebuch bewunderte – „L. Scipio kannte den Namen jedes einzelnen Mannes in Rom ... Seneca konnte zweitausend Worte nach einmaligem Hören aufsagen" – hatten keine Alternative. Es gab keine Druckmaschinen, keine Stifte oder Tinte: Die schwerfällige Wachstafel war das beste Hilfsmittel, was ihnen zur Verfügung stand. So war die Erinnerung mangels Notizbuchs immer die beste Wahl.

Um ihr Gedächtnis so effizient wie möglich nutzen zu können, erfanden die Griechen *Mnemonik* – eine Technik, um die Erinnerungsfähigkeit zu stützen. Die Kunst der Mnemonik (ausgesprochen ne-MO-nik) basierte auf der Beobachtung, daß, während das menschliche Vermögen, Ideen, Sprache und Zahlen zu erinnern, erschütternd schlecht ist, das visuelle Gedächtnis fast unfehlbar zu sein scheint. Der Satz „Ein Gesicht vergesse ich nie" erweist sich als biologische Tatsache. Bei Tests, in denen Tausende von Gesichtern gezeigt werden, scheint das Vermögen, sie wiederzuerkennen, grenzenlos zu sein. Im Gegensatz dazu ist die Aufgabe, eine Reihe von fünfzehn oder zwanzig Zahlen zu erinnern, Schwerstarbeit.

Diese seltsame Kluft zwischen visuellem Gedächtnis und dem Erinnerungsvermögen von Worten und Zahlen beschäftigte griechische Denker schon um das vierte Jahrhundert vor Christi. Die Legende besagt, daß der Dichter Simonides von Ceos (556–468 vor Christus) Mnemonik zum ersten Mal nach einer Katastrophe angewandt hatte: Er war der einzige Überlebende des Einsturzes einer großen Festhalle. Simonides war gerade vor die Tür getreten, um von einem Boten eine Nachricht entgegenzunehmen, als das Dach nachgab und alle Gäste unter sich begrub. Zu seiner eigenen Überraschung konnte der Dichter eine lückenlose Liste der Opfer abgeben und jede einzelne der zerschmetterten Leichen identifizieren.

Das gelang ihm, indem er sich ins Gedächtnis zurückrief, wo jede Person in der Festhalle gesessen hatte. Es war so, als wäre eine winzige Übersicht der Sitzordnung irgendwo in seinem Gehirn eingebrannt gewesen.

Wir alle können das. Später fanden Neurowissenschaftler heraus, daß eine bestimmte Region des Hippocampus aus sogeannten „Place Cells" besteht, die darauf programmiert sind, aus visueller Wahrnehmung eine zelluläre Landschaft zu entwerfen. Obgleich diese Place Cells nicht jedes Detail photographisch registrieren, helfen sie uns, die Position eines Objektes im Verhältnis zur Position anderer Objekte zu erinnern. Erinnern wir uns daran, daß Ronald Reagan in den frühen Stadien seiner Krankheit zu seiner Frau sagte: „Also, ich brauche noch einen Moment. Ich bin mir nicht sicher, wo ich bin." Werden die Place Cells im Hippocampus in einem frühen Stadium von Alzheimer zerstört, sorgt der Verfall für solche Momente, in denen ein Mensch nicht mehr weiß, wo er ist. Die räumliche Karte in Reagans Gehirn hatte sich wie eine brüchige alte Straßenkarte, die schon lange in einem Handschuhfach liegt, aufgelöst.

Aufgrund ihres lediglich intuitiven Verständnisses von Place Cells entwickelten die Griechen eine Reihe mnemonischer Kniffe, die auf der effektiven visuellen Erinnerung beruhen. Viele basieren auf dem architektonischen Modell, das Simonides inspiriert hatte – beispielsweise der visuellen Vorstellung von Räumen in einem Haus, in dem ein Mensch, der sich mit Mnemonik beschäftigt, Informationen „ablegen" kann: Ein Name liegt auf dem Eßtisch, ein anderer im Kamin, noch ein weiterer befindet sich im Flur und so weiter. Mit der Zeit fanden die Menschen heraus, daß das Hirn ein überraschend zuverlässiges Werkzeug sein kann, um sich an Vergangenes zu erinnern, vorausgesetzt, man benutzt die richtigen Methoden.

Mnemonik stellte sich als ein extrem wichtiges Werkzeug für den langen Kampf der Menschheit hin zur Aufklärung heraus. Sogenannte „Erinnerungspaläste" und „Erinnerungstheater" dominierten bei Intellektuellen länger als tausend Jahre, bis zur Renaissance. Der Historiker Frances Yates legt nahe, daß Shakespeares Globe Theater ursprünglich auf dem Modell eines Erinnerungstheaters basierte. „Ich komme zu den Feldern und den großen Palästen der Erinnerung", schreibt Augustinus in seinen *Bekenntnissen.* „Dort befindet sich, was immer ... dort abgelegt und auf Abruf bereitgehalten wird und was nicht geschluckt und von Vergessenheit begraben wurde. Wenn ich in diesem Lagerhaus bin, wünsche ich mir einfach, daß es das hervorbringt, was ich erinnern möchte, und sofort erscheinen die Dinge vor meinem inneren Auge. Nach einigen Dingen muß ich länger suchen, ich muß sie hervorzerren, als wären sie sehr tief in dunklen Gefäßen verborgen."

Heutzutage gehen wir anders mit unserem Gehirn um. Auch diejenigen, die mit ihrem Erinnerungsvermögen Geld verdienen, betrachten ihr Gehirn nicht als Lagerhalle für Daten. Anstelle des riesigen inneren Erinnerungspalastes sind selbstklebende Notizzettel, Stenographieblöcke, PDAs, Bibliotheken und das Internet getreten. Wir werden von Informationen überflutet, wir brauchen diese äußerlichen Erinnerungshilfen, um Kunst, Literatur, Wissenschaft, Rechtskunde und Philosophie zu erschaffen. Das moderne Gehirn ist primär für die Entwicklung von Ideen, emotionalen Erfahrungen, rhetorischen Spielereien und fürs Amusement reserviert.

In dieser Entwicklung hat die Erinnerungsfähigkeit an Bedeutung eingebüßt. Heute brauche ich mich nicht mehr an eine lange Liste von Namen zu erinnern (ich schreibe sie mir auf) oder den ganzen Text einer Rede auswendig zu lernen (ich benutze Karteikarten oder einen Teleprompter), geschweige denn, daß ich mir jeden Knochen und jedes Blutgefäß des Körpers merken muß (ich kann in einem Buch nachschlagen). Ich brauche nicht zu wissen, wie man einen Umfang berechnet (dazu benutze ich einen Taschenrechner) oder, wie man „Taschenrechner" schreibt (dafür gibt es ein Rechtschreibprogramm). Alles, was ich wissen muß, ist, daß diese Informationen existieren und wo ich sie finden kann. Dies ist eine grundlegende Entwicklung in der Zeit nach Gutenberg: Wir leben in einer Welt, in der Informationen zur Verfügung gestellt werden – die Herausforderung liegt nicht darin, alles zu wissen, sondern darin, zu wissen, wie man an das Wissen herankommt. „Unser Zeitalter ist retrospektiv", schrieb Emerson in seiner Abhandlung *Natur*. „Es baut die Grabstätten unserer Väter. Es entstehen Biographien, Geschichte und Kritik. Die vorangegangenen Generationen sahen Gott und die Natur von Angesicht zu Angesicht, wir hingegen mit eigenen Augen."

Einander Informationen und Erinnerungen mitteilen zu können ist ein offensichtlicher Fortschritt der menschlichen Entwicklung, aber sie hat auch Nachteile. Emersons Hauptsorge war, daß die Flut von Wissen anderer Menschen uns von der Weisheit abschneiden würde, die wir durch eigene Erfahrungen erreichen könnten. Ebenso betrachtete er mit großer Sorge, wie lebenserhaltende Fähigkeiten zugunsten von Erfindungen verlorengingen, die sowohl die Arbeit als auch das Denken erleichterten. „Der zivilisierte Mensch hat sich eine Kutsche gebaut, aber er hat vergessen, wie er seine Füße benutzt. Er stützt sich auf Krücken, aber ihm fehlt die Stütze seiner Muskeln. Er verfügt über eine edle Schweizer Uhr, aber er kann die Stunde nicht mehr nach dem Sonnenstand berechnen ... Seine Notizbücher schwächen sein Gedächtnis, seine Bibliotheken überladen seinen Geist ... und es ist die Frage, ob Maschinen das Leben nicht erschweren, ob wir unter der ständigen Verfeinerung unserer Fähigkeiten nicht unsere Energie verloren haben ... die Stärke wilder Tugend."

Aber schon damals war diese Warnung nicht mehr neu. Platon hatte zweitausend Jahre zuvor zu bedenken gegeben, daß das neue Handwerkszeug des Schreibens „ein Rezept nicht für die Erinnerung, sondern für die Gedächtnisstütze“ sei. Er prophezeite eine Welt, in der es mehr äußerliches Wissen und weniger innere Fertigkeiten gebe. „Wenn die Menschen dies lernen, wird es Vergeßlichkeit in ihre Seelen pflanzen: Sie werden aufhören, sich zu erinnern, denn sie werden sich darauf verlassen, was geschrieben ist.“

Je weniger ein Gehirn genutzt wird, desto schwächer wird es, das ist fast unumgänglich. Wäre es möglich, daß sogar gesunde Gehirne von einem tückischen Verfall bedroht sind, weil wir in unserer hochtechnologisierten Welt mit Mega- und Terbytes sofortigen Zugriff auf Wissen mittels dieser Maschinen haben, die für uns praktisch das Denken übernehmen? Wir wissen, daß arbeitssparende Geräte wie Autos und Waschmaschinen uns dahin geführt haben, auf dem Sofa vor dem Fernseher zu leben, und der Grund für den stetigen Anstieg von Fettleibigkeit sind. Was wir allerdings nicht in dieser Deutlichkeit wahrnehmen, ist der Zusammenhang zwischen dem Anstieg der Hilfsmittel für die Verwaltung von Erinnerungen und einem Sinken der Leistungsfähigkeit des Gehirnes. Keine mentale Arbeit zu verrichten heißt auch, keine Verbindungen zwischen Neuronen herzustellen. Wir nutzen unsere Gehirne dazu, großartige Hilfsmittel zu erschaffen, die unser Leben sicherer, sauberer, länger und leichter machen. Aber dieselben Werkzeuge sorgen auch dafür, daß unser Geist abstumpft.

Es ist nicht verwunderlich, daß die moderne Wissenschaft sich bereits mit diesem neuen Problem beschäftigt hat. Zu Beginn des einundzwanzigsten Jahrhunderts klassifizierten Neurologen leichten Gedächtnisverlust als eine neue Krankheit: leichte kognitive Beeinträchtigung (MCI, „mild cognitive impairment“). Die Gesellschaft scheint darauf anzuspringen, drängt sie sich doch schon nach Kräutergetränken wie Adrafinil, Deprenyl, Gingko-Biloba oder Priacetam als möglichen medizinischen Lösungen für kognitive Frustration.

Es liegt in der Natur des Menschen, den Umgang mit Werkzeugen verbessern zu wollen. Aber vielleicht müssen wir dafür auch einen Preis zahlen. Von allen quantitativen Verbesserungen durch technischen Fortschritt – Bequemlichkeit, Effizienz, Dauerhaftigkeit, dem Reiz, miteinander elektronisch in Kontakt treten zu können – trägt davon nichts auch nur minimal zur Lösung der wahren qualitativen Herausforderung bei: dem Leben mehr Sinn zu geben. Ganz im Gegenteil, die manische Jagd danach, sich materiell zu verbessern, kann leicht die Suche nach Sinn verdrängen. Wenn materieller Gewinn spirituell unbedeutend ist, dann ist auch die Kehrseite wahr: Not oder Verlust können ein Fenster zu spiritueller Transzendenz sein. „Das hilflose Opfer einer aussichtslosen Situation“, sagt Viktor Frankl, „das sein Schicksal, das es nicht zu ändern vermag, ins Gesicht schaut, kann über sich hinauswachsen und sich dabei verändern.“ Daß im Verlust eine Bedeutung liegt – das ist eine Beobachtung, die jeder leicht nachvollziehen kann, der schon einmal bei einem Test durchgefallen ist, sich das Knie aufgeschrammt oder einen Freund verloren hat. Sinn im Verlust zu finden ist eines der wichtigsten und verläßlichsten wie universellsten Paradoxa im Leben. Während es völlig verständlich ist, Verlust überwinden zu wollen – und danach sehnen wir uns alle und werden es immer tun –, ist es gleichermaßen wichtig, sich an den Nutzen, den ein Verlust mit sich bringt, zu erinnern. Wenn Alzheimer eine der schärfsten Linsen für unseren Blick auf das Leben und die Bedeutung des Verlusts ist, wofür ich bereits argumentiert habe, dann birgt der Kampf der Medizin gegen Alzheimer zwei wesentliche Gefahren:

1. Wir könnten so sehr von dem Ziel eingenommen sein, Alzheimer zu bekämpfen, daß wir das wesentliche Menschliche dieser Krankheit aus den Augen verlieren.
2. Sollten es uns gelingen, diesen Krieg zu gewinnen, werden wir auch jene Linse verlieren, die der Menschheit über Tausende von Jahren so gut gedient hat. Alzheimer besiegen ist wie den Winter besiegen. Ist er einmal weg, werden wir uns weniger Not gegenübersehen, aber wir werden auch einen der verläßlichen Prüfsteine des Lebens verloren haben.

Dieselbe Lehre läßt sich auf andere wissenschaftliche Ambitionen anwenden. Da wir jetzt die Macht haben, uns die Natur zu unterwerfen – an unseren eigenen Genen herumzubasteln –, ist es entscheidend, auch zu sehen, was wir damit aufgeben, wenn wir unsere eigenen Grenzen überschreiten. Die Last, diese Themen umfassend zu diskutieren, liegt auf den Schultern derer, die keine Wissenschaftler sind, da nur sehr wenige Wissenschaftler von selbst aufhören werden, die Forschung voranzutreiben.

Posthumanismus lautet der Name der wissenschaftlichen Bewegung, die mit ihrer Forschung voranprescht, ohne die Konsequenzen zu bedenken. „Wir sind an den Punkt gelangt, an dem wir die menschliche Biologie neu erschaffen", schrieb Gregory Sack, der Direktor der Abteilung Wissenschaft, Technologie und Gesellschaft der UCLA [University of California at Los Angeles] 1998. Gregory Stock, der Autor des Buches *Metaman: The Merging of Humans and Machines into a Global Superorganism*, [Metamensch: Die Verschmelzung von Menschen und Maschinen zu einem globalen Superorganismus; leider nicht auf deutsch erhältlich] redete von den Vorteilen der technischen Bearbeitung von Keimlinien – der Erschaffung von „Knock-out-Menschen" durch das Hinzufügen oder Entfernen von Merkmalen, ganz wie es uns paßt. Posthumanisten fragen:

Welche Qualitäten genau soll ihr nächstes Kind haben? Sie möchten den Entwurfsprozeß der natürlichen Auslese aus der hand nehmen und statt dessen in die Hände einzelner Menschen legen. Zur Zeit gibt es genetisch veränderte Mäuse mit Muskeldystrophie und Asthma. Es fällt nicht schwer, sich Wissenschaftler vorzustellen, die menschliche Gene derart manipulieren, daß das Gehirn leistungsfähiger wird. Ist ein gutes Gedächtnis ein Merkmal, das in den Genen festgelegt ist? Der Mann mit dem perfekten Gedächtnis, A. R. Lurias bemerkenswertes menschliches Forschungsobjekt S., hätte dies bejaht. Beide Eltern von S. hatten ein Gedächtnis, das nicht von dieser Welt war, ebenso sein Cousin. Tim Tully, ein Wissenschaftler aus Cold Spring Harbor auf Long Island, läutete die Gehirnverbesserungsära ein, indem er zu S. eine Entsprechung in Gestalt eines Insekts schuf: Er veränderte das Genom einer Fliege so, daß sie Geruchserinnerungen viel schneller als normale Fliegen bildete und sie für immer behielt. Er nannte sie „die Fliege mit dem photographischen Gedächtnis“.

Anwälte der technischen Veränderung von Keimlinien stellen sich eine Welt in nicht allzu ferner Zukunft vor, die mit „posthumanen“ Menschen bevölkert ist. Unsere posthumanen Kinder, so sagen sie voraus, werden über schnellere, zuverlässigere Gehirne, keimresistente Körper und andere Anpassungen verfügen, die sie klar zu besseren Menschen machen. Die Apotheose des Posthumanismus ist der Tod des Todes: die „Herstellung“ einer unbegrenzten Lebensspanne, die der Mensch genießen kann. „Im Moment arbeite ich an der Unsterblichkeit“, sagte der Evolutionsbiologe Michael Rose von der University of California at Irvine in dem Magazin *Wired* für dessen Ausgabe im Januar 2000. Rose ist nicht der einzige Wissenschafter, der ernsthaft daran arbeitet, die Grenze des Lebens endgültig zu verschieben. Das Unternehmen Geron, das im Silicon Valley Gentechnik betreibt, versucht, die Geheimnisse der Telomerase zu entschlüsseln. Dieses Enzym befindet sich in Sperma- und Krebszellen und scheint diese Zellarten jung zu halten. Ein anderer Stammzellen-Forscher, William Haseltine, der die Firma Human Genome Sciences gegründet hat, sagte voraus, daß dieser Forschungszweig zu einer, wie er es nannte, „transsubstantiierten Zukunft“ für die Menschheit innerhalb der nächsten siebzig Jahre führen werde – womit er meinte, daß die Generation, die im späten zwanzigsten Jahrhundert geboren wird, die letzte sein könnte, die dem Tod als einer Unausweichlichkeit entgegensieht.

Es gibt so viele Hindernisse, die überwunden werden müssen, um den Menschen unsterblich zu machen, daß es unmöglich ist, sich ernsthaft darüber Gedanken zu machen, ob es jemals soweit kommen wird. Aber immerhin ist es nicht völlig ausgeschlossen, und daher müssen wir uns fragen: *Wollen wir das?* Wollen wir das perfekte Gedächtnis und ein immerwährendes Leben?

In *Gullivers Reisen* entscheidet sich Gulliver dagegen, unsterblich zu sein, als er die Probleme der Unsterblichkeit erkennt. Aber wie sieht es mit einer *sauberen* Unsterblichkeit aus? Einer, die wirklich gut funktionieren würde? Was passiert, wenn wir, wenn auch nicht ewig, so doch vierhundert statt nur fünfundsiebzig Jahre lang relativ gesund leben könnten? Man stelle sich vor, man wäre noch da, um die Kinder seiner Kinder seiner Kinder seiner Kinder seiner Kinder seiner Kinder seiner Kinder seiner Kinder seiner Kinder seiner Kinder seiner Kinder seiner Kinder seiner Kinder seiner Kinder seiner Kinder seiner Kinder aufwachsen zu sehen. Wenn uns das mit einem funktionierenden Gehirn und einem relativ gesunden Körper gelänge, ohne unseren Familien und unserer Umgebung zu sehr zur Last zu fallen, dann könnten wir wirklich Gullivers ursprünglichen Traum leben – um uns zunächst großen materiellen Wohlstand sowie eine ausgezeichnete Bildung zu verschaffen und die verbleibende Lebenszeit damit zu verbringen, diese Ressourcen für sinnvolle Zwecke zu nutzen: die Modernisierung, die weltweite Gesundheitsvorsorge und andere hehre humanistische Ziele weiterzutreiben.

Das hört sich wunderbar an, und vielleicht wäre es das auch in vielerlei Hinsicht. Aber es wäre auch eine fundamentale Herausforderung unseres Selbstverständnisses. Es ist fast ausgeschlossen, die endgültigen Folgen – die guten wie die schlechten – für die Menschheit abzuschätzen.

Menschsein, so wie wir es heute kennen, bedeutet, die Kreisläufe des Lebens, großen Verlust und Schmerz zu erfahren – nicht einfach den Schmerz des Tragischen, sondern auch den Schmerz des Unausweichlichen. Die wesentliche Freude am Leben ist eingebettet in unsere Sterblichkeit und in unser Vergessen. Was würde es für uns bedeuten, wenn wir uns entschieden, den Rubikon zur Posthumanität zu überschreiten? Man weiß es nicht. Leben, so wie wir es kennen, ist ein unkalkulierbares, kompliziertes Netz gegenseitiger Abhängigkeiten. Eine Spezies verläßt sich auf eine andere, um zu überleben. Fähigkeiten und Begabungen werden durch andere Fähigkeiten und Unfähigkeiten ausgeglichen. Aber grundlegender als die unbeabsichtigten Folgen der Manipulation von DNS ist der Verlust an Menschlichkeit, sobald wir damit anfangen. Wie schon Platon, Nietzsche, Emerson und andere gesagt haben, ist Menschlichkeit etwas, das wir mit all seinen Schwächen und Möglichkeiten auskosten und genießen sollten. Die einzig wahre Weisheit, so sagte Joseph Campbell in einer Paraphrase des Schamanen Igjugarjuk von den Karibu-Eskimos, „existiert weit entfernt von den Menschen, draußen in der großen Einsamkeit, und sie kann nur durch Leiden erlangt werden. Allein Entbehrung und Leid öffnen den Geist für alles, was den anderen verborgen bleibt.“ Man kann die Erhabenheit des Lebens nicht wertschätzen, wenn man nicht auch sein

Leid erlebt. In dem Film *Der Himmel über Berlin* von Wim Wenders verlassen die Engel ein perfektes, aber farbloses Himmelreich, um auf der Erde mit all ihren Problemen in Technicolor zu leben. Perfektion ist langweilig und leblos; die Realität mit ihren Steinen, die einem im Weg liegen, und mit ihren Verlusten ist für den Menschen erfüllend.

Vielleicht hat bisher kein Lebewesen diese bittere Wahrheit so sehr erfahren müssen wie S., der Mann mit dem perfekten Gedächtnis. Obgleich er sich an alles erinnerte, was ihm jemals begegnet war, konnte S. sich daraus keinen Sinn zusammenreimen. Einfache Geschichten verwirrten ihn, und sogar menschliche Gesichter waren für ihn schwer zuzuordnen, weil er so viele Informationen aus den Ausdrücken eines jeden einzelnen Moments aufnahm. S. brachte sein gesamtes Leben damit zu, jedes Detail unter einem Vergrößerungsglas zu betrachten, er nahm jede Kleinigkeit so deutlich wahr, daß er schließlich nicht mehr in der Lage war, einen Schritt zurückzutreten, um das gesamte Bild erkennen zu können. Er sah den Wald vor lauter Bäumen nicht. „Die größte und schwierigste Frage für ihn war, wie er es hinbekommen könnte, zu vergessen", schrieb Luria. „Es gab viele Details in einem Text, und jedes rief bei ihm neue Bilder hervor, die ihn von der eigentlichen Geschichte ablenkten, so daß sein Geist in einem Chaos versank. Wie konnte er diese Assoziationen vermeiden und sich selbst davor schützen, Details zu sehen, die ihn daran hinderten, eine einfache kleine Geschichte zu verstehen? … Das Problem zu vergessen … wurde eine Qual für ihn."

Um zu vergessen, probierte S. alles aus, was ihm einfiel. Er versuchte, Dinge niederzuschreiben, weil er sich dachte, wenn er etwas aufgeschrieben hätte, bräuchte er sich nicht mehr daran zu erinnern. Dann dürfte er es vergessen. „Aber das führte zu nichts", berichtete er, „weil ich vor meinem geistigen Auge das sah, was ich aufgeschrieben hatte." Auch als er versuchte, alles auf der gleichen Papierart mit demselben Stift zu schreiben, verschwammen die Informationen nicht, wie er gehofft hatte. Er sah wie weiterhin klar voneinander unterschieden vor seinem inneren Auge.

Schließlich versuchte er es damit, die Zettel zu verbrennen. Er schrieb Informationen auf ein Blatt Papier, zündete es an und sah dann zu, wie es zu einem kleinen schwarzen Klumpen verbrannte. Aber auch das funktionierte nicht. In seinem Geist sah er immer noch die Informationen, die auf dem verkohlten Rest gestanden hatten.

Das Bild eines Mannes, der versucht, seine Erinnerung zu verbrennen, ist vielleicht der ergreifendste Ausdruck unseres Wunderns über das Gedächtnis und seine einzigartige Zerbrechlichkeit. Unsere Grenzen *sind* unsere Stärken. Vielleicht stimmt es, daß mit leichten Veränderungen unsere Gehirne und Körper tatsächlich unverwundbar werden könnten. Aber indem wir vor dem Verlust weglaufen, laufen wir auch vor dem Leben davon.

Wir sind wie die Toten in Thornton Wilders Unsere kleine Stadt. Wenn wir uns vom Leben entfernen und uns dabei nicht länger vor dem Tod fürchten, nicht länger etwas ersehnen oder uns einen Platz an der Sonne wünschen, können wir auf die Welt zurückblicken und sie als Ganzes erkennen.

Morris Friedell

Kapitel 17

MÄUSE SIND SCHLAUER

Washington Hilton, Washington, D.C.: Juli 2000

Vor neunzehn Jahren kniete sich John Hinckley in der Nähe dieses Hoteleinganges hin und eröffnete das Feuer auf Ronald Reagan und seine Begleitung. Der Präsident verließ das Gebäude, nachdem er eine Rede vor Gewerkschaftsdelegierten gehalten hatte. Jetzt war es Reagans Tochter Maureen, die an diesen Ort zurückkehrte, um vor einem anderen Publikum zu sprechen. Auf dem Alzheimerweltkongreß trafen sich mehr Menschen, die in diesem Feld professionell tätig waren, als jemals zuvor.

Mittlerweile befand sich ihr Vater in den letzten Stadien. Er hatte aufgehört zu sprechen, und es fiel ihm schwer, zu gehen. Maureen war inzwischen als machtvolle Stimme im Kreuzzug gegen Alzheimer in Erscheinung getreten. Geschickt nutzte sie die öffentliche Tragödie ihrer Familie, um ein Bewußtsein für Alzheimer zu wecken und für mehr Forschungsgelder aus Regierungstöpfen zu werben. In den Konferenzräumen des Hilton Hotels brachte sie Ärzte, Krankenschwestern, Therapeuten und mehr als dreitausend Wissenschaftler für einen breit angelegten Rückblick auf die jüngsten wissenschaftlichen Entwicklungen und Pflegetechniken zusammen.

Natürlich waren auch zahlreiche Journalisten anwesend. Alle waren gespannt auf den Vortrag von Dale Schenk über seinen Impfstoff – darüber, wie die Knock-out-Mäuse *klüger* wurden.

Der Impfstoff schien tatsächlich zu wirken, jedenfalls bei den Tieren. Eine Reihe von Labors hatten weltweit die Versuche von Schenk wiederholt und kamen zu den gleichen Ergebnissen. Ein Labor war sogar noch weiter gegangen: An der University of South Florida impften Forscher die Knock-out-Mäuse und testeten Monate später ihr Gedächtnis. Sie fanden genau das, wonach sie suchten: In Wasserlabyrinthen irrten die Mäuse nicht umher, so, wie es gentechnisch für sie vorgesehen war, sondern sie lernten, sich in dem Labyrinth zurechtzufinden, genau wie normale Mäuse. Offensichtlich waren sie jetzt normal. Zumindest für diese vermenschlichten Mäuse war Alzheimer nun abwendbar.

Natürlich muß man dabei folgendes bedenken: Mäuse erkranken nicht an Alzheimer im eigentlichen Sinne, also können sie nicht von der Krankheit als solcher kuriert werden. Die Mäuse, deren Hirne künstlich mit Plaques versehen worden waren, wurden nun ebenso künstlich von Plaques befreit. Es *schien* ein Schritt in die richtige Richtung zu sein, aber die Krankheit existiert immer noch ausschließlich bei Menschen und kann auch nur bei Menschen geheilt werden.

In einem kleinen Konferenzraum hielten Schenk und sein Chef Ivan Lieberburg einen kurzen Vortrag vor einer Gruppe internationaler Journalisten. Schenk hatte jetzt sogar noch bessere Neuigkeiten mitzuteilen: Die Versuche der ersten Phase, die die Sicherheit des Medikaments testen sollten, wurden mit dem Ergebnis abgeschlossen, daß der Impfstoff keine beobachtbaren Nebenwirkungen bei Menschen zeigte. Die zweite Phase mit Versuchen an Menschen, die das Medikament mehrfach verabreicht bekommen sollten, würde daher bald beginnen, um seine Effektivität zu testen. Mit ersten Ergebnisse rechnete man schon nach achtzehn Monaten. Das hieß, Ende 2001 würde die Welt einen ersten Eindruck davon bekommen, ob es sich um eine sinnvolle Behandlungsmethode von Alzheimer handelte, gar um eine Heilmethode oder um nichts von alledem.

Am selben Morgen tauschte sich Schenk mit anderen Wissenschaftlern über weitere Details aus. Aufgrund der Ergebnisse von Folgeexperimenten an Mäusen, Meerschweinchen, Kaninchen und Affen hatte er festgestellt, daß der Impfstoff genauso funktionierte, wie sie vorausgesagt hatten: Das injizierte Beta-Amyloid sorgte dafür, daß das Immunsystem die gewünschten Antikörper bildete, von denen eine geringe Anzahl die Blut-Hirn-Schranke überwand und sich im Hirn direkt an das Beta-Amyloid setzte. Danach wurden die gefährlichen Partikel mühelos als Zellmüll abtransportiert.

Obwohl die meisten dieser Wissenschaftler seit über einem Jahr von dem Impfstoff wußten, schienen viele von Schenks Präsentation überrascht zu sein. Nur wenige Jahre zuvor hätte sich niemand vorstellen können, daß bald von einer Heilmethode die Rede sein würde, die in Reichweite war. Es war, als hätte Präsident Kennedy eine Mondlandung angeordnet, und die NASA hätte alsbald geantwortet, daß eine Landung auf dem Mars vorbereitet würde.

Als nach dem Vortrag die Anwesenden anstanden, um den riesigen Saal zu verlassen und die kleineren, spezialisierteren Workshops des Tages anzusteuern, drehte sich ein Wissenschaftler zu seinem Kollegen um und frage: „Also, wenn dieses Ding funktioniert, ist dann das Spiel aus?“

Oberflächlich gesehen war dies natürlich die große Frage: Wenn die Plaques verschwanden, hieß das, daß die Krankheit geheilt war? Darüber hinaus stellte sich jedoch durch das plötzliche Auftauchen eines Impfstoffes eine grundsätzlichere Frage: Warum war Dale Schenk der einzige Mensch, der an diese Lösung gedacht hatte? Und warum war er ausgelacht worden, als er seine Gedanken zum ersten Mal anderen mitteilte?

Es war eine Variation des wiederkehrenden Themas des unverstandenen Wissenschaftlers. Warum war Stanley Prusiner jahrelang für seine ungewöhnliche Idee von infektiösen Prionen

– die sich schließlich als korrekt herausstellte – geschmäht worden? Warum bekam Allen Roses keine Forschungsgelder, um seine wichtige Entdeckung des ApoE zu verfolgen? Warum wurde Ruth Itzhaki ignoriert, die den Herpes-Simplex-Virus 1 erforschte? Warum wurde Meta Neumann nicht beachtet? Alois Alzheimer? Warum ist es in den Wissenschaften oft üblich, die innovativsten Forscher und deren Ideen zu mißachten?

Die Wissenschaft ist letzten Endes ein menschliches Unterfangen. Ihre Sprache ist einheitlich, und ihre Methoden sind festgelegt. Aber die Fragen, mit denen sie sich beschäftigt, und die Analysen, die angestellt werden, sind so individuell verschieden wie Verliebtsein oder Opern oder Fußballspiele. Also besteht von Natur aus eine Inkongruenz: Wissenschaftliche Entdeckungen sind eine komplizierte Angelegenheit und werden es immer sein, weil Wissenschaftler versuchen, subjektive Menschlichkeit mit wissenschaftlicher Objektivität zu verbinden. Es ist, als versuchten sie, einen runden Zapfen in ein quadratisches Loch zu schlagen.

Die mutigsten und innovativsten Forscher werden unweigerlich von diesem Mißverhältnis in Mitleidenschaft gezogen, wenn ihre Erkenntnisse der vorherrschenden Meinung widersprechen. Sie stellen existierende Machtstrukturen in Frage und bedrohen die Weltsicht ihrer Mitmenschen, was vielleicht noch schlimmer ist. Sie bezweifeln „Wahrheiten", auf denen andere Forscher ihre Karriere aufgebaut haben und an denen sich deren Leben orientiert. Wenn ein Wissenschaftler namens Galileo im frühen siebzehnten Jahrhundert behauptet, die Erde drehe sich um die Sonne, hat die mögliche Wahrheit dieser Aussage weniger Bedeutung für seine Zeitgenossen als die Möglichkeit, daß seine Überlegung direkten Einfluß auf ihr Leben hat. Also ist Galileo gezwungen, zu widerrufen. Diese eine Wahrheit wird noch warten müssen. Die Wissenschaft steht ständig vor der Herausforderung, eine gewisse Spannung zu minimieren: Forscher zu ermutigen, neue Ideen zu entwickeln, gleichzeitig aber die ganzheitliche Weltsicht von Menschen nicht zu gefährden.

Auf der Konferenz im Juli 2000 kamen weitere vielversprechende Entdeckungen an die Öffentlichkeit: Forschern der Mayo-Klinik war es gerade gelungen, die erste Knock-out-Maus mit Plaques *und* Tangles zu züchten. Verschiedene Medikamentenhersteller hatten das Hirnenzym isoliert, das harmloses APP anscheinend in gefährliches Beta-Myloid umwandelt. Vielleicht konnte ein Medikament diesen Prozeß stoppen. Marcelle Morrison-Bogorad vom NIA sagte: „Es liegt ein Hauch von Erfolg in der Luft."

Darüber hinaus fanden noch Hunderte von profaneren, aber dennoch wichtigen Vorträgen statt. Im Jefferson-Saal verglich Yaakov Stern von der New York University das Gedächtnisnetzwerk des Hippocampus mit jenem des präfrontalen Cortex; im Monroe-Saal besprach Rachel Doody von der University of Texas über den begrenzten Erfolg von Aricept und ähnlichen Medikamenten.

Das Herzstück der Konferenz war jedoch die Ausstellung von Forschungsergebnissen auf Schautafeln. In einem riesigen, niedrigen Raum kamen alle Wissenschaftler jeden Tag um die Mittagszeit zusammen, um sich mit Sandwiches zu stärken und sich dabei Hunderte von großen Tafeln anzusehen, die dort in Reih und Glied standen. Es handelte sich um die neuesten Neuigkeiten aus der Forschung, davon waren viele Experimente noch nicht abgeschlossen. Es war Wissenschaft wie in der guten alten Zeit: Die Daten standen zur kritischen Diskussion. Tabellen hingen neben Grafiken, neben diesen waren Abbildungen von mikroskopischen Aufnahmen angebracht, daneben Projektberichte, vorläufige Schlußfolgerungen und Kontaktinformationen. Gerontologen aus Schweden standen dichtgedrängt vor einer Tafel, direkt daneben diskutierten Mikrobiologen aus New Orleans über neueste Ergebnisse. Der Platz war knapp, so daß man sich kaum hindurchzwängen konnte. Die Themen waren äußerst unterschiedlicher Natur:

Tafel Nummer 40: vorgestellt von Tohru Hasegawa, diskutierte den möglichen präventiven Effekt von japanischem grünen Tee.

Tafel Nummer 96: vorgestellt von R. Distl und V. Meske, enthüllte, daß der Wert von freiem Cholesterin, das durch Fluoreszenzmikroskopie bestimmt wird, in Neuronen, die von Tangles besetzt sind, höher ist als in tanglefreien Neuronen.

Tafel Nummer 168: vorgestellt von Jennifer W. Catania et al., stellte die genetischen Einzelheiten von Alzheimer bei der spanischstämmigen Bevölkerung auf den karibischen Inseln dar.

Das Paradoxe an dieser Posterausstellung und an sämtlichen anderen wissenschaftlichen Veranstaltungen war, daß zwischen all diesen einzelnen Ideen und Daten die *Krankheit* nirgends zu finden war. Die Wissenschaft hatte sie in Einzelteile zerlegt, die so gut wie gar nicht mehr entzifferbar waren: cholinerge Transmitter, vaskuläre Risikofaktoren, Nikotinrezeptoren, Aspartylprotease, synaptische Formbarkeit bei Mäusen und so weiter und so fort. Alle Forscher zusammen schienen irgendwie zusammenzuhängen, aber eigentlich war es eine Ansammlung von hochspezialisierten Fachleuten, von denen die meisten sich kaum mit Wissenschaftlern, die auf anderen Feldern tätig waren, verständigen konnten. Im Namen der Wissenschaft, der guten Wissenschaft, waren sie viel zu nah an den Bäumen, um den Wald sehen zu können. Um ihnen einen Panoramablick zu ermöglichen, hätte man ihnen mit einer Pistenraupe eine Schneise fräsen müssen. Am letzten Tag der Konferenz stand in der hintersten Reihe des Ausstellungsbasars eine einzelne Schautafel, die sich von den anderen unterschied. Sie war in einem vollkommen anderen Ton gehalten:

 # 1231
POTENTIAL DER REHABILITATION VON ALZHEIMER PATIENTEN

Neben der Tafel 1231 stand ein Mann mit einem grauen Bart in einem braunen Tweedsakko: Morris Friedell, der Collegeprofessor aus Santa Barbara. Um die Bewahrung seiner Würde und seines Geistes kämpfend, während sein Alzheimer langsam voranschritt, hatte er die lange Reise aus dem fernen Westen angetreten, um seine Ideen der Wissenschaftlergemeinde hier zu präsentieren. Bisher waren Gespräche über seine gewagten Thesen auf die Gemeinschaft von Mitbetroffenen, Pflegenden, Freunden und Familie beschränkt gewesen. Er träumte davon, sich mit professionellen Forschern auszutauschen. Er glaubte, etwas Wichtigem auf der Spur zu sein. Auf seiner Tafel war folgendes zu lesen:

> *Zentrale Hypothese:*
> *Die typischen qualitativen Symptome von leichtem bis mäßigem Alzheimer, deutliche Vergeßlichkeit, Desorientierung und der Verlust von Abstraktions- und Urteilsvermögen, rühren von der quantitativen Abnahme der diesen Funktionen unterliegenden Verarbeitungskapazität. Da Patienten die substantielle Stärke in ihrem prozeduralen sowie in ihrem Gedächtnis für emotional bedeutsame Erlebnisse bewahren, gibt es ein größeres Potential für ihre Rehabilitation, indem sie Aktivitäten in einer größeren Anzahl einfacherer Schritte wiederlernen.*

Die komplexe Präsentation enthielt Erkenntnisse aus der Neurobiologie, der Sportpsychologie und der Spiritualität. Er zitierte Frankl, Thoreau und Lao-tse. („Wenn man sich bemüht zu lernen, gewinnt man jeden Tag etwas hinzu. Wenn man sich um das Tao bemüht, geht jeden Tag etwas verloren.“) Friedell stellte außerdem Gedichte von Betroffenen aus, eine Farbkopie eines Gemäldes von de Kooning von 1984 sowie ein Diagramm von dem Psychologen A. R. Luria. Es zeigte die Rehabilitation eines hirngeschädigten Patienten. Morris' PET-Scan-Bericht hing ebenfalls dort. Unter dem Schlußabschnitt hing ein Zettel: „Ich freue mich über Rückmeldung und Kritik. Sie finden mich im Hotel ..., Telefon ..., E-Mail ...“

Aber seine Präsentation stieß auf wenig Interesse. Forscher schauten sie sich einen Moment lang an und gingen dann zur nächsten Tafel. Sie wußten nicht, was sie von dieser unorthodoxen Darstellung halten sollten, und schienen etwas zu suchen, das weniger anspruchsvoll und eher technisch war – etwas, was ihnen und ihrem Fachgebiet näher war. Selbstverständlich gab es niemanden auf dieser – oder irgendeiner anderen – Konferenz, der sich auf die Rehabilitation von Alzheimerpatienten spezialisiert hatte. Darum war Morris hier. Er schaute geduldig auf das Meer von Wissenschaftlern, das an ihm vorüberschwappte. „Ich habe das Gefühl, ich lebe gerade zwei Leben“, sagte er leise. „Auf der einen Seite fühle ich mich wie ein Kind, das an einem Projekttag in der Schule teilnimmt. Aber ich fühle mich auch wie eine Art Gespenst, das hier wie ein Einfall, der zum unpassenden Moment kommt, herumschwebt.“

In meinem eigenen Interesse war ich froh, daß er da war. Es war unsere erste persönliche Begegnung, nachdem wir etwa ein Jahr lang nur über E-Mail kommuniziert hatten. Bis auf einmal, vor ein paar Monaten, als Morris anrief. Wir hatten am Telefon eine Weile über seine Krankheit und über mein Buch gesprochen. Ich hatte mich bei ihm bedankt, weil er mich an seinen vielen Einsichten hatte teilhaben lassen und weil er mir von Viktor Frankl und von Emersons Demenz erzählt hatte. Er schien an meinen Plänen interessiert zu sein, eine Biographie dieser Krankheit zu schreiben, und er bot mir seine Hilfe an. Wir versprachen, weiter in Kontakt zu bleiben und uns auszutauschen. Jetzt war ich begierig darauf, unsere Diskussion wiederaufzunehmen. Die Schautafelausstellung war allerdings nicht der richtige Ort, um sich in Ruhe zu unterhalten, so verabredeten wir uns für den folgenden Tag zum Mittagessen.

Als wir bei unseren Sandwiches und Kaffee in einem Imbiß am anderen Ende der Stadt saßen, kamen wir auf einige der Themen zurück, die uns beide interessierten, beginnend mit Rehabilitation. Er sprach natürlich nicht im wörtlichen Sinne davon, mit Gehirnübungen die Krankheit zu bekämpfen, sondern darüber, wie man den Verlust der kognitiven Fähigkeiten minimieren und verlangsamen könne, indem man sich der Krankheit anpaßt.

Warum sollten Alzheimerpatienten nicht genausoviel trainieren wie beispielsweise ein Patient nach einem Schlaganfall? Auch wenn die Krankheit schließlich im Tod mündet, sollte sie nicht automatisch die Erwartung des Patienten schmälern, so aktiv und solange wie möglich am normalen Leben teilzunehmen.

Alzheimer ist eine sehr langsame Krankheit, und es gibt eigentlich keinen Grund, den Verlust einfach über sich ergehen zu lassen – was gewöhnlich damit endet, daß jemand langsam in einem Pflegeheim oder Hospiz stirbt. Falls Medikamente wie Aricept für eine leichte Verbesserungen sorgen können, ist es verlockend, sich vorzustellen, was eine professionelle Rehabilitation bewirken könnte. Eine intensive Rehabilitation, wie sie Patienten nach einer Knie- oder Hüftoperation absolvieren, wurde eben nie für Alzheimer in Betracht gezogen. Da Menschen mittlerweile sehr früh von ihrer Krankheit wissen, ist diese Idee völlig einleuchtend. Morris hatte seinen Vorschlag schon ausgearbeitet: „Mein erster Ansatz einer Rehabilitation", sagte er, „war, ‚sachliche Analyse' durch intensive Bedeutung und emotionale Organisation zu ersetzen, um unseren Sinn für das, was wichtig ist, zu verfeinern. Damit könnte ausgeglichen werden, daß wir nicht mehr mit allem klarkommen.

Aber ich bin jetzt anderer Meinung. Wenn ein Mensch zu blockiert ist, um Probleme zu lösen, und es zu emotional wird, können sogar noch *mehr* Erinnerungen verlorengehen. Das Hauptaugenmerk bei Hirnverletzungen liegt auf den Stirnlappen – Autounfälle von jungen Leuten und so. Stirnlappen von Menschen, die unter Alzheimer leiden, funktionieren noch sehr gut. Sie wissen, was sie wollen, aber sie können nichts aus ihren Fehlern lernen. Es gibt mit dementen Menschen Ansätze zur Problemlösung aus der Montessori-Pädagogik, die vielversprechend sind. Anstatt daß man erneut lernt, sich auf das Problem zu konzentrieren, schlage ich eine Art des Wiederlernens vor, die ein wenig von Montessori inspiriert ist: Tue etwas, das extrem einfach ist, nur um Selbstbewußtsein zu erlangen – ein oder zwei Perlen auf eine Schnur fädeln oder so etwas. Und dann lerne schrittweise, Probleme auf neue, einfachere Art zu lösen. Die Idee von Feng-Shui ist interessant. Patienten, die sich in den frühen Stadien befinden, sage ich: ‚Die praktische Anwendung meiner Theorie ist, sich erst einmal von dem alten Zeug zu befreien', und das regt die Leute mehr an als meine anderen Ideen. Physischen Ballast zu entfernen ist ein Weg, auch mentalen Ballast loszuwerden. Mein Motto lautet: ‚Vereinfachen, vereinfachen, vereinfachen , – genau wie bei Thoreau."

Wir unterhielten uns zwei Stunden lang. Einige seiner Ideen habe ich verstanden, einige nicht, jedenfalls nicht ganz. Morris mußte manchmal Pausen einlegen, und es fiel ihm gelegentlich schwer, sich auf das Gespräch zu konzentrieren. Es war offensichtlich, daß die Krankheit schon begann, ihm Schwierigkeiten zu bereiten. Meistens jedoch hatte ich den Eindruck, daß er etwas Wichtigem auf der Spur war und daß er seine Krankheit *verstand*, in einem Maße, das ich nicht für möglich gehalten hätte, als ich begann, mich mit der Krankheit zu beschäftigen. Während unseres Mittagessens erschauderte ich mehrmals, weil ich erkannte, daß ich in meiner jahrelangen Recherche für das Buch die fruchtbarsten Diskussionen über Alzheimer mit den Betroffenen geführt hatte.

Auf eine seltsame Art wurde ich gewahr, daß Morris *mich* und mein Verständnis von Alzheimer rehabilitiert hatte. Als ich mit der Arbeit an diesem Buch begann, schwebte mir auf der einen Seite ein Katalog mit den Schrecken von Alzheimer vor, auf der anderen Seite wollte ich jedoch auch die hoffnungsvolle Geschichte des Wettlaufes darstellen, der die Heilung der Erkrankung zum Ziel hat.

Dieser Zwiespalt bestand immer noch für mich: Ich fürchtete weiterhin die Krankheit, und ich hoffte natürlich weiterhin auf eine Behandlungsmethode, die sie heilen würde – genau wie Morris. Aber außerdem realisierte ich jetzt, daß die Geschichte der Alzheimerkrankheit auf gewisse Weise genau das Gegenteil von dem ist, wovon ich ursprünglich ausgegangen war: Sie ist ein den Menschen auszeichnender Zustand und so alt wie die Menschheit selbst. Nichts macht uns näher bekannt mit dem Reichtum des Lebens, indem es ganz allmählich den Vorhang zuzieht. Allein durch die moderne Wissenschaft ist diese bittere Erkenntnis für uns auf einen bloßen Schrecken, einen völlig unmenschlichen Umstand reduziert worden.

Es wäre nicht fair zu behaupten, ich hätte die Krankheit so durchdrungen, wie es Morris offensichtlich gelungen ist oder wie es Emerson und de Kooning bewunderswerterweise geschafft haben. Schließlich war ich nur ein Beobachter. Aber es ist bemerkenswert, wie sich meine persönliche Haltung zu Alzheimer über die Jahre geändert hat: von morbider Faszination und Angst hin zu einer neuen Art von innerem Frieden und Versöhnung. Als mir dies klarwurde, dachte ich an eine andere Präsentation auf dieser Konferenz: die von der Sozialarbeiterin und Autorin Lisa Snyder. Auf Bali, berichtete sie, gebe es einen bekannten Mythos über den Kreislauf des Lebens, in dem es besonders um die Erinnerung geht:

Babys werden ohne Erinnerungen geboren. Wenn sie älter werden, sammeln sie Erinnerungen. Im Alter verlieren sie diese Erinnerungen wieder, damit sie in der Leere wiedergeboren werden können.

Darüber dachte ich nach, als ich Morris wieder in seinem Hotel absetzte. Ich bedankte mich noch einmal bei ihm und sagte ihm, wie sehr ich seine Ideen schätze, und wünschte ihm alles Gute. Dann, kurz bevor ich ihn aussteigen ließ, fragte Morris mich, ob wir vor diesem Treffen schon einmal miteinander gesprochen hätten.

EPILOG

Ewiges Leben kann ich dir nicht versprechen, aber ich kann dir JETZT Leben versprechen.

BRUCE SPRINGSTEEN

Zwei Häuserblöcke von meiner Wohnung in Brooklyn entfernt liegt der Haupteingang zum Prospect Park, ein bogenförmiges, gut zwei Quadratkilometer großes Refugium mitten in der lauten Stadt. Es ist ein wunderschöner Ort, mit einer riesigen hügeligen grünen Wiese, einem großen See und dem letzten erhaltenen, natürlichen Waldstück in Brooklyn. Es gibt ein Karussell aus dem neunzehnten Jahrhundert, das noch in Betrieb ist, eine Orchestermuschel, Picknicktische und Grillplätze, einen Reitpfad, viele Schaukeln und wilde Gänse. Ungefähr sechs Millionen Menschen besuchen diesen Park jährlich und finden hier Ruhe für sich selbst.

Der Park wurde zwischen 1865 und 1873 von Calvert Vaux und Frederick Law Olmsted entworfen. Kurz zuvor hatten die beiden den Central Park in Manhattan fertiggestellt. Ursprünglich hatten sie geplant, die beiden Parks mit einer sechzehn Kilometer langen Allee zu verbinden, aber leider konnten sie diesen Teil ihrer Version nicht an den Mann bringen. Dennoch sah Olmsted seinen Park in Brooklyn als die Krönung seines Werkes. „Dieser Park macht mich besonders stolz. Darüber bin ich glücklicher als über alles andere, mit dem ich mich beschäftigt habe“, bemerkte er, als er seinen Park später noch einmal besuchte.

Olmsted war im späten neunzehnten Jahrhundert ein Vorreiter der Städteverschönerung und gilt mittlerweile als Begründer der amerikanischen Landschaftsarchitektur. Ihm verdanken wir eine erstaunliche Reihe von urbanen Oasen, dazu gehören der Jackson Park in Chicago, Emerald Necklace in Boston und der Cherokee Park in Louisville. Olmsted meinte: „Der zukünftige Fortschritt der Zivilisation wird hauptsächlich davon abhängen, welchen Einflüssen der Geist und der Charakter des Großstadtmenschen ausgesetzt sind." Er bestand darauf, daß ein Stadtpark den Einwohnern einer Stadt ermöglichen müsse, „dem auszehrenden Streß und intellektuellen Kampf des Stadtlebens" zu entkommen. Er war in hohem Maße von Emerson beeinflußt, dessen Werke er regelmäßig las und den er zu Beginn seiner Karriere getroffen hatte. Seine Auffassung war entschieden emersonsch. „Was wir erreichen möchten", so Olmsted, „sind seelische Ausgeglichenheit und Ruhe."

Ungefähr ein Jahr nachdem Olmsted seine Arbeit an Prospect Park beendet hatte, zog er nach Washington, D. C. Dort entwarf er die Grünflachen des US-Kapitols, an denen er fünfzehn Jahre lang bis 1889 arbeitete. Nicht viel später, er war bald siebzig Jahre alt, ließ sein Erinnerungsvermögen nach. Es begann zunächst leicht, behinderte ihn aber zusehens. Auf dem Weg zu wichtigen Sitzungen bat er seine Söhne, ihn an die Namen der entscheidenden Personen und an die Details des Projektes zu erinnern. Dann, in North Carolina, stellte sich heraus, daß er an seinen Mäzen George Vanderbilt fast denselben Brief immer und immer wieder schrieb. Sein Kurzzeitgedächtnis war offensichtlich nicht mehr funktionsfähig.

Im Jahre 1895, als er dreiundsiebzig Jahre alt war, schrieb er an seine rechte Hand, seinen Sohn John: „Ich sehe jetzt, daß mir die wichtigen Geschäfte der Firma nicht mehr allein anvertraut werden sollten." Olmsted zog sich nach Maine zurück (in ein Haus, das von Emersons Cousin, William Ralph Emerson, entworfen worden war). Da John versuchte, seinen Vater noch gelegentlich in einzelne Projekte des Unternehmens miteinzubeziehen, machte er einen harten praktischen Vorschlag: „Es wäre gut für Dich“, schrieb er seinem Vater, „wenn Du Dir jedesmal, bevor Du uns Deinen täglichen Brief schreibst, noch einmal die Briefe ansehen würdest, die wir Dir geschrieben haben, nachdem Du nach Deer Island gefahren bist. [Dir sollte] ständig bewußt sein, daß Dein Gedächtnis für aktuelle Geschehnisse keine Basis für Deine Gedanken mehr darstellt.“

Die Situation verschlimmerte sich. Olmsted entwickelte eine Paranoia und beschuldigte John, etwas gegen ihn auszuhecken. Im Alter von sechsundsiebzig Jahren hatte sich sein Zustand derart verschlechtert, daß er in ein Heim mußte, in das McLean Asylum in Waverly, Massachusetts. Dort blieb er bis zu seinem Tode 1903.

Alzheimer an sich ist eine Art mentale Gefangenschaft – der Betroffene ist in den zusammenbrechenden neuronalen Strukturen, für deren Aufbau er sein Leben lang gebraucht hat, eingesperrt. Aber Olmsted setzte diese Metapher unabsichtlich in die Realität um: Er war nicht nur Gefangener seines kollabierenden Geistes, sondern tatsächlich auch seines eigenen Werkes. Olmsted hatte den über einhundert Hektar großen Park, der McLean umgab, zwei Jahrzehnte zuvor geplant. Zunächst war ihm diese Ironie des Schicksals bitter bewußt, aber als er starb, hatte er nicht nur diesen Park, sondern auch Landschaften überhaupt vergessen.

Wir haben ihn nicht vergessen. Es ist der große Triumph der Zivilisation, die Grenzen des menschlichen Lebens und Gedächtnisses kompensieren zu können und die Früchte des Intellektes einer Person über deren Tod hinaus zu bewahren. Seit Olmsteds Ende ist ein Jahrhundert vergangen, aber seine Parks gibt es immer noch, und es wird sie noch lange geben. Ein Teil des weiteren Fortschrittes der Zivilisation wird es sein, denjenigen zu helfen, die die Menschen pflegen, die sich im wahrsten Sinne des Wortes selbst verlieren. Es geht nicht darum, daß sie ihre Menschlichkeit überwinden, sondern darum, ihnen zu helfen, Trost in ihr zu finden. Genau neben dem Haupteingang von Prospect Park liegt die Prospect Parc Residence, ein großes altes Gebäude, in dem früher einmal Wohnungen waren. Jetzt wurde es saniert und in ein Haus umgewandelt, das seinen Mietern betreutes Wohnen anbietet. Viele der Bewohner befinden sich in dem ein oder anderen Stadium progressiver Demenz. Wenn sie durch ihre großen Fenster hinaus auf den ausgedehnten Park schauen, besonders aber, wenn sie auf ihren täglichen Spaziergängen durch ihn hindurchlaufen, finden die Bewohner, die sich selbst vergessen, jenen Frieden, den sie in ihrem Verfall so sehr benötigen. Durch seine natürlichen Landschaften haben sie auf eine Weise, wie Olmsted es sich nicht hätte träumen lassen, Ausgeglichenheit und innere Ruhe gefunden.

NACHWORT ZUR AMERIKANISCHEN TASCHENBUCHAUSGABE

Es ist schon seltsam, daß jemand drei Jahre damit zubringen kann, in die Welt einer schrecklichen Krankheit einzutauchen, darüber ein einigermaßen verständliches Buch zu schreiben und die mythische Kraft dieser Krankheit immer noch nicht völlig zu verstehen. Ich bin stolz auf das, was ich mit *Das Vergessen* vollbracht habe, und die Arbeit an diesem Buch hat mich sicherlich über alle Erwartungen hinaus verändert. Aber auf seltsame Weise war ich erst nach dem Erscheinen des Buches in der Lage, einen flüchtigen Blick auf das wahre Ausmaß an Ehrfurcht und Schrecken zu werfen, die Alzheimer hervorruft.

Die Offenbarung kam, als ich, einige Monate nachdem das Buch veröffentlicht war, mit meiner Mutter sprach. Ihre beste Freundin J. war loyalerweise in den nächsten Buchladen geeilt, um es zu kaufen. Doch Monate später lag mein Buch noch unberührt auf J.s Nachttisch. Und da würde es auch weiter liegenbleiben. Sie hatte zuviel Angst, es zu öffnen – auch nur die erste Seite zu lesen.

Ich habe seitdem viele ähnliche Eingeständnisse von Menschen gehört, und ich kann mir dieses Gefühl sehr gut vorstellen. Ich verstehe, daß dieses Buch wie ein Totem wirkt, auch wenn weiter ich nichts Besonderes dazu beigetragen habe. Dieses Buch repräsentiert auf konkrete Weise eine Krankheit, die selbst niemals wirklich sichtbar ist. Das Buch zu öffnen, so fürchtet man, ist gleichbedeutend damit, Alzheimer geradewegs ins Gesicht zu schauen – und vielleicht auch der eigenen düsteren Zukunft. Die Angst, an Alzheimer zu erkranken, ist die Angst, die eigene Identität zu verlieren, während der gesunde Körper dem unausweichlichen Vergessen entgegengeht. Es ist die Angst, zu einem Gespenst zu werden.

Folglich vermeiden wir es. Wir lesen die Bücher nicht, wir stellen die Fragen nicht, wir besuchen nicht unseren Nachbarn, der gerade seine Diagnose erfahren hat. Es ist nur natürlich, solchen schrecklichen Gedanken nicht weiter nachzugehen. Ich würde niemals wagen, über J. oder andere Menschen, die das Thema umgehen, zu urteilen, denn ich habe selbst einmal zu ihnen gehört. Wie viele Menschen, die nie dazu gezwungen waren, sich mit Alzheimer zu beschäftigen, weil sie nie einen daran erkrankten Verwandten oder Freund hatten, gab ich mir jahrelang große Mühe, die Augen vor diesem Schreckgespenst zu verschließen.

Aber natürlich können wir es nicht wirklich vermeiden. Alzheimer durchdringt das Bewußtsein eines jeden erwachsenen Menschen, der älter wird; so wie es das von Aristoteles, Swift oder Tolstoi durchdrang. Es ergreift Besitz von jenen, die die Krankheit dicht vor sich gesehen haben, und diejenigen, die daran keinen klaren Gedanken verschwendet haben. Alzheimer schleicht sich in unsere Träume.

Ich bin dankbar dafür, daß meine Neugierde und mein beruflicher Ehrgeiz diese Angst schließlich überwunden haben. Was andere dazu bewegt, sich freiwillig mit Alzheimer zu beschäftigen, kann ich nicht sagen. Ich entnehme nur den Briefen, die ich seither bekomme, daß dieselbe Macht, die die einen davon zurückhält, das Buch aufzuschlagen, andere wiederum zwingt, es in einer Nacht durchzulesen. Sicherlich kann ich mir keinen dieser Impulse als Verdienst anrechnen. Aber ich fühle mich geehrt, dazu beizutragen, daß das für uns als Gesellschaft so nötige Reden über Alzheimer ein klein wenig leichter fällt. Es ist das Reden darüber, das die Krankheit am Ende ans Tageslicht bringen wird, das Menschen, die Patienten pflegen, Unterhalt und praktische Hilfe verschaffen wird, das Unternehmen und Regierungen dazu zwingen wird, mehr von der Verantwortung zu tragen. Über Alzheimer zu sprechen wird uns helfen, diese Erkrankung besser zu verstehen, mit ihr zu leben und sie zu bekämpfen. Darüber zu sprechen wird uns helfen, sie zu besiegen.

In den sechzehn Monaten, seit ich das ursprüngliche Manuskript abschloß, wurden die zu Kopf steigenden, knisternden Welten der Wissenschaft und der Pflege beide von einer Reihe schlagzeilenträchtiger Ereignisse heimgesucht. Zunächst die schlechte Nachricht: Der Impfstoff von Elan ist Geschichte. Es war der erste ernst zu nehmende Versuch, Alzheimer zu stoppen, und half, eine neue Ära im Kampf gegen Alzheimer einzuleiten. Aber das Medikament selbst schaffte es nicht, sich in klinischen Versuchen zu behaupten. In der zweiten Phase erlitten fünfzehn von dreihundertsechzig Testpersonen eine lebensbedrohliche Hirnentzündung, und Elan war gezwungen, seine Tests endgültig zu beenden. Das bedeutet jedoch nicht, daß der generelle Ansatz, einen Impfstoff zu entwickeln, für immer vom Tisch ist. „Irgend etwas in dem Impfstoff von Elan hängt mit der inakzeptablen Quote von Hirnentzündungen zusammen", erklärt John Morris, der Leiter der Abteilung für Alzheimerforschung an der Washington University in St. Louis. „Aber andere Ansätze für Impfstoffe oder Immunisierungen, die zur Zeit entwickelt werden, werden diese Komplikation vielleicht nicht zeigen." Bleiben wir also dran.

Aber es gab auch viele gute Neuigkeiten. Eine große niederländische Studie lieferte den bisher wichtigsten Beweis, daß Ibuprofen, Naproxen und andere entzündungshemmende Medikamente gegen Arthritis und Schmerzen, die nicht auf

Steroiden basieren (NSAIDs), scheinbar die Wahrscheinlichkeit, Alzheimer zu bekommen, wesentlich reduzieren. (NSAIDs bergen ernsthafte Risiken, und bevor sie genommen werden, sollte ein Arzt konsultiert werden.) Eine andere Studie belegte, daß Nahrungsmittel, die viel Vitamin E enthalten, möglicherweise die Krankheit abwehren könnten. Dies gilt allerdings interessanterweise nicht für Vitamin-E-Zusätze. Auch Folsäure tauchte in Forschungsergebnissen auf als Stoff, der das Potential habe, das Gehirn vor der Entwicklung von Alzheimer zu schützen. Studien legen weiterhin mit wachsender Sicherheit nahe, daß die Ausübung von Hobbies und sozialen Aktivitäten das Risiko, an Demenz zu erkranken, um bis zu vierzig Prozent senkt. Diese Chance sollte man nutzen.

Auch stellte sich heraus, daß Jogging und anderer Sport das Risiko, an Alzheimer zu erkranken, womöglich reduzieren kann und daß Kreislauferkrankungen sowie ihre Vorboten es erhöhen.

Studien belegen jetzt, das Cholinesterasehemmer wie Aricept, Exelon und Reminyl eine sinnvolle Medikation von Patienten in den mittleren und späteren Stadien darstellen und möglicherweise sogar den Krankheitsprozeß verlangsamen können.

Es hat verschiedene Entwicklungen gegeben, die Diagnose von Alzheimer zu verbessern. Frühe Versuche ermutigten die Forscher, chemische Marker mit Positronenemissionstomographien zu kombinieren, um Plaques und Tangles im Inneren eines Gehirnes zu entdecken. Sowohl Blut- als auch Urintests werden in Bälde auf den Markt kommen. Keiner dieser Tests kann mit absoluter Sicherheit Alzheimer feststellen, aber sie können Ärzten helfen, früher und mit größerer Sicherheit als jemals zuvor eine wahrscheinliche Diagnose zu stellen.

Und schließlich zeigt die amerikanische Regierung wachsendes Interesse an der Krankheit, da Alzheimer in der Generation der Babyboomer epidemische Ausmaße anzunehmen droht. Im Jahr 2002 begann die Sozialversicherung *Medicare* zu guter Letzt, die Kosten für psychologische Betreuung, die Unterbringung in Pflegeheimen, mobile Pflegedienste und Beschäftigungstherapie für Alzheimerpatienten zu übernehmen. Als die Taschenbuchausgabe in Druck ging, beschäftigte sich der amerikanische Kongreß eingehend mit einem Gesetz zur Erforschung, Prävention und Heilung von Alzheimer. Es handelt sich um einen umfassenden Gesetzesentwurf, der, umgesetzt, einen enormen Finanzierungsschub für Prävention, Behandlung und Pflege bewirken würde.

Ich zolle weiterhin der Energie jener Menschen größten Respekt, die sich beruflich mit der Krankheit beschäftigen, sowie der Mitteilungsfreude von Pflegern und Patienten, die die Krankheit erdulden.

Ihnen gilt mein Dank dafür, daß sie mir als Außenseiter Einblick in ihre leidvolle, hoffnungsvolle und großzügige Welt gewährt haben.

DAVID SHENK, BROOKLYN, JULI 2002

DANKSAGUNG

Es gibt eine Dame, die ich niemals getroffen habe und deren Namen ich nicht kenne. Ich möchte ihr zuerst danken, denn es war ihr Vergessen, mit dem alles begann. Eines Tages aß ich allein in einem mexikanischen Restaurant in meiner Nachbarschaft zu Mittag und hörte ein Gespräch am Nachbartisch mit an. Es ging um eine Frau in einem frühen Stadium von Alzheimer, die ihren Ehemann nicht mehr erkannte. Ich schloß die Augen und stellte mir vor, ich sei ihr Mann. Dann stolperte ich zurück in mein Büro und beschloß, mehr über diese Krankheit herauszufinden.

Wenn ich in meiner Küche Radio höre, bestehen Autoren von Zeit zu Zeit darauf, daß nicht sie die Themen ihrer Bücher wählen – sondern daß die Themen *sie* erwählt haben. Ich hätte nie gedacht, daß mir so etwas auch mal passieren würde.

Ich bin mit dem Vorzug gesegnet, daß Sloan Harris mein literarischer Agent ist. Ohne ihn wäre dieses Buch nie geschrieben worden. Ein großer Teil von Sloans Einsicht in dieses Thema stammt leider von Erfahrungen aus erster Hand. Seine Großmutter, Louise Walker, litt an Alzheimer, auch ihr möchte ich Anerkennung zollen. Bill Thomas vom Doubleday Verlag bot ein perfektes Nest für das flügge Werk und bewies sich als meisterhafter und fürsorglicher Lektor. Ich schulde Karen Duff vom Nathan Kline Institute Dank für ihre geduldige Nachhilfe in die Molekularbiologie von Alzheimer und in der Politik der Alzheimer-Forschungsgemeinde. Für die Hilfe, die Details von Emersons Verfall zu recherchieren, danke an Randall Albright, Howard Callaway, Morris Friedell, Roberto Piccoli und Joel Porte. Die Ausgrabung der antiken Geschichte der Senilität wurde erleichtert von John Baines, Peter Butrica,

Lawrence H. Feldman, Joan Ferry, Carol Fleming-Huskisson, François Hinard, Allen Koenigsberg, Julie Langford-Johnson, Russell A. Johnson, James Lawrence, Gert-Jan Lokhorst, David Lupher, Willard L. Marmelzat, Michael Meckler, Ernest Moncada, Tim Parkin, Elaine Perry, George Pesely, James M. Pfundstein, Gil Renberg, Patrick Rourke, Roy Starling, Jürgen Stowasser und Carl Widstrand.

Steven Johnson und James Ryerson, beide vom *Feed*-Magazin, brachten mich auf den Stoff der Erinnerungsmoleküle und von Lurias Patienten S. András Szántó verbesserte mein Verständnis der Beziehung zwischen Identität und dem künstlerischen Prozeß für das Kapitel über de Kooning. Dank an Jed Levine, Tony Yang Lewis, Julie Rosenberg, Stefanie Roth, Judy Joseph und Irving Brickman für die einfühlsame Einführung in die Welt des Pflegens. Ich bin besonders Irving für seine Freundlichkeit dankbar, mit der er mich sogar noch beriet, als er schon an Krebs erkrankt war. Leider erlebte er die Fertigstellung dieses Buches nicht mehr. Carla Flahety ließ mich großzügig an dem Tagebuch über den Verfall ihres Vaters teilhaben. Von Dan Paris, Geri Hall und Dutzenden anderer regelmäßiger Besucher des Alzheimerforums im Internet habe ich mehr gelernt, als ich zu hoffen gewagt hatte. Danke schön auch an Julie Miller von der Alzheimer Association.

Heiko Braak und Kelly Del Tredici stellten grundlegende Aufsätze über Neuropathologie zur Verfügung, und Dorothy Rice ergänzte meine Gedanken mit Wirtschaftsdaten und Kalkulationen. Für die Anleitung aus historischer Sicht danke ich Matthias M. Weber. Paulette Michaud und Jeffrey Toward waren so großzügig und ließen mich ihre Transkripte von Interviews mit Patienten in frühen Stadien einsehen. John Trojanowski und Virginia Lee wandten einen Teil ihrer wertvollen Zeit auf, um einen Novizen zu unterrichten. Ich bin Neil Levy dankbar, der mir seine Übersetzung einer Biographie von Alois Alzheimer, die noch in Arbeit war, zur Verfügung stellte. Michael Strong ließ mich seine faszinierende Dissertation über James Joyce und Neurologie lesen. Richard Gehr öffnete mir die Tür zu Nietzsche. Bruce Feiler, Gersh Kuntzmann, Andrew Shapiro und Eamon Dolan sind mir Vertraute und Ratgeber, an denen ich sehr hänge. Richard Shenks Unterstützung war von unschätzbarem Wert. Ich danke Joanne und Sidney Cohen und Peggy und David Beers dafür, daß sie frühe Entwürfe gelesen haben. Ich bin außerdem Teri Steinberg sehr für ihre tatkräftige Unterstützung wie auch für ihre Einsichten dankbar, ebenso Kendra Harpster für ihre Hilfe bei der Bearbeitung. Dank an Apple Computer, die mir so schnell meinen Laptop ersetzt haben, nachdem der alte auf mysteriöse Weise in Flammen aufgegangen war.

Für seine Musik danke ich Keith Jarrett.

Marie King Johnson, meine bemerkenswerte Lehrerin, die mich vor zwei Jahrzehnten im Gymnasium in Anatomie unterrichtete, entzündete bei einigen hundert Schülern eine lebenslange Neugier für Medizin. Sie ist die Patin von zahllosen begeisterten Ärzten und begabten Wissenschaftlern. Jetzt können wir zu ihrem Vermächtnis dieses Buch hinzufügen. Vielen Dank, Mrs. Johnson. Für Hilfe beim Manuskript in seinen späten Phasen bin ich Andrew Hoffman, Linda Steinman, Roy Kreitner, Daniel Radosh, Gina Duclayan, Tom Inck, Ivan Oransky und Tom Inglesby verpflichtet. Nick Moore und Johan Holzman sowie Jon Shenk dienten mir als dringend benötigte Kompasse auf der qualvollen letzten Etappe des Buches. Mein Bruder Joshua Wolf Shenk half mir Wort für Wort, Kapitel für Kapitel, dieses Buch zu einem sehr viel besseren zu machen. Wie immer bin ich meiner Frau, Alexandra Beers, für ihre Weisheit und Freundschaft dankbar. Diese Buch entstand in dem wunderbaren Zuhause, in dem ich mit Alex und der unvergleichlichen Lucy Beers Shenk lebe. Lucy: Ich bin jetzt endlich mit meinen Kapiteln fertig. Laß uns spielen gehen.

PRAKTISCHE TIPS FÜR PATIENTEN UND IHRE FAMILIEN

Familien, die es plötzlich mit Alzheimer zu tun bekommen, können erst einmal den Eindruck haben, sie seien allein auf einer einsamen Insel gestrandet. Viele entdecken aber bald, daß es eine Reihe sehr guter Hilfen gibt – medizinische und soziale Einrichtungen, Selbsthilfegruppen, Bücher und Produkte, mit denen Patienten sicherer leben können. Sie machen den langen und unerwarteten Aufenthalt in der Einöde einfacher und bequemer. Hier finden Sie eine Auswahl dieser Hilfen.

Telefonische Beratung

Alzheimertelefon Deutschland:
0 18 03-17 10 17
Die Deutsche Alzheimer Gesellschaft stellt bundesweit diese einheitliche Telefonnummer zur Verfügung. Sie wird unterstützt vom Ministerium für Familie, Senioren, Frauen und Jugend.

Deutsche Alzheimer Gesellschaft e.V.
Friedrichstr. 236
10969 Berlin
Telefon: 030-25 93 79 5-0
Die Deutsche Alzheimer Gesellschaft e.V. ist der Dachverband der regionalen Gesellschaften, die nach Postleitzahlen geordnet im Internet zu finden sind:
http://www.deutsche-alzheimer.de

Sie stellt Interessierten die Broschüre „Alzheimerinfo", die vierteljährlich erscheint, kostenlos zur Verfügung. Sie kann unter der oben genannten Telefonnummer oder per Mail unter info@deutsche-alzheimer.de bestellt werden.

Alzheimertelefon Schweiz:
024 426 06 06
Dieser Service wird von der Schweizerischen Alzheimervereinigung betrieben.
(Internetadresse der Vereinigung: http://www.alz.ch).

Informationen im Internet

Das Angebot an Internetseiten zum Thema Alzheimer ist riesig. Folgende Auswahl von Internetseiten gibt Informationen und Hinweise. Sie erhebt keinen Anspruch auf Vollständigkeit.

Eine Initiative von Angehörigen von Patienten betreut folgende Internetseite: http://www.alzheimerforum.de
Hier sind Beratungsstellen (auch für Österreich, die Schweiz und Luxemburg) nach Postleitzahlen geordnet aufgeführt.
Hilfreich für Patienten und Angehörige in Österreich ist die folgende Homepage: http://www.alzheimer-selbsthilfe.at

Die Schweizerische Alzheimervereinigung listet ihre Angebote unter: http://www.alz.ch. Ebenfalls empfehlenswert ist die Adresse: http://www.alzheimerforum.ch

Alzheimer-Online-Informations-System
http://www.alois.de
Sowohl ein Expertenrat als auch ein Forum aus Laien stellen Informationen zur Verfügung (finanziert von der Firma Pfizer).

Auf Forschung und Demenz spezialisierte Seiten:
http://www.alzheimer-forschung.de
http://www.kompetenznetz-demenzen.de

Weitere Informationen zu Forschung und Behandlung können auch aus den Internetpräsenzen folgender Fachblätter bezogen werden:
http://www.aerzteblatt.de
http://www.aerztezeitung.de

Bücher

Furtmayr-Schuh, Annelies. *Die Alzheimerkrankheit. Das große Vergessen. Wissen, vorbeugen, behandeln, mit einer Krankheit leben.* Stuttgart: Kreuz, 1997.
Götte, Rose und Edith Lackmann. *Alzheimer – was tun? Eine Familie lernt, mit der Krankheit zu leben.* Weinheim: Beltz, 2. Auflage 2000.
Jürgs, Michael. *Alzheimer. Spurensuche im Niemandsland,* München: List, 1998
Huub P. J. Buijssen. *Demenz und Alzheimer verstehen – mit Betroffenen leben*
Ein praktischer Ratgeber. Aus dem Niederländischen von Eva Grambow. Weinheim: Beltz, 2. Auflage 2004.
Klessmann, Edda und Peter Wollschläger. *Wenn Eltern Kinder werden und doch die Eltern bleiben.* Bern: Huber, 2001.
Krämer, Günter. *Alzheimerkranke betreuen.* Stuttgart: Trias, 2001.
Maurer, Konrad und Ulrike Maurer. *Alzheimer: Das Leben eines Arztes und die Karriere einer Krankheit.* München: Piper, 2003.
Tönnies, Inga. *Abschied zu Lebzeiten.* Bonn: Psychiatrie-Verlag, 2004.

QUELLEN DES AUTORS

Geordnet nach Themen in der Reihenfolge der Nennung.

Ralph Waldo Emerson

Baker, Carlos. *Emerson Among the Eccentrics: A Group Portrait.* New York: Penguin, 1996.

Bok, Edward. *The Americanization of Edward Bok: An Autobiography.* 1920. Neuauflage, New York: Pocket Books, 1965.

Cabot, James Elliot. *Memoir of Ralph Waldo Emerson.* 1887. Neuauflage, New York: AMS Press, 1965.

Emerson, Edward Waldo. *Emerson in Concord: A Memoir.* 1889. Neuauflage, Detroit: Gales Research Co., 1970.

Emerson, Lydia Jackson. *The Selected Letters of Lydia Jackson Emerson 1802–1892.* Herausgegeben von Delores Bird Carpenter. Columbia: University of Missouri Press, 1987.

Emerson, Ralph Waldo. *The Letters of Ralph Waldo Emerson.* Herausgegeben von Eleanor M. Tilton. Bd. 10, *1870–1881.* New York: Columbia University Press, 1995.

Emerson, Ralph Waldo. „Notebook IT." In: *The Topical Notebooks of Ralph Waldo Emerson.* Herausgegeben von Susan Sutton Smith. Columbia: University of Missouri Press, 1990.

Emerson, Ralph Waldo. *Essays: First Series.* 1841. Neuauflage, Philadelphia: David McKay, 1890.

Emerson, Ralph Waldo. *Natural History of the Intellect.* 1893. Neuauflage, New York: Solar Press, 1995.

Emerson, Ralph Waldo. *The Journals and Miscellaneous Notebooks of Ralph Waldo Emerson.* Herausgegeben von Joel Porte. Cambridge: Harvard University Press, 1982.

Emerson, Ralph Waldo. *The Journals of Ralph Waldo Emerson, 1864–1876.* Herausgegeben von Edward Waldo Emerson

and Waldo Emerson Forbes. New York: Houghton Mifflin, 1909–1914.
Garnett, Richard. *The Life of Ralph Waldo Emerson.* 1888. Neuauflage, New York: Haskell House Publishers, 1974.
Gregg, Edith E. W. (Hg.). *The Letters of Ellen Tucker Emerson.* Kent, Ohio: Kent State University Press, 1982.
McAleer, John. *Ralph Waldo Emerson: Days of Encounter.* Boston: Little, Brown and Company, 1984.
Richardson, Robert. *Emerson: The Mind on Fire.* Berkeley: University of California Press, 1995.
Russell, Phillips. *Emerson: The Wisest American.* New York: Brentano's, 1929.
Sealts, Meron M. *Emerson on the Scholar.* Columbia: University of Missouri Press, 1992.
Thayer, James Bradley. *A Western Journey with Mr. Emerson.* 1884. Neuauflage, Port Washington, N. Y.: Kennikat Press, 1971.

Alois Alzheimer und Emil Kraepelin

Berrios, G. E. und H. L. Freeman. *Alzheimer and the Dementias.* London: Royal Society of Medicine Services Limited, 1991.
Bick, Katherine et al. *The Early Story of Alzheimer's Disease: Translation of the Historical papers by Alois Alzheimer, Oskar Fischer, Francesco Bonfiglio, Emil Kraepelin, Gaetano Perusini.* New York: Raven Press, 1987.
Brannon, William L. „Alois Alzheimer (1864–1915) I. Contribution to Neurology and Psychiatry. II. Dementia Before and After Alzheimer: A Brief History." In: *Journal of the South Carolina Medical Association* 90, Nr. 9, September 1994.
Decker, Hannah S. *Freud in Germany.* New York: International Universities Press, 1977.
Lewey, F. H. „Alois Alzheimer." In: *The Founders of Neurology.* Springfield, Ill.: Thomas, 1970.

Maurer, Konrad und Ulrike. *Alzheimer das Leben eines Arztes und die Karriere einer Krankheit*, München: Piper, 1998.
Mauerer, Konrad et al. „Auguste D. and Alzheimer's Disease." In: *Lancet* 349, 24. Mai 1977.
Weber, Matthias M. „Alois Alzheimer, A Co-Worker of Emil Kraepelin." In: *Journal of Psychiatric Research* 31, Nr. 6, 1971.
Weindling, Paul. *Health, Race and German Politics Between National Unification and Nazism 1870–1945*. Cambridge: Cambridge University Press, 1989.

Senilität in der Antike

Aristophane. *The Clouds.* Als elektronischer Text veröffentlicht von Internet Classics Archive, http://classics.mit.edu/Aristophanes/clouds.html.
Berchtold, N. C. und C. W. Cotman. „Evolution in the Conceptualization of Dementia and Alzheimer's Disease: Greco-Roman Period to the 1960s." In: *Neurobiology of Aging* 19, Nr. 3, 1998.
Cicero. *Selected Works.* Übersetzt von Michael Grant. New York: Penguin Books, 1960.
Cohen, Gene D. „Historical Views and Evolution of Concepts." In: *Alzheimer's Disease*, herausgegeben von Barry Reisberg. New York: The Free Press, 1983.
Falkner, Thomas M. und Judith de Luce. *Old Age in Greek and Latin Literature.* Albany: State University of New York Press, 1989.
Finger, Stanley. *Origins of Neuroscience.* New York: Oxford University Press, 1994.
Juvenal. *The Satires of Juvenal.* Übersetzt von C. E. Ramsay. Cambridge, Mass.: Loeb Classical Library/Harvard University Press, 1918.
The New Oxford Annotated Bible. New York: Oxford University Press, o. J.

Oxford English Dictionary. Kompaktausgabe. Oxford: Clarendon Press, 1971.
Parkin, Tim. „Out of Sight, Out of Mind: Elderly Members of the Roman Family." In: *The Roman Family in Italy,* Herausgegeber: Beryl Rawson, Paul Weaver. Oxford: Clarendon Press, 1997.
Plato. *Theaetetus.* Veröffentlicht als elektronischer Text von Project Gutenberg unter http://www.gutenberg.org.
Sahagún, Bernardino de. *General History of the Things of New Spain: Florentine Codex.* Übersetzung. Santa Fe, N. M.: School of American Research and University of Utah, 1950–1982.
The Tale of Sinhue and other Ancient Egyptian Poems, 1940–1640 B. C. Übersetzt von R. B. Parkinson. Oxford: Oxford University Press, 1997.
Torack, Richard M. „The Early History of Senile Dementia." In: *Alzheimer's Disease,* herausgegeben von Barry Reisberg, New York: The Free Press, 1983.
Virgil. „Eclogue IX." In: *Virgil's Works,* übersetzt von J. W. Mackail. New York: Modern Library, 1950.
Xenophon. *Memorabilia.* Stuttgart: Teubner, 1969.

Ronald Reagan

Altman, Lawrence K. „Reagan's Twilight." In: *New York Times,* 5. Oktober 1997.
„Maureen Reagan Says She Has Beaten Cancer." In: *Associated Press,* 4. Mai 1998.
Sidey, Hugh. „The Sunset of My Life." In: *Time,* 14. November 1994.
Strober, Deborah Hart und Gerald Strober. *Reagan: The Man and His Presidency.* New York: Houghton Mifflin, 1998.

Forschungen zu Geist und Gedächtnis

Alkon, Daniel L. *Memory's Voice: Deciphering the Mind-Brain Code.* New York: Harper Collins, 1994.

Baddeley, Alan. *Your Memory: A User's Guide.* New York: Macmillan, 1982.
Blakeslee, Sandra. „Tests with Rats Offer Clues to Why Memories Change." In: *Cleveland Plain Dealer*, 25. September 2000.
Bliss, Tim. „The Physiological Basis of Memory." In: *From Brains to Consciousness: Essays on the New Sciences of Mind*, herausgegeben von Steven Rose. Princeton: Princeton University Press, 1998.
Bolles, Edmund Blair. *Remembering and Forgetting: Inquiries into the Nature of Memory.* New York: Walker and Company, 1988.
Carter, Rita. *Mapping the Mind.* Berkeley: University of California Press, 1998.
Dennett, Daniel C. *Consciousness Explained.* Boston: Little, Brown and Company, 1991.
Goldberg, Stephen. *Clinical Neuroanatomy Made Ridiculously Simple.* Miami: MedMaster, Inc., 1979.
Greenfield, Susan. „How Might the Brain Generate Consciousness." In: *From Brains to Consciousness: Essays on the New Sciences of the Mind*, op. cit.
Heindel, William C. und Stephen Salloway. „Memory Systems in the Human Brain." In: *Psychiatric Times*, Juni 1999.
Mega, Michael S. et al. „The Limbic System: An Anatomic, Phylogenic, and Clinical Perspective." In: *Journal of Neuropsychiatry* 9, Nr. 3, 1997.
Meier, Barry. „Industry's Next Growth Sector: Memory Lapses." In: *New York Times*, 4. April 1999.
Mithen, Steven. *The Prehistory of the Mind: the Cognitive Origins of Art and Science.* London: Thames and Hudson, Ltd., 1996.
Noback, Charles R. et al. *The Human Nervous System: Structure and Function.* Philadelphia: Williams and Wilkins, 1996.
Parnavelas, John. „The Human Brain: 100 Billion Connected Cells." In: Bliss, Tim. *From Brains to Consciousness: Essays on the New Sciences of Mind*, op. cit.

Pinker, Steven. *How the Mind Works.* New York: W. W. Norton, 1999.
Rhodes, Richard. *Deadly Feasts: The „Prion“ Controversy and the Public's Health.* New York: Touchstone, 1998.
Robbins, Trevor. „The Pharmacology of Thought and Emotion.“ In: Bliss, Tim. *From Brains to Consciousness: Essays on the New Sciences of Mind*, op. cit.
Rose, Steven. *The Making of Memory: From Molecules to Mind.* New York: Anchor, 1993.
Rose, Steven P. R. „How Brains Make Memories.“ In: *Memory*, herausgegeben von Patricia Fara und Karalyn Patterson. New York: Cambridge University Press, 1998.
Schacter, Daniel L. *Searching for Memory.* New York: Basic Books, 1996.
Scheck, Barry. „Attorney Barry Scheck.“ In: *The Connection* (Radiosendung), WBUR, Boston, 16. März 2000.
Sejnowski, Terrence J. „Memory and Neural Networks.“ In: *Memory*, op. cit.
Selkoe, Dennis J. „Alzheimer's Disease: A Central Role for Amyloid.“ In: *Journal of Neuropathology and Experimental Neurology* 53, Nr. 5, September 1994.
Smith, A. David. „Ageing of the Brain. Is Mental Decline Inevitable?“ In: *From Brains to Consciousness: Essays on the New Sciences of Mind*, op. cit.
Squire, Larry R. „Memory and Brain Systems.“ In: Bliss, Tim. *From Brains to Consciousness: Essays on the New Sciences of Mind*, op. cit.
Strong, Michael. „When Language goes on Holiday: *Finnegans Wake,* Neuroscience, and Models of Subjectivity.“ Dissertation, University of Pennsylvania
Tanner, J. M. *Fetus into Man: Physical Growth from Conception to Maturity.* Cambridge, Mass.: Harvard University Press, 1990.
Wilson, Barbara A. „When Memory Fails.“ In: *Memory*, op. cit.

S., der Mann mit dem perfekten Gedächtnis

Luria, A. R. *The Mind of a Mnemonist: A Little Book About a Vast Memory.* Aus dem Russischen übertragen von Lynn Solotaroff. Cambridge: Harvard University Press, 1968.

Geschichte der Krankheit

Aronowitz, Robert A. *Making Sense of Illness: Science, Society, and Disease.* New York: Cambridge University Press, 1998.

Gross, Charles G. *Brain Vision Memory: Tales in the history of Neuroscience.* Cambridge, Mass.: MIT Press, 1998.

Porter, Roy. *The Greatest Benefit to Mankind: A Medical History of Humanity.* New York: W. W. Norton, 1997.

Quétel, Claude. *The History of Syphilis.* Übersetzt von Judith Branddock und Brain Pike. Baltimore: Johns Hopkins University Press, 1992.

Rosenberg, Charles E. und Janet Golden (Hg.). *Framing Disease: Studies in Cultural History.* New Brunswick, N. J.: Rutgers University Press, 1992.

Shorter, Edward. *A History of Psychiatry: From the Era of the Asylum to the Age of Prozac.* New York: John Wiley & Sons, 1997.

Temkin, Oswei. *The Double Face of Janus and Other Essays in the History of Medicine.* Baltimore: Johns Hopkins University Press, 1977.

Von der „Senilität" zur „Alzheimerkrankheit"

Cecil, Russell L. und Robert F. Loeb. *A Textbook of Medicine.* Philadelphia: W. B. Saunders, 1955.

Dillman, Rob. *Alzheimer's Disease: The Concept of Disease and the Construction of Medical Knowledge.* Amsterdam: Thesis Publishers, 1990.

Fox, Patrick. „From Senility to Alzheimer's Disease: The Rise of The Alzheimer's Disease Movement." In: *Milbank Quarterly* 67, Nr. 1, 1989.

HISTNEUR-L, The History of Neuroscience Internet Forum: http:www.melsch. ucla.edu/sam/bri/archives/histneur.htm
Neumann, Meta A. und Robert Cohn. „Incidence of Alzheimer's Disease in a Large Mental Hospital." In: *Archives of Neurology and Psychiatry* 69, Mai 1953.
White, Lon. „Alzheimer's Diesease: The Evolution of a Diagonsis." In: *Public Health Reports,* November–Dezember 1997.

Pflege von Alzheimerpatienten

Henderson, Cary Smith. *Partial View: An Alzheimer's Journal.* Dallas: Southern Methodist University Press, 1998.
Kuhn, Daniel. *Alzheimer's Early Stages: First Steps in Caring and Treatment.* Salt Lake City: Publishers Press, 1999.
Mace, Nancy L. und Peter V. Rabins. *The 36-Hour Day.* New York: Warner, 1992.
Michaud, Paulette. *Early Stages: Changing Our Views of Alzheimer's.* New York: Alzheimer's Association, 1998.
Murphy, Beverly Bigtree. *He Used to Be Somebody.* Boulder, Colo.: Gibbs Associates, 1995.
Snyder, Lisa. *Speaking Our Minds: Personal Reflections from Individuals with Alzheimer's.* New York: W. H. Freeman, 1999.
Stephenson, Crocker. „The Vanishing Man." In: *Milwaukee Journal Sentinel,* 27. Dezember 1998.

König Lear

Bullough, Geoffrey (Hg.). *Narrative and Dramatic Sources of Shakespeare.* Bd. 8. New York: Columbia University Press, 1973.
Bullough, Geoffrey. „*King Lear* and the Annesley Case: A Reconsideration." *Festschrift Rudolf Stamm.* München: Francke Verlag, 1969.
Shakespeare, William. *King Lear.* Herausgegeben von Alfred

Harbage. New York: Penguin Books, 1970.
Shakespeare, William. *King Lear.* Herausgegeben von Kenneth Muir. London: Methuen & Co., 1978.

Morris Friedell

Die Aufsätze „Introduction to Myself and my Plight“, „Incipient Dementia: A Victim's Perspective“, „Love in the Twilight Zone“, „The Road to Alzheimer's“ sind neben vielen anderen auf der Internet-Homepage von Morris Friedell veröffentlicht: http://members.aol.com/MorrisFF/.

Menschliches Leid

Becker, Ernest. *The Denial of Death.* New York: Free Press, 1973.
Frankl, Viktor E. *Man's Search for Meaning.* New York: Washington Square Press, 1985.
Post, Stephen G. *The Moral Challenge of Alzheimer's Diesease.* Baltimore: Johns Hopkins University Press, 1995.
Sontag, Susan. *Illness as Metaphor & AIDS and Its Metaphors.* New York: Anchor Press, 1990.

Alzheimer: Krankheit und Forschung

Baddeley, Alan D., Barbara A. Wilson und Fraser N. Watts (Hg.). *Handbook of Memory Disorders.* New York: John Wiley & Sons, 1998.
Braak, Heiko und Eva Braak. „Temporal Sequence of Alzheimer's Disease-Related Pathology.“ In: *Cerebral Cortex.* Herausgegeben von Peters und Morrison. Bd. 14. New York: Kluwer Academic/Plenum Publishers, 1999.
Clark, Cheryl. „Irony and Illness Hit Alzheimer's Researcher.“ In: *San Diego Union-Tribune*, 6. April 1995.
Dalton, Rex. „Researchers Caught in Dispute Over Transgenic Mice Parents.“ In: *Nature*, 23. März 2000.

Duff, Karen. „Alzheimer's Transgenic Mouse Models Come of Age." In: *Trends in Neurosciences* 20, Nr. 7, 20. Juli 1997.

Duff, Karen. „Curing Amyloidosis: Will It Work in Humans?" In: *Trends in Neurosciences* 22, Nr. 11, November 1999.

Folstein, M. F. et al. „Mini-Mental State: A Practical Method for Grading the State of Patients for the Clinician." In: *Journal of Psychiatric Research* 12, 1975.

Franssen, Emile H. und Barry Reisber. „Neurologic Markers of the Progression of Alzheimer's Diesease." In: *International Psychogeriatrics* 9, Beilage 1, 1997.

Franssen Emilie H. et al. „Utility of Developmental Reflexes in the Differential Diagnosis and Prognosis of Incontinence in Alzheimer's Diesease." In: *Journal of Geriatric Psychiatry and Neurology* 10, Januar 1997.

Hyman, B. T. „The Neuropathological Diagnosis of Alzheimer's Diesease: Clinical-Pathological Studies." In: *Neurobiology of Aging* 18, Nr. S4, 1997.

Iqbal, Khalid et al. *Alzheimer's Diesease and Related Disorders: Etiology, Pathogenesis and Therapeutics.* New York: John Wiley & Sons, 1999.

Itzhaki, Ruth F. „Viruses and Alzheimer's Diesease." In: *Science Spectra* 14, 1988.

Katzmann, Robert und Katherine Bick. *Alzheimer's Disease: The Changing View.* New York: Academic Press, 2000.

Khachaturian, Zaven S. „Plundered Memories." In: *The Sciences*, Juli/August 1997.

Langreth, Robert. „To Fight Alzheimer's, Drug Firms Place Bets on an Unproven Theory." In: *Wall Street Journal*, 8. Juli 1999.

Marshall, Eliot. „Allen Roses: From ‚Street Fighter' to Corporate Insider." In: *Science*, 15. Mai 1998.

Marx, Jean. „New ‚Alzheimer's Mouse' Produced." In: *Science*, 11. Oktober 1996.

Masters, Colin L. und Konrad Beyreuther. „Science, Medicine, and the Future: Alzheimer's Disease." In: *British Medical Journal*, 7. Februar 1998.
Nelson, Peter. Interview with Karen Duff, 24. Mai 1999. Siehe auch www.alzforum.org/members/forums/interview/karen_duff.html.
Pollen, Daniel A. *Hannah's Heirs: The Quest for the Genetic Origins of Alzheimer's Disease.* New York: Oxford University Press, 1996.
Reisberg, Barry. *Alzheimer's Disease: The Standard Reference.* New York: Free Press, 1983.
Reisberg, Barry et al. „Towards a Science of Alzheimer's Disease Management: A Model Based Upon Current Knowledge of Retrogenesis." In: *International Psychogeriatrics* 11, Nr. 1, 1999.
Reisberg, Barry. „Retrogenesis: Clinical, Physiologic, and Pathologic Mechanisms in Brain Aging, Alzheimer's and Other Dementing Processes." In: *European Archive of Psychiatry in Clinical Neurosciences* 249, Beilage 3, 1999.
Rovner, Sandy. „Aluminium Foiled." In: *Washington Post*, 9. März 1984.
Singer, Dorothy G. und Tracey A. Revenson. *How a Child Thinks: A Piaget Primer.* New York: Plume, 1978.

Lebensdauer

Alexander, Brian. „Don't Die, Stay Pretty." In: *Wired*, Januar 2000.
Anderson, Robert N. „United States Abridged Life Tables, 1996." In: *National Vital Statistics Reports*, 24. Dezember 1998.
Brookmeyer, Ron et al. „Projections of Alzheimer's Disease in the United States and the Public Health Impact of Delaying Disease Onset." In: *American Journal of Public Health*, September 1998.

Eckholm, Erik. „An Aging Nation Grapples with Care for Old and Ill.“ In: *New York Times,* 27. März 1990. (Dies ist der erste von vier Artikeln der Reihe: „Pflege älterer Menschen, private Belastungen, öffentliche Entscheidungen.“)
Krikland, Richard I. „Why We Will Live Longer … and What It Will Mean.“ In: *Fortune,* 21. Februar 1994.
Kristof, Nicholas D. „Aging World, New Wrinkles.“ In: *New York Times,* 22. September 1996.
Moody, Harry R. „Four Scenarios for an Aging Society.“ In: *The Hastings Center Report* 24, Nr. 5, September 1994.
Oshansky, S. Jay, Bruce A. Carnes und Christine K. Cassel. „The Aging of the Human Species.“ In: *Scientific American,* April 1993.
Olshansky, S. Jay, Bruce A. Carnes und Douglas Grahn. „Confronting the Boundaries of Human Longevity.“ In: *American Scientist,* 11. Januar 1998.
Population Institute. „1998 World Population Overview and Outlook 1999.“ 30. Dezember 1998. Einsehbar unter http://www.populationsinstitute.org/overview98.html.
Rice, Dorothy P. et al. „The Economic Burden of Alzheimer's Disease Care.“ In: *Health Affairs,* Sommer 1993.
U.S. Census Bureau. *Sixty-Five Plus in the United States,* Mai 1995.
U.S. Census Bureau. „Estimated Number of People with Alzheimer's Disease Now and Projections for 2025 (Broken down by State).“ Einsehbar unter http://www.census.gov/population/www/projections/ppl47.html.
West, Maureen. „Turning Back Time.“ In: *Denver Rocky Mountain News,* 20. Juli 1999.

Jonathan Swift

Ehrenpreis, Irvin. *The Personality of Jonathan Swift.* Cambridge: Harvard University Press, 1958.

Glendinning, Victoria. *Jonathan Swift.* New York: Henry Holt, 1998.
Swift, Jonathan. *Gulliver's Travels.* 1726. Neuauflage, Boston: Houghton Mifflin, 1960.
Swift, Jonathan. *Prose Writings of Swift.* Zusammengestellt von Walter Lewin. London: Walter Scott, Ltd., 1896.
Wilde, W. R. *The Closing Years of Dean Swift's Life.* Dublin: Hodges and Smith, 1849.

Willem de Kooning

Abbe, Mary. „Portrait of the Artist as an Old Man." In: *(Minneapolis) Star Tribune,* 4. Februar 1996.
de Kooning, Willem. *The Late Paintings: The 1980s.* San Francisco: San Francisco Museum of Modern Art/Minneapolis: Walker Art Center, 1995.
Espinel, Carlos Hugo. „De Kooning's Late Colours and Forms: Dementia, Creativity, and the Healing Power of Art." In: *Lancet,* 20. April 1996.
Larson, Kay. „Alzheimer's Expressionism." In: *Village Voice,* 21. Mai 1994.
Pepper, Curtis Bill. „The Indomitable De Kooning." In: *New York Times,* 20. November 1983.
Scaruffi, Piero. „Thinking About Thought." In: *Science's Last Frontiers: Consciousness, Life and Meaning.* Einsehbar unter http://www.thymos.com/tat/consc2.html.

Mnemonik

Yates, Francis A. *The Art of Memory.* Chicago: University of Chicago Press, 1966.

Frederick Law Olmsted

Roper, Laura Wood. *FLO: A Biography of Frederick Law Olmsted.* Baltimore: Johns Hopkins University Press, 1983.

Rybczynski, Witold. *A Clearing in the Distance: Frederick Law Olmsted and America in the Nineteenth Century.* New York: Scribner, 1999.
Stevenson, Elizabeth. *Park Maker: A Life of Frederick Law Olmsted.* New York: Macmillan, 1977.

Einwürfe

Seite 14: Michaud, Paulette. *Early Stages: Changing Our Views of Alzheimer's.* New York: Alzheimer's Association, 1998.
Seite 32: Michaud, Paulette. *Early Stages: Changing Our Views of Alzheimer's.* New York: Alzheimer's Association, 1998.
Seite 49: Henderson, Cary Smith. *Partial View: An Alzheimer's Journal.* Dallas: Southern Methodist University Press, 1998.
Seite 70: Snyder, Lisa*: Speaking Our Minds: Personal Reflections from Individuals with Alzheimer's.* New York: W. H. Freeman, 1999.
Seite 80: Rose, Larry. *Show Me the Way to Go Home.* Forest Knolls, California: Elder Books, 1995.
Seite 95: Toward, Jeffrey. *Interviews With Early-Stage Patients.* Unveröffentlichtes Manuskript. Houston: University of Texas Center on Aging, 1997.
Seite 124: Snyder, Lisa*: Speaking Our Minds: Personal Reflections from Individuals with Alzheimer's.* New York: W. H. Freeman, 1999.
Seite 146: Erschien ursprünglich 1998 in dem Alzheimer Internetforum unter http://alzheimer.wustl.edu/adrc2/alzheimerlist/.
Seite 163: Wurde ursprünglich 1998 ans Alzheimer-Internetforum gepostet.
Seite 178: Wurde ursprünglich 1998 ans Alzheimer-Internetforum gepostet.
Seite 195: Wurde ursprünglich 1999 ans Alzheimer-Internetforum gepostet.

Seite 210: Wurde ursprünglich 1999 ans Alzheimer-Internetforum gepostet.
Seite 237: Wurde ursprünglich 1998 ans Alzheimer-Internetforum gepostet.
Seite 250: Petrovski, Sue. *Return Journey.* Unveröffentlichtes Manuskript.
Seite 265: Morris Friedell „The Loneliness of a Person with Early Alzheimer's Disease." Veröffentlicht unter http://members.aol.com/MorrisFF/.

PERSONENINDEX